栄養科学イラストレイテッド　演習版

解剖生理学ノート

人体の構造と機能

第3版

編/志村二三夫，岡　純，山田和彦

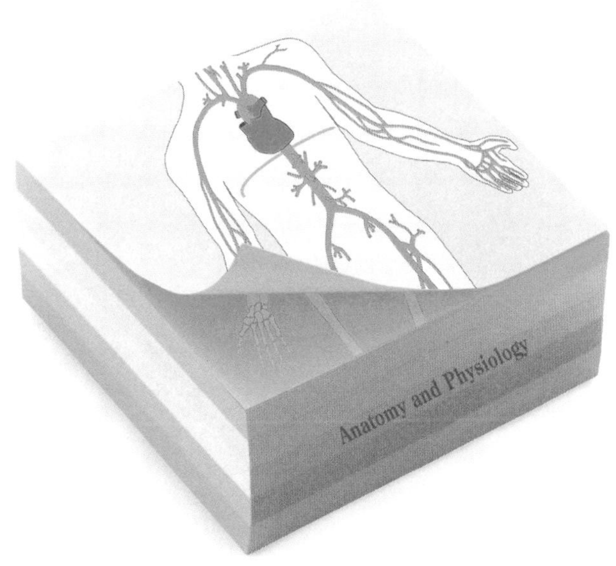

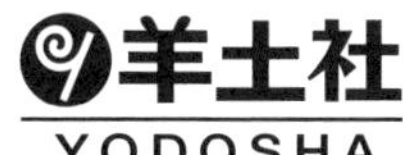

第３版の序

本書は，栄養科学イラストレイテッドシリーズの１つ『解剖生理学　人体の構造と機能　第３版』の演習版です．『解剖生理学』は2010年に初版が刊行され，2014年の改訂第２版を経て，このたび，第３版を発行することになりました．これに合わせ，この演習版もリニューアルすることとしました．しかし，基本的なコンセプトや編集方針は初版刊行以来変わりません．本書は，管理栄養士養成のための教科書であるテキスト版『解剖生理学』の学習を演習という形の鍛え・トレーニングをとおして強化・補完するためのものです．ですから，姉妹版のテキストと同じく，管理栄養士にとって大切な「人間栄養を理解するための解剖生理学」という考えに基づいて，人体の全体像を栄養と関連づけて理解するのに役立つよう，人体のしくみを，その構成単位である細胞レベルから組織・器官・器官系レベルまで，構造と機能との密接な関連のもとに，体系的に理解することをめざしています．

一方，管理栄養士国家試験出題基準（ガイドライン）は，４年ごとに改定するのが望ましいとされ，2019年３月に新たな基準が示されました．そこで，テキスト版の第３版では，まず，新たな管理栄養士国家試験出題基準に沿って内容を見直すとともに，ブラッシュアップを図りました．また，用語の表記は管理栄養士国家試験に合わせたものに統一するようにしました．実際に本書を教科書として採用してくださっている管理栄養士養成校の教員の方々からいただいた貴重なご意見も参考にしております．さらに，高等学校の教科書で用いられる学生に馴染み深い用語も残すようにしております．この演習版は，このような経緯で発行された『解剖生理学　第３版』を忠実に踏襲しています．

管理栄養士は，食・健康と栄養の分野のプロです．プロに必要な豊かな応用力は，確かな基礎力の上に築きあげられます．スポーツの世界も同じで，プロとアマ（素人）の違いは，基礎力，それを育むトレーニングです．この自学自習用演習版は，トレーニングによる記憶のストックづくり，また，“なぜだろう，ああそうか，なるほど，だとすると…”という知的トレーニングにも役立つはずです．ぜひ活用してください．

なお，本書の内容・記述については，誤りなどがないよう努めて参りましたが，本書をよりよいものとできるよう，もしお気づきの点などがあればぜひご指摘・ご意見をお寄せくださいますようお願いいたします．

最後に，今回の第３版の発行にあたり大変お世話になった羊土社編集部の田頭みなみ氏はじめご関係の皆様に心から感謝いたします．

2020年１月

志村二三夫
岡　　純
山田　和彦

栄養科学イラストレイテッド 演習版

解剖生理学ノート

人体の構造と機能

第３版

● 第３版の序 ……… 志村二三夫，岡　純，山田和彦

第1章　細胞と組織　齋藤淑子　12

要点整理問題 ……… 14

❶ 細胞・組織の構成と機能　14／ ❷ 細胞の構造と機能　15／
❸ 細胞小器官の構造と機能　16／ ❹ 生体膜の構造と機能　21／
❺ 人体組織の構造と機能　24／ ❻ 器官の構造と機能　29

演習問題 ……… 33

coffee break　赤血球は細胞か？　12／ ミトコンドリアのDNA　17／
生体膜とコレステロール　22／ ビタミンB_{12}の貯蔵　25／
遺伝子をめぐる研究の発展　32

第2章　消化器系　太田一樹　34

要点整理問題 ……… 36

❶ 消化器系の構成と機能　36／ ❷ 咀嚼の機構　36／ ❸ 嚥下の機構　39／
❹ 消化管運動のしくみ　40／ ❺ 糞便形成と排便のしくみ　42／
❻ 消化・吸収　43

演習問題 ……… 53

coffee break　食道異物　40／ 糞づまり　42／ 肝臓の再生　52

第3章　血液・リンパ・凝固系　岡 純　54

要点整理問題 56

❶ 血液・造血器・リンパ系の構成と機能　56／
❷ 骨髄・造血器細胞・各血球の分化と成熟　58／❸ 赤血球・ヘモグロビン　61／
❹ 白血球　64／ ❺ 血小板　65／ ❻ 血漿たんぱく質　66／
❼ 止血機能，凝固・線溶系の機能　67／ ❽ 血液型　69／

演習問題 72

coffee break　ビタミンAが治療薬？　65／　トリやヘビはなぜ尿酸？　66

第4章　循環器系　佐々木康人　73

要点整理問題 75

❶ 心臓の構造と機能　75／ ❷ 心電図　77／ ❸ 血管の構成と機能　78／
❹ 血圧　83／ ❺ 循環系　84／ ❻ 循環の調節　84

演習問題 89

coffee break　全身の血液の分配　88

第5章　呼吸器系　竹嶋伸之輔，志村二三夫　91

要点整理問題 93

❶ 呼吸とは：内呼吸と外呼吸　93／ ❷ 呼吸器系のあらまし　93／ ❸ 気道　93／
❹ 肺　96／ ❺ 胸郭と呼吸運動　99／ ❻ ガス交換および血液ガス　101／
❼ 呼吸機能の指標　105／ ❽ 呼吸の調節　107

演習問題 110

第6章　腎・尿路系　鈴木裕一　111

要点整理問題 113

❶ 腎・尿路系の構成　113／ ❷ 腎臓の構成と機能　114／
❸ 体液とその異常　116／
❹ 水・電解質の調節機構におけるホルモンと腎臓の役割　116／
❺ 腎臓から分泌されるホルモン　118／ ❻ 腎・尿路系疾患　118

演習問題 119

coffee break　飲んだ水はどのくらいの時間で排泄されるか　112

第7章　生殖器系　山田和彦　121

要点整理問題 ………… 123

❶ 生殖器系の構成と機能　123／
❷ 男性生殖器の発育過程・形態・機能　124／
❸ 女性生殖器の発育過程・形態・機能　126／
❹ 女性の性周期，排卵の機序　127／ ❺ 妊娠と分娩　129

演習問題 ………… 131

第8章　骨格系　上原万里子　132

要点整理問題 ………… 134

❶ 骨格系の構成と機能　134／
❷ 骨・軟骨・関節・靭帯の構造と機能　135／
❸ 骨の成長　143／ ❹ 骨形成・骨吸収　143

演習問題 ………… 146

coffee break　骨粗鬆症と骨軟化症の違いは？　132／
存在場所が近くても作用は真逆？　133

第9章　筋肉系と運動機能　川中健太郎　147

要点整理問題 ………… 149

❶ 筋肉系の構成と機能　149／ ❷ 骨格筋の構造と機能　151／
❸ 赤筋と白筋　156／ ❹ 老化と筋肉の衰え　157／
❺ 内臓脂肪型肥満と骨格筋のインスリン抵抗性　157

演習問題 ………… 158

coffee break　スポーツの才能　147

第10章　内分泌系　曽根博仁　159

要点整理問題 ……… 162

❶ 内分泌系の構成とホルモンの機能　162／
❷ ホルモンの分泌・構造・作用機序　163／
❸ ホルモン分泌の調整機構とその評価法　164／
❹ 視床下部・下垂体とホルモン　164／　❺ 甲状腺とホルモン　169／
❻ カルシウム代謝調整ホルモン　170／　❼ 副腎皮質・髄質とホルモン　171／
❽ 膵島とホルモン　175／　❾ 性腺とホルモン　177

演習問題 ……… 180

coffee break　「古典的な」内分泌臓器以外から分泌されるホルモン　166

第11章　神経系　岩堀修明　181

要点整理問題 ……… 183

❶ 神経系の構成　183／　❷ 中枢神経系　183／　❸ 末梢神経系　190／
❹ 脳の血管支配　192／　❺ ニューロンの形態と機能　194／　❻ 感覚神経　197／
❼ 運動神経　198／　❽ 自律神経系　199

演習問題 ……… 202

coffee break　脳とは　182／　排尿と排便のコントロール　201

第12章　感覚器系　堀尾　強　203

要点整理問題 ……… 205

❶ 感覚器系の構成と一般的性質　205／　❷ 味覚　205／　❸ 嗅覚　206／
❹ 視覚　207／　❺ 聴覚，平衡覚　209／　❻ 皮膚感覚　211／
❼ 摂食の調節　211

演習問題 ……… 212

coffee break　感覚の情報方式　204

第13章　免疫系

佐藤和人 213

要点整理問題 …… 215

❶ 免疫系の構成と機能　215／ ❷ 非特異的防御機構　215／
❸ 生体防御機構における免疫系の特徴　216／ ❹ 体液性免疫　217／
❺ 細胞性免疫　218／ ❻ 免疫学的自己の確立と破綻　219

演習問題 …… 220

coffee break　ワクチンの開発　214

第14章　皮膚組織，体温調節

井階幸一 221

要点整理問題 …… 223

❶ 皮膚組織　223／ ❷ 体温調節　224

演習問題 …… 226

coffee break　美しい肌を保つためには？　222

● 索引 …… 227

■正誤表・更新情報

https://www.yodosha.co.jp/textbook/book/6409/index.html

本書発行後に変更，更新，追加された情報や，訂正箇所のある場合は，上記のページ中ほどの「正誤表・更新情報」からご確認いただけます．

■お問い合わせ

https://www.yodosha.co.jp/textbook/inquiry/index.html

本書に関するご意見・ご感想や，弊社の教科書に関するお問い合わせは上記のリンク先からお願いします．

本書の使い方

本書は，各章のはじめのページでまずこれから学習する内容の全体像をとらえ（下記**1**），次の「要点整理問題」で空欄に書き込むことで要点を押さえながら“解剖生理学”の知識を身に付けられる構成となっています（下記**2**）．仕上げに章末の「演習問題」で国家試験本番に臨むつもりで力試しができます（下記**3**）．

1 学習に入る前のウォーミングアップ

学習のポイント　これから学習する内容の重要ポイントを理解しましょう．

学習の前に　高校までに習う事項など，学習の前に知っておくべき内容を確認します．

書いてみよう！　必ずマスターしておくべき概念図や用語などを実際に手を動かして覚えましょう．

Keywords　その章で重要となるキーワードをチェックしましょう．

2 書き込みながら要点を整理しましょう

要点整理問題　記述式の問題です．穴埋め箇所【　　　】に該当語句をあてはめ，要点を整理しましょう．文章の頭に●がついた問題は特に重要です．ページ下の答えは付録の赤シートで隠せるので，マスターするまでくり返し学習できます．

〔本文中での凡例〕

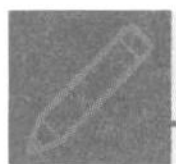

姉妹版テキスト『栄養科学イラストレイテッド　解剖生理学　第3版』の参照ページを掲載しています．フィードバック学習にお役立てください．

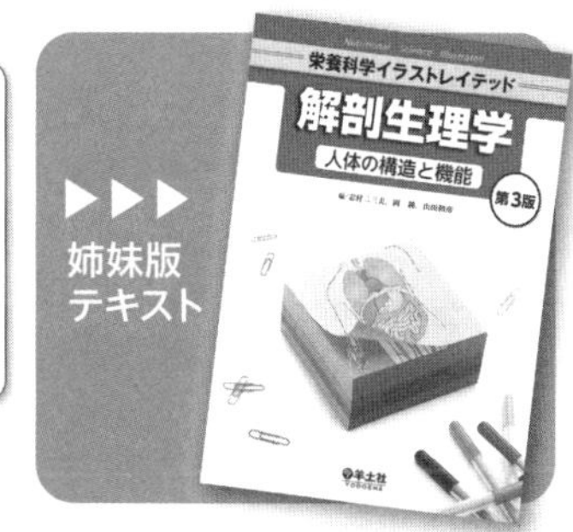

3 国試に準じた形式の問題で実力を試しましょう

演習問題　選択式の問題です．該当するものを選んでください．国家試験に準じた内容と形式です．

このマークのついた問題は特に重要です．

〔本文中での凡例〕

解答と解説 ➜ 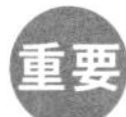 別冊p.000

解答と解説は**とじ込み別冊**を参照してください．

執筆者一覧

※所属は執筆時のもの

編 者

志村二三夫 しむら ふみお 十文字学園女子大学 学長

岡 純 おか じゅん 東京家政大学健康科学部リハビリテーション学科 特任教授

山田 和彦 やまだ かずひこ 女子栄養大学栄養学部実践栄養学科 教授

執 筆 (掲載順)

志村二三夫 しむら ふみお 十文字学園女子大学 学長

齋藤 淑子 さいとう よしこ 宮城学院女子大学生活科学部食品栄養学科 教授

太田 一樹 おおた かずき 東京家政大学家政学部栄養学科 教授

岡 純 おか じゅん 東京家政大学健康科学部リハビリテーション学科 特任教授

佐々木康人 ささき やすと 神戸学院大学栄養学部栄養学科 教授

竹嶋伸之輔 たけしま しんのすけ 十文字学園女子大学人間生活学部食物栄養学科 教授

鈴木 裕一 すずき ゆういち 仙台青葉学院短期大学 副学長

山田 和彦 やまだ かずひこ 女子栄養大学栄養学部実践栄養学科 教授

上原万里子 うえはら まりこ 東京農業大学応用生物科学部食品安全健康学科 教授

川中健太郎 かわなか けんたろう 福岡大学スポーツ科学部スポーツ栄養学・生化学 教授

曽根 博仁 そね ひろひと 新潟大学大学院医歯学総合研究科血液・内分泌・代謝内科 教授

岩堀 修明 いわほり のぶはる 長崎大学 名誉教授

堀尾 強 ほりお つよし 関西国際大学人間科学部人間心理学科 教授

佐藤 和人 さとう かずと 日本女子大学家政学部食物学科 教授

井階 幸一 いかい こういち 市立長浜病院皮膚科 責任部長

元 くらしき作陽大学食文化学部栄養学科 教授

栄養科学イラストレイテッド 演習版

解剖生理学ノート

人体の構造と機能

第3版

第1章 細胞と組織 …… 12
第2章 消化器系 …… 34
第3章 血液・リンパ・凝固系 …… 54
第4章 循環器系 …… 73
第5章 呼吸器系 …… 91
第6章 腎・尿路系 …… 111
第7章 生殖器系 …… 121
第8章 骨格系 …… 132
第9章 筋肉系と運動機能 …… 147
第10章 内分泌系 …… 159
第11章 神経系 …… 181
第12章 感覚器系 …… 203
第13章 免疫系 …… 213
第14章 皮膚組織，体温調節 …… 221

第1章 細胞と組織

学習した日
年　月　日
年　月　日

学習のポイント

❶ 生物の最小単位の細胞が集まって，細胞 — 組織 — 器官 — 器官系そして人体を構成していることを理解する

❷ 細胞を構成している膜や核，ミトコンドリアなどの細胞小器官はそれぞれの役割をもち，相互連携していることを理解する

❸ 各組織を形成する細胞は，組織により形，大きさはさまざまで，寿命も異なっていることを理解する

❹ 各組織の特色と，それぞれが産生する成分を知る

❺ 核は，細胞，組織，器官，そして人体の構造・機能を決定する遺伝子を納めていることを理解する

Keywords

● 細胞膜　● 核　● ミトコンドリア　● 小胞体　● リボソーム　● リソソーム　● 細胞骨格　● 染色体　● 細胞分裂　● 増殖　● 分化　● 組織　● 結合組織　● 骨組織　● 筋組織　● 神経組織　● 器官系

coffee break

赤血球は細胞か？

細胞の一般的な定義は，「外界を隔てる膜に囲まれ，内部に自己再生能を備えた遺伝情報と，それを発現するしくみをもつ生命体」である．造血幹細胞が分化してつくられる赤血球は，骨髄から血管に出ていくときに核が抜け，ミトコンドリアもなくなり，遺伝情報もそれを発現するしくみがない．また血小板は，巨核球という前駆細胞から細胞質が断片化してつくられる．したがって，赤血球も血小板も細胞の定義に一致しない．厳密には両者とも細胞とはいえない．赤血球は細胞の抜け殻，血小板は細胞の破片というのが妥当である．

書いてみよう！

□の空欄を埋めてみましょう．

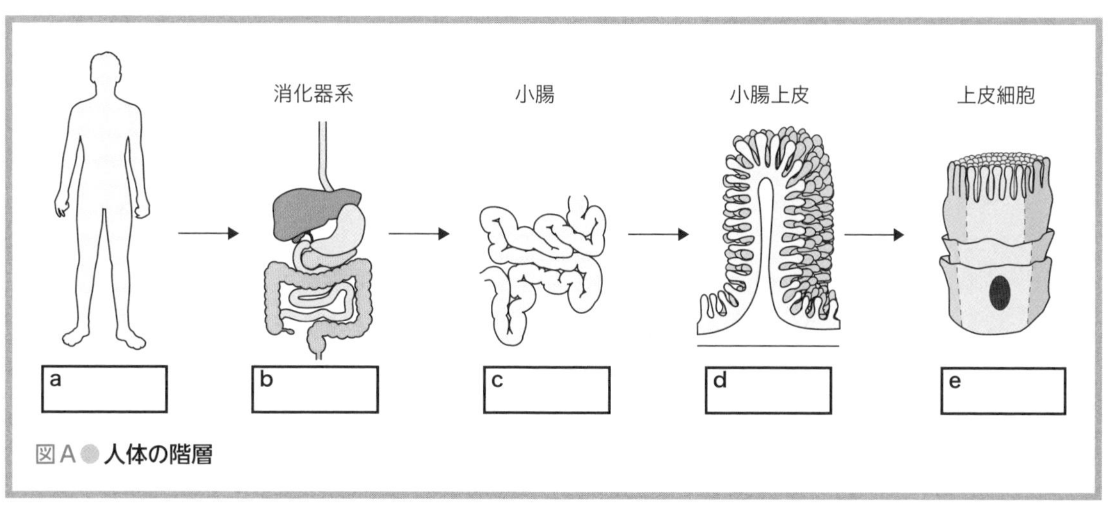

図A●人体の階層

［答え］a）個体，b）器官系，c）器官，d）組織，e）細胞

見本を見ながら模式図を書いてみましょう．

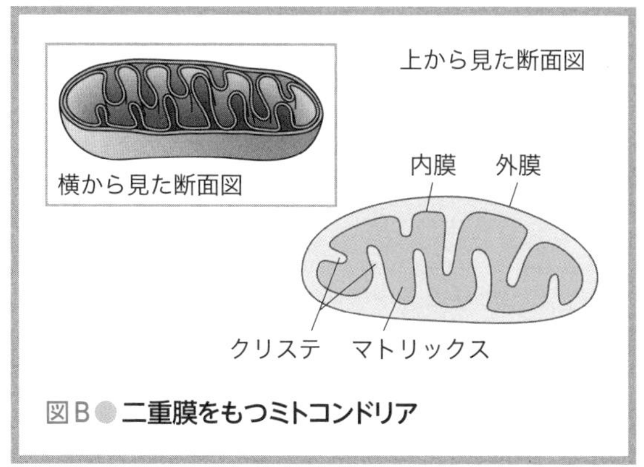

図B●二重膜をもつミトコンドリア

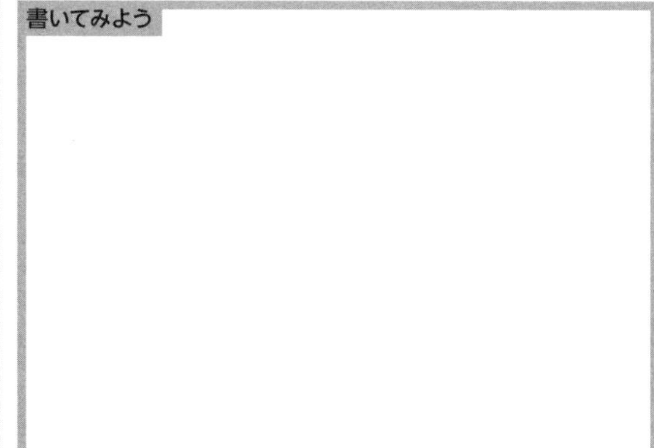

体細胞分裂の過程を書いてみましょう（解答はp.17，図2参照）．

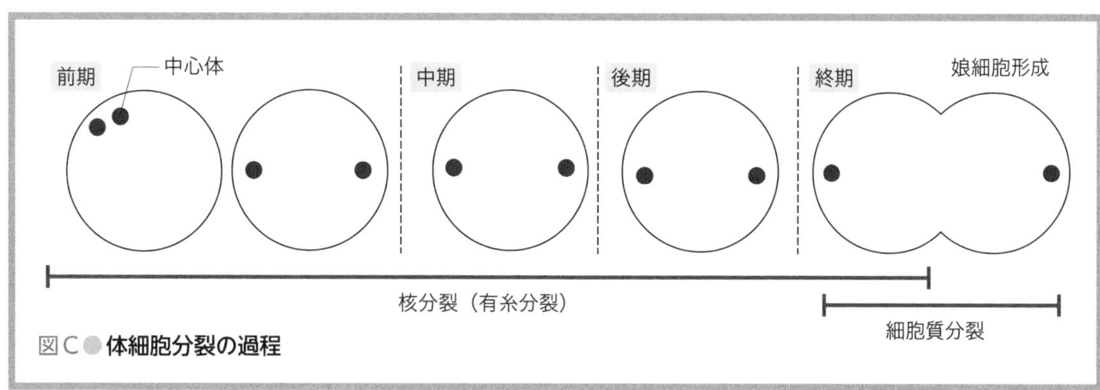

図C●体細胞分裂の過程

要点整理問題

【　　　】に該当する語句を入れて学習しましょう

1 細胞・組織の構成と機能

Text p.33

A. 細胞・組織の構成

- 人体は他の生物の体と同様に，【01　　　　】がその構造・機能の基本単位である．特定の機能を発揮できるように，同じあるいはよく似た細胞が集合して【02　　　　】が形成されている．
- 細胞と細胞の間には，細胞がつくった【03　　　　　　】が存在する．組織を構成する細胞の形，配列様式は，機能を発揮するのに適し，合理的で無駄がない．細胞と細胞の結合は組織によって異なっている（p.24，本章5参照）．
- 体重1 kgにつき約1兆個の細胞があるといわれており，新生児では約3兆個，成人では約【04　　　　　】の細胞から人体が構成されることになる．これらは元をたどれば，1個の【05　　　　　】から発生したものである．
- 同じ細胞でも，外界に接する面と体内に向いた面の構造は異なる．例えば単層の小腸上皮の細胞は，消化管管腔（真の意味では外界）側の面，隣接した細胞と結合している面，毛細血管に接する面では構造が異なる．
- 人体の細胞は共通の基本構造をもつが，種類は【06　　　　】種類ほど（神経細胞，骨格筋細胞や平滑筋細胞，肝細胞，脂肪細胞，血管内皮細胞など多数）あり，バラエティーに富む．1つの組織が複数の異なる細胞からなる場合も多い．こうした組織が部品となって【07　　　　】がつくられ，【08　　　　　】そして人体（個体）が構成される．

B. 細胞の新生と組織の維持

- 細胞が分裂して数が増すことを【01　　　　】，細胞が特別な構造や機能をもつようになることを【02　　　　】という．各組織を構成する細胞は特定の機能をもたない【03　　　】細胞から【02　　　　】する．【04　　　　　　】した細胞は組織特有の役割を担うが，細胞分裂により新しい細胞をつくる能力はない．
- 【03　　　】細胞には血液系の細胞の元となる【05　　　　　　　】や骨細胞などの元になる【06　　　　　　　　】などがある．なお，従来成体では神経細胞（ニューロン）や心筋細胞は新たにつくられることはないとされてきた．しかし，近年，【07　　　】に**神経幹細胞**，【08　　　　】に**心筋幹細胞**が存在することが明らかとなった．
- 体細胞へ数種類の【09　　　　　】を導入して，多くの種類の細胞に分化できる【10　　　　　　】を回復し，分裂増殖後も【11　　　　　　　】を維持した**iPS細胞**（induced pluripotent stem cells）が開発され，機能を失った臓器への臨床応用に向けて努力が続けられている．

---

1 A 01 細胞　02 組織　03 細胞間物質　04 60兆個（37兆2,000億個ほどだとする見解もある）
05 受精卵　06 200　07 器官　08 器官系　B 01 増殖　02 分化　03 幹　04 終末分化
05 造血系幹細胞　06 間葉系幹細胞　07 脳　08 心臓　09 遺伝子　10 分化万能性
11 自己複製能

2 細胞の構造と機能

Text p.34

A. 細胞の構造

- 細胞は，**遺伝情報**を担う【01　　　】とそれを【02　　　】するしくみをもち，遺伝情報に基づいて役目を果たす．
- 細胞は，【03　　　】，【04　　　】，【05　　　】からなる．【03　　　】は細胞内を細胞外から隔てる仕切りであるとともに，外部と物質や情報をやり取りする場としてはたらく．【04　　　】は遺伝情報を収納している．【05　　　】は，有形の【06　　　】と無形の【07　　　】からなる（図1）．
- 細胞質ゾルは80～90％が【08　　　】で，それ以外の主たる成分は【09　　　】である．他に【10　　　】，糖質，核酸，電解質イオン，有機酸などが含まれていて，半透明で粘性をもつコロイド状の物質である．

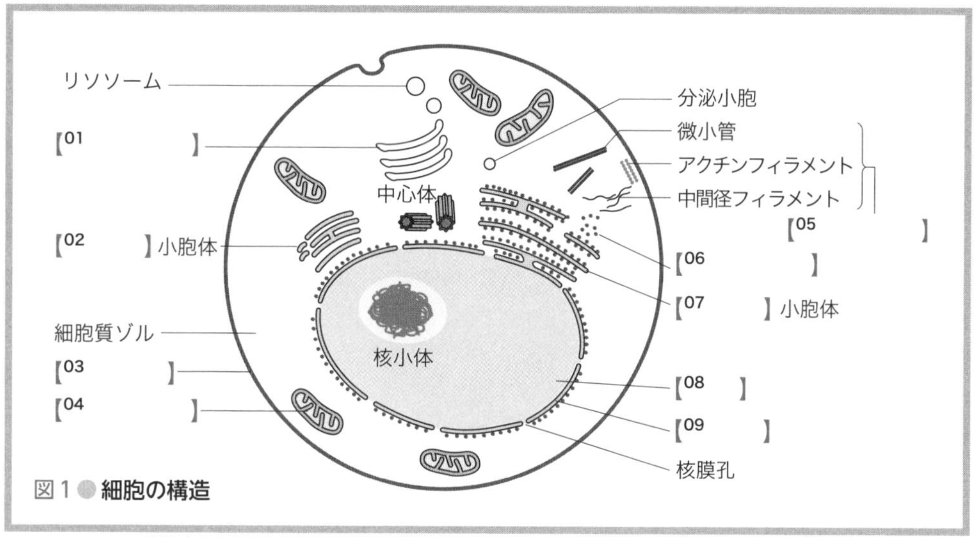

図1 ● **細胞の構造**

B. 細胞の機能

1）物質代謝

- 細胞は，成分の一部を絶えず分解し新しいものに置き換えながら，寿命がくるまで遺伝子の情報に従ったはたらきを遂行する．物質を新しく合成することを【01　　　】といい，分解することを【02　　　】という．
- 細胞は生存・活動のためのエネルギー物質である【03　　　】を，【04　　　】，脂質，一部はたんぱく質の異化によって産生している．

---

2 A 01 遺伝子　02 発現　03 細胞膜　04 核　05 細胞質　06 細胞小器官（細胞内小器官）　07 細胞質ゾル（細胞質基質）　08 水　09 たんぱく質　10 脂質　**図1** 01 ゴルジ体　02 滑面　03 細胞膜　04 ミトコンドリア　05 細胞骨格　06 リボソーム　07 粗面　08 核　09 核膜
B 01 同化　02 異化　03 ATP　04 糖質

- グルコースが酸素を必要としない【05　　　　　】で代謝されると，【03　　　　】が少量産生される．しかし，全身の細胞が生存・活動に必要な十分量の【03　　　　】を獲得するためには，【06　　　　　　　】内で，酸素を利用する【07　　　　　　　】が行われなくてはならない．

2）物質の移動

- 細胞膜の外から内，内から外に**物質が移動**している．通る物質によりその移動形式は異なる（詳しくはp.23，図6参照）．

3）増殖による新生，維持

- 細胞は【08　　　　】**して新しい細胞をつくり出し，数を増す**．これを【09　　　　】という．細胞の運命を決定しているのは，核にある【10　　　　】に刻まれた遺伝情報である．
- 核は，核膜孔という孔のあいた核膜に包まれていて，クロマチン（染色質）と【11　　　　】を納めている(後述)．クロマチンは，網系状に核内に広がっていおり，細胞分裂前期には構造変化が起きて棒状になり，ヒトでは長短さまざまな長さの46本の【12　　　　】が現れ，対となり，22対の【13　　　　　】，1対の【14　　　　　】となる．対の【12　　　　】はセントロメアで結合している．
- 細胞分裂に先立ち【15　　　　】は複製され2個となり，紡錘糸を形成する．対の【12　　　　】は紡錘糸に結合し，細胞の中央付近（赤道）に並び，【15　　　　】に向かって両極に移動する．移動後，紡錘糸の中央部がくびれ，細胞質が2つに分かれる．【12　　　　】は再び網糸状になり，核小体，核膜が現れて2つの【16　　　　】ができ，細胞分裂は完成する（図2）．

3 細胞小器官の構造と機能 （図3）

Text p.35

A. 核

- 核は，内膜，外膜からなる【01　　　　】により細胞質と隔てられているが，核膜孔を通して核質は細胞質と連絡している．核は，遺伝情報を担う【02　　　　　　　】を【03　　　　　　】の形で収納している．リボソームのRNA部分（rRNA）を合成する【04　　　　】もある．
- ヒトでは1つの核内のDNAの総延長は1 m以上になるが，**ヒストン**というたんぱく質にDNAが約2回巻きついた**ヌクレオソーム**を単位としてコンパクトに折りたたまれ，クロマチンが構成されている．細胞分裂の際，クロマチンは【05　　　　】の構造をとる．

---

2 B 05 解糖系　06 ミトコンドリア　07 酸化的リン酸化　08 分裂　09 増殖　10 DNA　11 核小体　12 染色体（クロモソーム）　13 常染色体　14 性染色体　15 中心体　16 娘細胞
3 A 01 核膜　02 デオキシリボ核酸（DNA）　03 クロマチン（染色質）　04 核小体　05 染色体

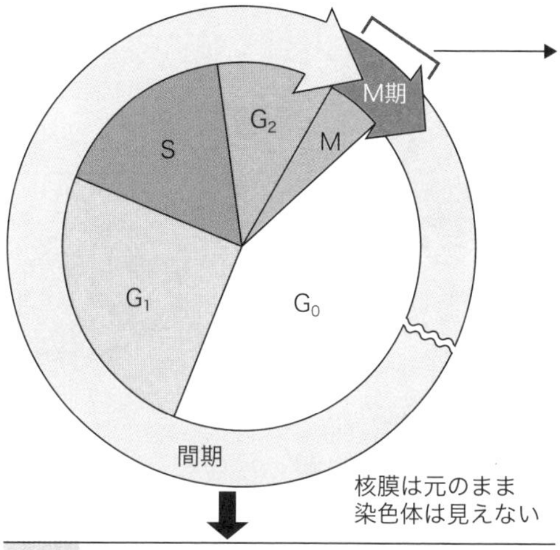

間期	G_0 期	細胞周期から離れて決められた役割をする
	G_1 期	細胞小器官，たんぱく質を2倍にする．8〜12時間
	S期	DNAを複製し，ヒストンを合成．6〜8時間
	G_2 期	細胞分裂に必要なたんぱく質を合成．2〜6時間
	M期	細胞分裂

前期	DNAとヒストンの複合体であるクロマチンが凝縮して染色体ができあがる．核膜は消失する．複製で生じた2つの同一の染色体（姉妹染色分体）は，セントロメアで結合している
中期	染色体は紡錘糸に結合し，一列に並ぶ
後期	娘染色体が細胞の両極に移動する
終期	核膜が出現し，細胞質が分裂，娘細胞ができあがる

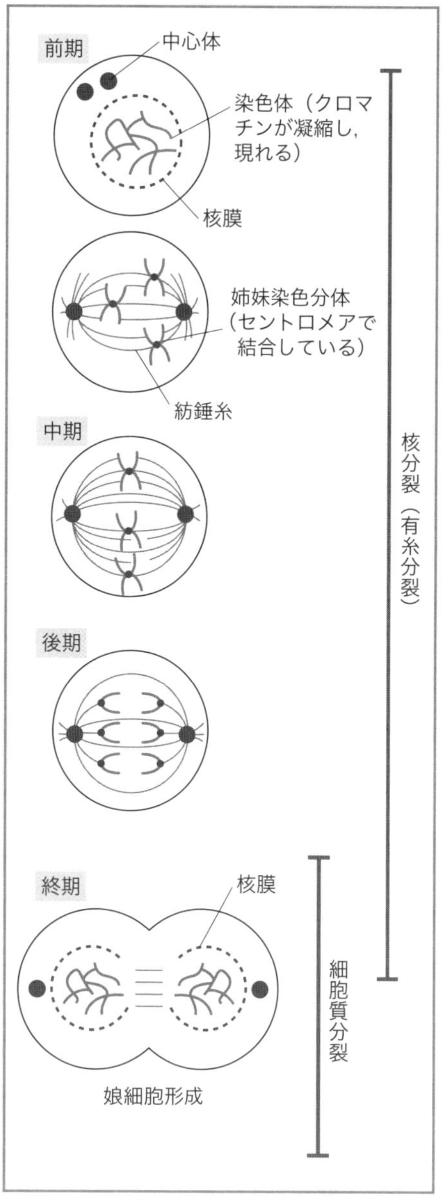

図2 細胞周期と体細胞分裂

coffee break

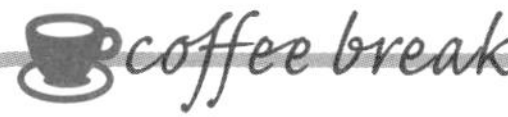

ミトコンドリアのDNA

ミトコンドリアには，核内のDNAとは塩基配列が異なるDNAが存在している．いったいなぜだろう．

実は，ミトコンドリアは20億年ほど前に，好気性細菌が自分より大きい古細菌の中での生活に適応して（共生），お互いに助け合いながら生命体をつくり上げた名残である．各細胞には，300〜400個ほどのミトコンドリアがあるといわれている．

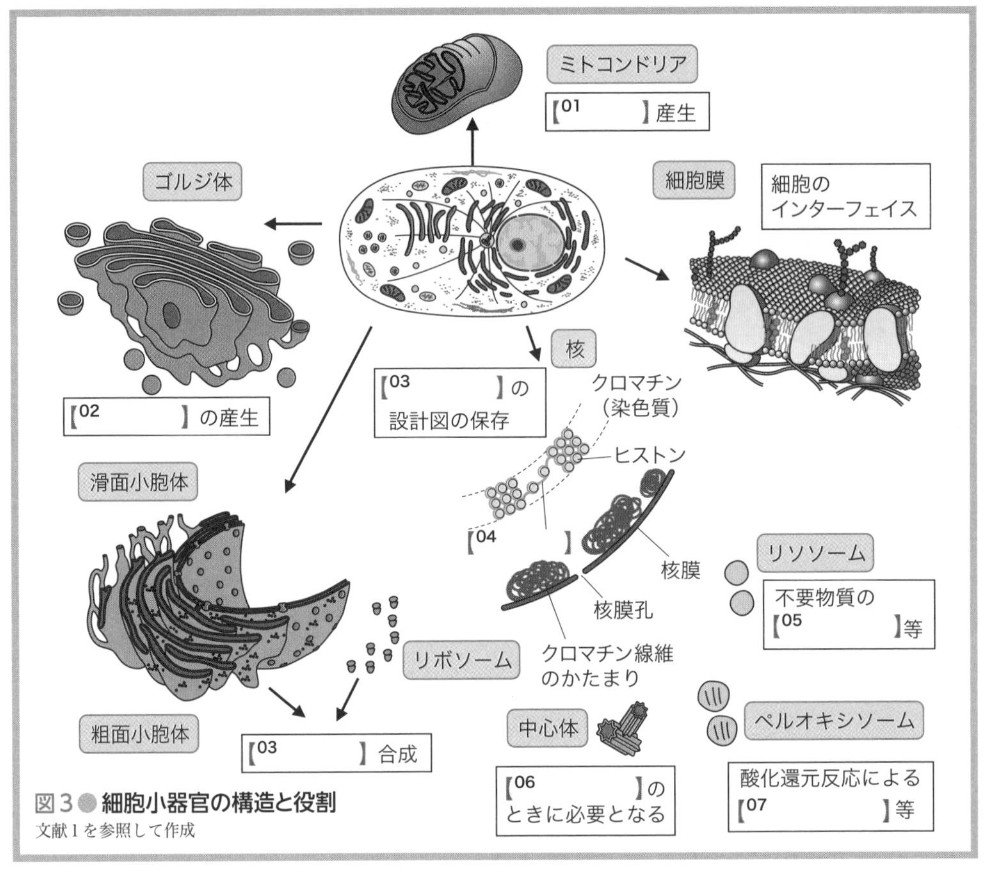

図3● **細胞小器官の構造と役割**
文献1を参照して作成

- 核は【06 】の大部分を収納し，細胞の増殖・分化，活動という遺伝情報を中央管理している．核膜孔を通して，転写で生じた【07 】や部分的に組み立てられた【08 】が【09 】に出ていく一方，DNAの複製や転写に必要な酵素などの【10 】を【09 】から取り込む（図4）．

B. ミトコンドリア

- 【01 】を合成して生体エネルギー産生の中核を担う．核とは異なる独自のDNAをもつ．
- **内膜**と**外膜**の2つの膜で囲まれ，内膜には内部に向かって【02 】という突出部がある（図B）．内側の**マトリックス**は【03 】，脂肪酸の【04 】の場である．内膜には【05 】と【01 】**合成酵素**があり，両者の連携によってADPに無機リン酸が付加されてATPが産生される（**酸化的リン酸化**）．

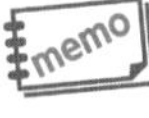

細胞が活発に動くところにはミトコンドリアが多くある．また細胞が活発に動くときにはミトコンドリアは分裂，増殖する．

3 **図3** 01 ATP　02 分泌顆粒　03 たんぱく質　04 DNA　05 加水分解　06 核分裂
07 解毒・異物処理　**A** 06 DNA　07 mRNA　08 リボソーム　09 細胞質　10 たんぱく質
B 01 ATP　02 クリステ　03 クエン酸回路（TCA回路）　04 β酸化　05 電子伝達系

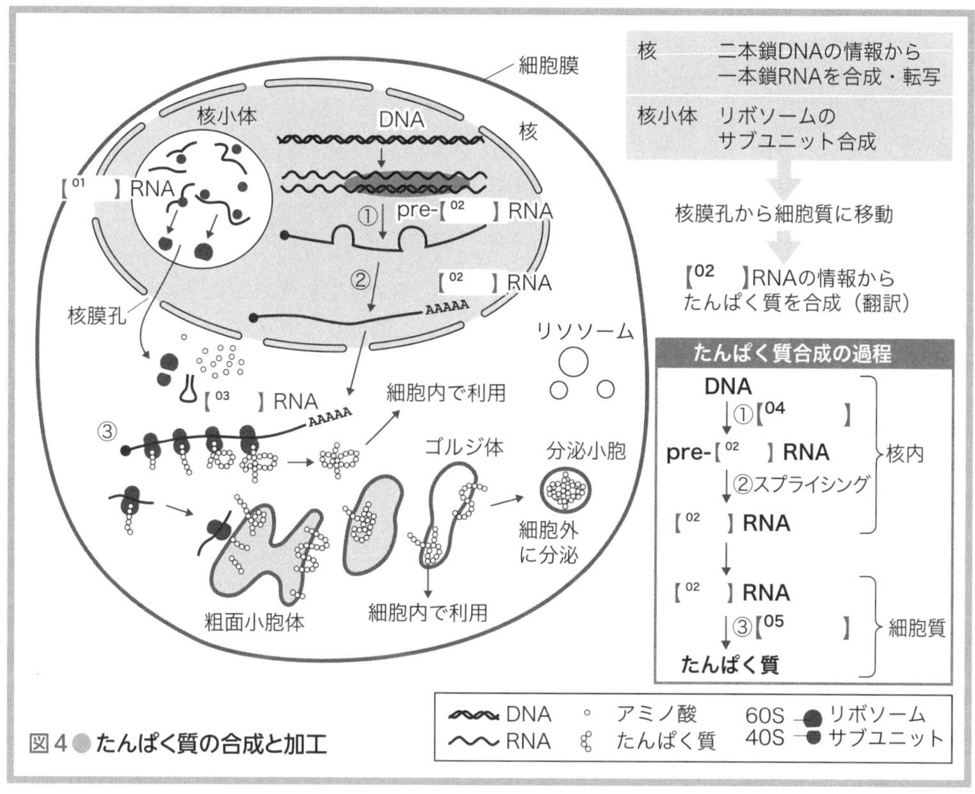

図4● たんぱく質の合成と加工

C. リボソーム

● 細胞質内に遊離，または小胞体に付着して存在している．【01　　　】とたんぱく質が結合してできた複合体で，mRNAの情報に従って毎秒3～5個の【02　　　】を連結させて，【03　　　】を合成する（図1，4）．

D. 小胞体

● 細胞質内に網目状に広がる膜系で，細胞の種類によって管状，扁平ひだ状などさまざまな形態がある．

● 膜の細胞質側にリボソームがついている【01　　　】小胞体と，ついていない【02　　　】小胞体があり（図1，3），【01　　　】小胞体では【03　　　】たんぱく質や細胞膜たんぱく質などが合成される．【02　　　】小胞体では【04　　　】やコレステロールなどが合成されている．

● 小胞体からちぎれて生じた小胞に含まれる【03　　　】たんぱく質は，ゴルジ体を経て細胞膜から分泌（開口放出：エキソサイトーシス）される．

3 図4 01 r　02 m　03 t　04 転写　05 翻訳　C 01 rRNA　02 アミノ酸　03 たんぱく質　D 01 粗面　02 滑面　03 分泌　04 リン脂質

E. ゴルジ体

- 密に重なった扁平な袋状の膜構造と，近くにあるゴルジ小胞という小胞からなっている（図3）．【01　　　　　　　】はここで糖鎖をつけるなどの修飾がなされ，分泌される．

F. 細胞骨格

- 文字通り細胞を内部から支え，細胞の形態をつくり維持する役割をもち，【01　　　　　　　】にもかかわっている．
- 細胞骨格を構成する主な要素は【02　　　　　　】，**中間径フィラメント**，**アクチンフィラメント**というたんぱく質の線維状構造である（図1）．紡錘糸は【02　　　　　　】からなる細胞骨格の1つである．

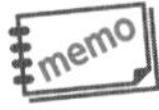

細胞骨格どうしは，橋渡しをするはたらきをもつたんぱく質によって結びついている．また，微小管に沿って物質を移動させたり，細胞運動を実行するモーターたんぱく質に，キネシン，ダイニンが知られている．

G. 中心体

- 核近傍にある小器官で，自己複製能をもつ．中心部には，【01　　　　　　】（外径25 nm）からなる中心小体（長さ300～500 nm，太さ約150 nmの円筒）が一対，直交に配列し，その周囲をもやもやした感じに見える物質が取り囲んでいる．核分裂のときには中心体は両極に移動し紡錘糸を引っ張る．

H. その他

- 【01　　　　　　　】は，加水分解酵素を含み細胞内外の不要物質などを分解処理する．
- 【02　　　　　　　　　】は，過酸化水素を合成する酵素をもち，解毒，異物処理を行う．

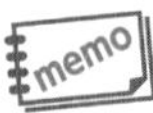

小さいからと侮ってはいけない小器官．核からの指令に従って，それぞれ摂取物の利用，加工，生産，運搬，不要物の処理，排泄，呼吸の機能を担って生体を維持している．

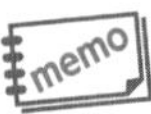

細胞は，進化の過程で，発揮しなければならない機能に適した形となって，今存在している．細胞の形態から機能を考えてみる．例えば，

- **神経細胞（ニューロン）**⇒ 神経回路網を形成し，血流網によらずに，樹状突起や軸索を伸ばして，ほかの細胞とシナプスを形成してpoint-to-point（点から点）の交信をするのに適した構造をもつ．外部からの刺激に応答して電気的に興奮する性質に優れ，その興奮を信号として速く，遠くへ，正確に伝えることができる．
- **卵細胞（卵子）**⇒胎盤が形成されるまでの間，受精卵が増殖・分化して成長するのに必要なエネルギー源やたんぱく質，その他の栄養素を蓄えているので，大きい．
- **気道粘膜の細胞**⇒空気以外のものが肺に入ると困る．そこで，チリ・ホコリ・細菌などは，杯細胞などが分泌した粘液にからめ取られ，1分間に1,000回近く振動する粘膜細胞の線毛によって気道上部に送られ，嚥下されるか痰として排出される．異物・刺激性物質・痰などが，気管に分布するある種のニューロンの樹状突起の先端（刺激受容器）を刺激すると，咳反射が起こり，喀痰が促される．

---

3 E 01 たんぱく質　F 01 細胞運動　02 微小管　G 01 微小管　H 01 リソソーム（ライソゾーム）　02 ペルオキシソーム

4 生体膜の構造と機能

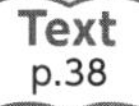

A. 生体膜の構造

- 細胞膜，ミトコンドリア膜，核膜，小胞体膜などは，まとめて**生体膜**とよばれ，脂質の【01　　　　】からなる．脂質は，【02　　　　　】が主であるが（表1），コレステロールなども含まれ組成は均一ではない（図5）．リン脂質は，【03　　　　　】の極性基を外側に，【04　　　　】の脂肪酸鎖を内側に向き合っている．
- 膜貫通型たんぱく質や表在性膜たんぱく質などがあり，さまざまな役割をしている．

表1 **細胞膜を構成するリン脂質の主な脂肪酸**

【01　　】脂肪酸		パルミチン酸（C16）
		ステアリン酸（C18）
【02　　】脂肪酸	ω3	α-リノレン酸（C18:3）
		エイコサテトラエン酸（C20:4）
		エイコサペンタエン酸（C20:5）
		ドコサヘキサエン酸（C22:6）
	ω6	リノール酸（C18:2）
		γ-リノレン酸（C18:3）
		アラキドン酸（C20:4）

（　　）内は炭素数：不飽和結合の数を示す

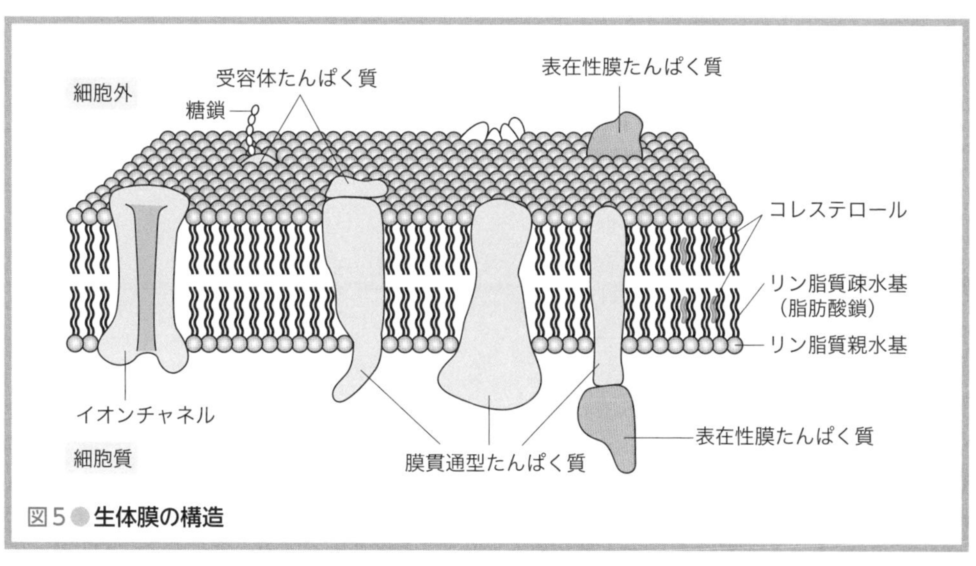

図5 **生体膜の構造**

4 A 01 二重層　02 リン脂質　03 親水性　04 疎水性　**表1** 01 飽和　02 不飽和

B. 生体膜の機能（図6）

- 生体膜は，内部物質の流失を防ぐ隔壁，外部物質の侵入を阻止する隔壁であると同時に，細胞小器官が適正に機能するための物質を選択的に【01　　　　】させるしくみがある．
- また，膜内に【02　　　　】があり，物質を代謝する，【03　　　　】により情報を取得する，免疫機能を発揮するなどの役割もある．
- 生体膜における物質の輸送は，大きくわけて**受動輸送**と【04　　　　】の2つがある．受動輸送には，二酸化炭素，エタノールのような小さく，極性（電荷）のない分子の濃度勾配に従う【05　　　　】と，特異的な物質を認識し，その物質の移動を促進させる【06　　　　】による濃度勾配に従う【07　　　　】がある．反対に濃度勾配や自由エネルギーに逆らいATPのエネルギーを必要とする輸送を【04　　　　】という（図7）．
- **単純拡散**には，肺や細胞での酸素の移動，水の移動がある．水は溶解する溶質の濃度の違いにより，濃度の低い領域（自由エネルギーが高い）から濃度の高い領域（自由エネルギーが低い）ところに移動する．細胞膜は，溶媒である水およびごく一部の溶質のみを通す【08　　　　】であり，半透膜を通過して溶媒が拡散することを【09　　　　】とよぶ．
- 【05　　　　】で細胞膜を通過できない物質は，細胞膜に存在している【06　　　　】を介して移動（拡散）する．移動を促進する【06　　　　】には，膜の片側で溶質と結合し，立体配座変化をして反対側の膜に輸送する【10　　　　】（またはトランスポーター），チャネル（イオンチャネル，膜貫通チャネルなど），膜貫通型たんぱく質からなるポリンなどの膜を貫通する親水性の通路がある．担体たんぱく質として有名なものにグルコースの輸送にかかわる【11　　　　】などがあり，チャネルとして有名なものにCa^{2+}チャネルや水を選択的に取り込む【12　　　　】などがある．ポリンはミトコンドリアに存在し，小さな分子の拡散にかかわっている．
- **能動輸送**を担うたんぱく質は【13　　　　】とよばれ，細胞内のNa^+を細胞外に出しK^+を取り込むNa^+, K^+-ATPase（ナトリウムポンプ）などが有名である．能動輸送には方向性がある．

coffee break

生体膜とコレステロール

コレステロールはとかく厄介者よばわりされるが，ステロイドホルモンや脂質の消化吸収を助ける胆汁酸の材料となる大切な物質である．また，リン脂質二重層を基本構造とする生体膜には，二次元の流体のようにふるまうという重要な性質があり，構成成分の脂質もたんぱく質も回転したり，並進運動をすることができる．生体膜がもつこのような流動性・しなやかさは，細胞の機能にとってとても大事であるが，膜の脂質組成に大きく左右される．コレステロールは，生体膜のなかでも細胞膜に比較的多く含まれ，その流動性・しなやかさを安定的に保つはたらきがある．コレステロールの悪い面ばかりでなく，よい面もきちんと理解していただきたい．

4 B 01 移動　02 酵素　03 受容体　04 能動輸送　05 単純拡散　06 輸送たんぱく質　07 促進拡散　08 半透膜　09 浸透　10 担体たんぱく質　11 GLUT　12 アクアポリン　13 ポンプ

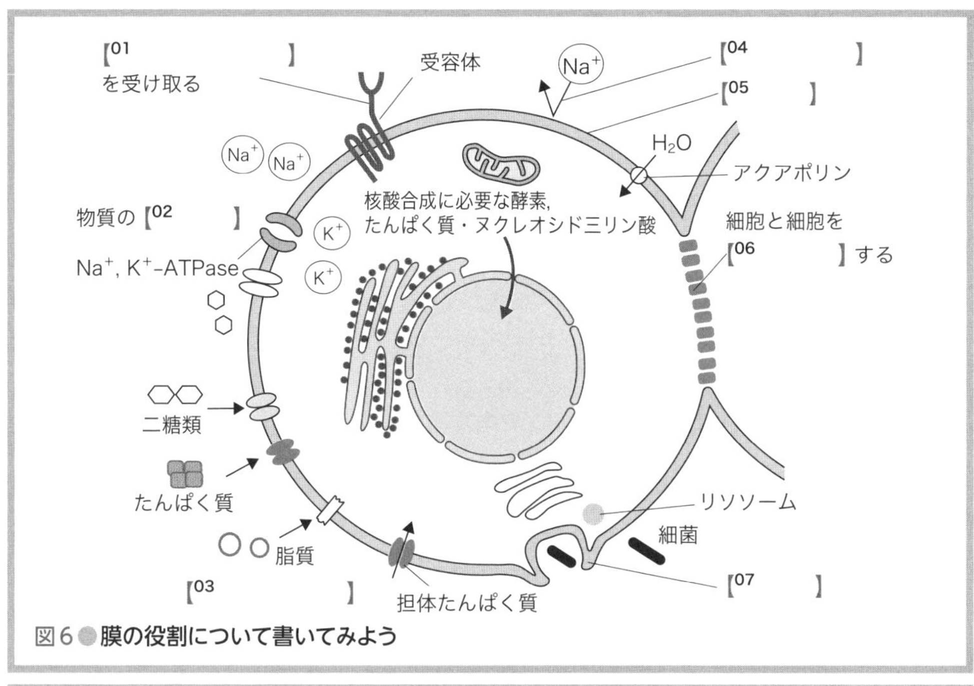

図6●膜の役割について書いてみよう

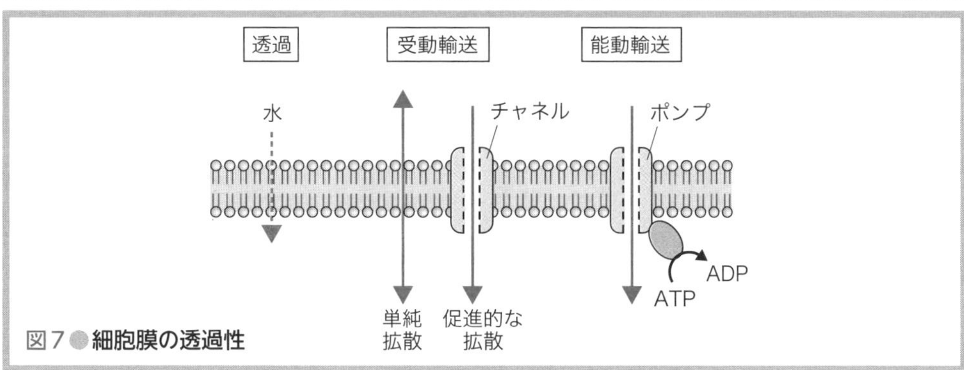

図7●細胞膜の透過性

- エネルギーを使い，輸送たんぱく質を介して勾配に逆らった物質の移動を行うのが【04　　】である．能動輸送には，一次性能動輸送と二次性能動輸送がある．一次性能動輸送は，【14　　】の加水分解によってエネルギーが供給される．二次性能動輸送は，2つの溶質のうち1つが濃度勾配に従う輸送をし，それによって得られたエネルギー源を使ってもう1つの溶質を濃度勾配に逆らって輸送する【15　　】による輸送である．小腸上皮では細胞外に高濃度にあるNa^+の電気勾配を利用して二次性能動輸送を行い，グルコース，アミノ酸を取り込んでいる．
- 【04　　】の機能は，栄養物質を細胞内，細胞小器官へ取り込み，分泌物質や不要物質を細胞や細胞小器官から取り除くことであり，特定の【16　　】(K^+，Na^+，Ca^{2+}，H^+)の細胞内濃度を一定の値で，しかも非平衡の状態で維持する．

---

4 **図6** 01 情報・シグナル　02 輸送　03 栄養素の代謝　04 透過バリア　05 隔壁　06 結合　07 貪食　**B** 14 ATP　15 共輸送　16 無機イオン

5 人体組織の構造と機能

Text p.40

- 組織は細胞の集まりであり，隣接する細胞間の結合は，【01　　　】結合，接着結合，接着斑（デスモソーム），【02　　　】結合がそれぞれ細胞のはたらきに応じて発達している（図8，表2）．例えば，上皮組織では，細胞間に液体が流れないように小腸の吸収上皮細胞，脳の毛細血管などは【01　　　】結合が発達している．
- 【02　　　】結合が発達しているとイオンやアミノ酸などの低分子物質が細胞間で交流でき，細胞の興奮や情報を細胞間で伝えることができる．心筋細胞，平滑筋細胞，骨細胞などに発達している．

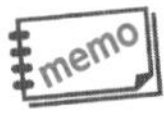

建築にたとえてみれば：部屋という箱を積み重ねただけでは，少しの衝撃でもずれる→密着結合，接着結合，接着斑．隣の部屋と行き来するためには，通路が必要→ギャップ結合のコネクシン．

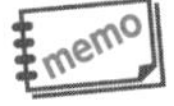

ギャップ結合は，隣り合った細胞どうしが，六角状のたんぱく質であるコネクシンとよばれる孔あき円管を向かい合わせて連結している装置である．コネクシンの孔は，イオン，糖，アミノ酸など分子量1,000までの物質を通すことができ，また電気的（興奮），化学的に細胞間の情報伝達を行うことができる．

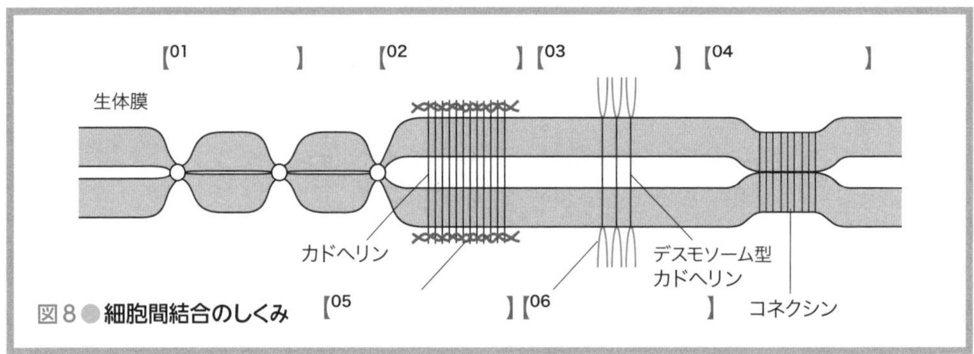

図8 ● **細胞間結合のしくみ**

表2 ● **細胞間結合の種類とその役割**

結合の名称	介在膜たんぱく質，接着物質	細胞骨格	はたらき	発達している組織
密着結合（タイト結合）	クローディン，オクルディン，インテグリン		物質通過を遮断，情報伝達	小腸の上皮細胞，脳の毛細血管
接着結合	カドヘリン	アクチンフィラメント	形体を保つ，情報伝達	上皮細胞，多種類の細胞
接着斑（デスモソーム）	デスモソーム型カドヘリン	中間径フィラメント	強度を高くする，情報伝達	重層扁平上皮細胞
ギャップ結合	コネクシン		小分子の流通，筋細胞の興奮伝達	心筋細胞，平滑筋細胞，骨細胞

5 01 密着（タイト）　02 ギャップ　**図8** 01 密着結合（タイト結合）　02 接着結合　03 接着斑（デスモソーム）　04 ギャップ結合　05 アクチンフィラメント　06 中間径フィラメント

- 人体を構成する組織には，【03　　　　　】，【04　　　　　】，【05　　　　　】，【06　　　　　】がある（表3）．

A. 上皮組織

- 体表や器官の内腔をシート状に覆う組織である．皮膚，外界と接点をもつ消化管・呼吸器・尿路系の【01　　　　　】，血管・リンパ管の内腔を覆う**上皮**（＝【02　　　　　】），腹膜腔・胸膜腔を覆う**上皮**（＝【03　　　　　】）などである．
- 組織としての特徴は，①隣り合う細胞は接合する，②【04　　　　　】をもち，自由表面，隣接細胞に面する側面，結合組織に面する【05　　　　　】がある，③細胞間質に乏しい，④基底膜（コラーゲン，ラミニンなどからなる）により結合組織と接している，などがあげられる．
- 上皮組織のはたらきは，①【06　　　　　】**作用**，②【07　　　　　】**作用**，③【08　　　　　】**作用**，④【09　　　　　】**作用**がある．自由表面は，存在する場所のはたらきに応じて変化に富む．線毛は一定方向に波打つように動き，表面にある微粒子，粘液などの物質を送り出すはたらきをする．小腸の【10　　　　　】上皮細胞などに発達している．微絨毛は物質輸送の場であり，細胞膜の表面積を増大させている．

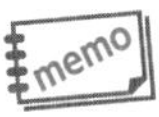

上皮は，外と内の区別のためのフロントラインとなる．可能性のある障害頻度に応じた，身を守るための工夫のオンパレードである．例えば細胞を重ねる（皮膚），粘液で壁をつくる（消化管）などである．

B. 支持組織

- 細胞成分と豊富な細胞間質（線維と基質）からなり，体の至るところに存在して，組織と組織，組織と器官の間を埋めて結びつけたり，体を支えたりする．細胞間質の特徴から【01　　　　　】組織，【02　　　　　】組織，【03　　　　　】組織に分類される．

1）結合組織

- 細胞間質には血管，神経も含まれ，【04　　　　　】というコロイド状の流動性をもつ物質と多量の線維が存在し，栄養素，代謝産物などの【05　　　　　】や**炎症**，**免疫による防御**などに重要な役割を示す．細胞成分は【06　　　　　】細胞が大部分で，その他は【07　　　　　】細胞，移動能力の大きな【08　　　　　】（大食細胞），肥満細胞，

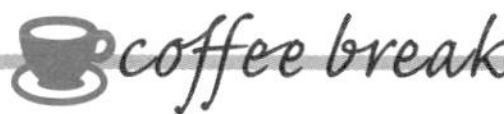

ビタミンB_{12}の貯蔵

ビタミンB_{12}は，毎日必要な量の5年間分が肝臓に貯蔵されている．葉酸は貯蔵されていない．葉酸は辺り一面に生えている植物から容易に手に入るが，ビタミンB_{12}は動物との闘争があってやっと得られる，という太古の食糧獲得事情を反映しているのかもしれない．

5 03 上皮組織　04 支持組織　05 筋組織　06 神経組織（03～06は順不同）　A 01 粘膜上皮　02 内皮　03 中皮　04 極性　05 基底面　06 保護　07 吸収　08 分泌　09 感覚（06～09は順不同）　10 吸収　B 01 結合　02 軟骨　03 骨（01～03は順不同）　04 組織液　05 物質交換　06 線維芽　07 脂肪　08 マクロファージ

表3 ● 人体を構成する組織

組織		構成細胞	特徴，存在部位
上皮組織		単層扁平上皮細胞	物質，細胞が通過できる．血管内皮，腹膜上皮
		【01　　　】上皮細胞	物理的，化学的刺激に抵抗がある．食道，皮膚の表皮
		単層立方上皮細胞	腺の導管，尿細管
		【02　　　】上皮細胞	胃や腸の粘膜
		多列円柱上皮細胞	精巣
		【03　　　】上皮細胞	線毛で物質を運ぶ．気道，卵管，精巣輸出管
		【04　　　】上皮細胞	内容量に応じて形態を変える．【05　　　】，尿管
支持組織	結合組織〔皮下に脂肪細胞，【06　　　】，白血球（好中球，好酸球など）〕	線維芽細胞→線維細胞	【11　　　】，弾性線維をつくる．常在しないが外部の細胞が入ってくる
		マクロファージ	異物を取り込み処理する．【12　　　】認識など
		【07　　　】細胞	ヒスタミンやロイコトリエンを分泌する．Ig【13　　　】受容体をもつ
		【08　　　】細胞	抗体を産生する
	軟骨組織	軟骨細胞	【14　　　】を主体とする軟骨基質を産生し，その中に埋もれている
	骨組織	【09　　　】細胞	骨表面にあり，骨細胞，骨基質をつくる（【15　　　】）
		骨細胞	骨基質中にあり，ギャップ結合で細胞は緊密なネットワークをなす
		【10　　　】細胞	骨表面に波状縁で密着し，酸を放出し，骨を溶かす（骨吸収）
筋組織	横紋筋（骨格筋，心筋）	筋細胞	平行に並んだ筋原線維は細い【16　　　】フィラメントと太い【17　　　】フィラメントが【18　　　】イオンの関与で収縮する
	平滑筋	筋細胞	暗調小体に結合し網目状で存在するアクチンフィラメントは，カルシウムイオン濃度の上昇でミオシンⅡが出現すると収縮する
神経組織		神経細胞（ニューロン）	大小，長短さまざまな細胞である．【20　　　】で興奮を受けとり，長い神経突起（【21　　　】）の先の【22　　　】で次の細胞に興奮を伝える．【22　　　】小胞から神経伝達物質が分泌される
		【19　　　】	中枢神経の栄養，排泄などの環境維持を行い，神経細胞の50倍程度あるといわれている．近年さらに多様な機能が明らかにされている．星状膠細胞は，神経細胞と血管の間に存在して物質交換の仲介をし，稀突起膠細胞は中枢神経系で髄鞘を形成し，小膠細胞は食作用をもつ
		シュワン細胞	末梢神経の【23　　　】を形成

5 表3 01 重層扁平　02 単層円柱　03 線毛　04 移行　05 膀胱　06 リンパ球　07 肥満　08 形質　09 骨芽　10 破骨　11 膠原線維　12 抗原　13 E　14 プロテオグリカン　15 骨形成　16 アクチン　17 ミオシン　18 カルシウム　19 グリア（神経膠）細胞　20 樹状突起　21 軸索　22 シナプス　23 髄鞘

【09　　　　　】，形質細胞，好中球などである．

- 結合組織の線維は，線維芽細胞が合成し細胞間質に分泌する．【10　　　　】**線維，細網線維，弾性線維**の3種がある．
- 【10　　　　】線維は，体のたんぱく質の約4分の1を占め，主成分は【11　　　　　　】で張力に対する抵抗が強く，伸びる能力は1割程度とわずかである．細網線維の主成分もコラーゲンだが，配列が規則正しく密に並んでいる【10　　　　】線維と異なり，細胞が自由に通ることのできる空間をつくる．弾性線維の主成分は【12　　　　　　】で，集まると黄色になり，黄色靭帯，大動脈壁，弾性軟骨などの構成成分である．

2）軟骨組織

- 線維性結合組織の特殊型で，軟骨芽細胞，軟骨【13　　　　】と細胞間質である軟骨【14　　　　】からなる．**軟骨【14　　　　】には血管や神経は存在しない**．軟骨【13　　　　】は分泌した軟骨【14　　　　】に取り囲まれ，2，3個の軟骨【13　　　　】が軟骨【15　　　　】とよばれる場所で，組織液を介した拡散により栄養摂取，排泄を行っている．
- 軟骨基質は，特有の固さをもつゲル状の物質のなかに線維が埋まってできている．ゲル状物質の主体は【16　　　　　　　　】が凝集したものである．【16　　　　　　　　】はコアたんぱく質にブラシ状に**グリコサアミノグリカン**（コンドロイチン硫酸，ケラタン硫酸）がついたものである．
- 軟骨には，繊細な【17　　　　　】を多量に含む乳白色で半透明な【18　　　　】軟骨（気管軟骨，肋軟骨，関節表面を覆う関節軟骨など），太い膠原線維が束となって多量に含まれる【19　　　　】軟骨（椎間【20　　　　】，恥骨結合，膝関節半月【20　　　　】など），基質線維の30％程度が弾性線維である【21　　　　】軟骨（耳介軟骨，外耳道軟骨，喉頭蓋軟骨など）があり力学的特性が異なっている．

3）骨組織（図9）

- 骨をつくる硬い組織で軟骨組織と同様，線維性結合組織の特殊型である．体内のカルシウムの【22　9％・90％・99％】は骨で貯蔵されている．細胞成分は【23　　　　】細胞，【24　　　】細胞，【25　　　　】細胞で，細胞間質は【26　　　　】である．
- 【23　　　　】細胞は骨の表面に並んで細胞質突起を骨表面に伸ばし，コラーゲン線維などの骨基質を合成しながら基質【27　　　　】を分泌し，【28　　　　】とカルシウムからなる【29　　　　　　　　　】を間に沈着させて骨を形成する（【30　　　　】）．
- 【24　　　】細胞は，【23　　　　】細胞が自ら産生した骨基質中に埋め込まれたもので，無数の突起を介してネットワークをつくり，ミネラルの代謝や骨基質への機械的ストレスの感知に関与している．
- 造血幹細胞由来の【25　　　　】細胞は極性をもち骨表面に波状縁を形成して存在し，骨を分解（【31　　　　】）する．破骨細胞内の炭酸脱水酵素により産生されたH^+（酸）を放出してミネラルを溶かし，コラーゲンはカテプシンで分解されて吸収される．骨代謝の調節については第8章参照．

---

5 B 09 リンパ球　10 膠原　11 コラーゲン　12 エラスチン　13 細胞　14 基質　15 小腔
16 プロテオグリカン　17 膠原線維　18 硝子　19 線維　20 円板　21 弾性　22 99％　23 骨芽
24 骨　25 破骨　26 骨基質　27 小胞　28 リン酸　29 ハイドロキシアパタイト　30 骨形成
31 骨吸収

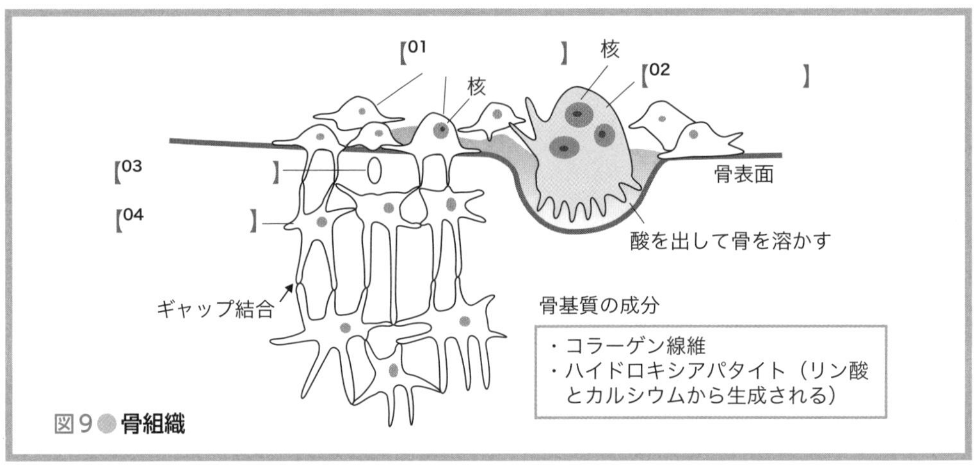

図9 **骨組織**

C. 筋組織

- 刺激されると収縮する性質をもった細長い【01 】に満ちている【02 】からなる組織である．筋細胞には細い【03 】フィラメントと太い【04 】フィラメントが満ちている．**横紋筋**と**平滑筋**の2つに分けられる．【05 】筋は，さらに，**骨格筋**と**心筋**に分けられる．【05 】筋はアクチンフィラメントとミオシンフィラメントが規則正しく配列し筋節（サルコメア）という横縞が認められる．平滑筋は，暗調小体にアクチンフィラメントが固定されさまざまな方向に向いている．収縮過程が開始されるとミオシン分子が重合し，フィラメントが見えるようになる．横紋筋は，随意筋で【06 】の支配を受ける骨格筋と，不随意筋で【07 】で調節される心筋がある．平滑筋は【08 】で，自律神経で調節され，収縮の伝搬がある．
- 複数の筋細胞は1本の神経線維に接合して一斉に収縮する【09 】をもって筋力を発揮する．
- 横紋筋は，筋細胞膜が細胞質に入り込んだ横行小管の【10 】がCa^{2+}の貯蔵庫である筋小胞体のCa^{2+}の放出を引き起こして細胞内Ca^{2+}濃度が上昇し，【11 】が介在して，Ca^{2+}結合部位が露出したアクチンにミオシンが結合することで収縮する．
- 平滑筋では横行小管に一致するものは細胞膜のへこみでカベオラとよばれ，細胞膜の【12 】が細胞内Ca^{2+}の流入を起こし，ミオシンフィラメントがアクチンフィラメントを引き込み収縮する．
- 骨格筋は，急速に収縮できるが持続力に乏しい【13 】と，ミオグロビン含量の多い【14 】が混在している．白筋はグリコーゲンを多くもち【15 】を行い，赤筋はミトコンドリアを多量にもち，【16 】を行う．

---

5 図9 01 骨芽細胞　02 破骨細胞　03 基質小胞　04 骨細胞　C 01 筋原線維　02 筋細胞　03 アクチン　04 ミオシン　05 横紋　06 運動神経　07 自律神経　08 不随意筋　09 収縮同期性　10 脱分極　11 トロポニン　12 脱分極　13 白筋　14 赤筋　15 嫌気性代謝　16 好気性代謝

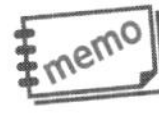

筋肉は一斉に収縮することで力を発揮する．横行小管（T管）は筋鞘（筋細胞膜）が，細胞質に入り込んで筋小胞体と近接しており，筋鞘の興奮（脱分極）が横行小管を通って筋小胞体からのCa^{2+}の放出を引き起こす．細胞膜が細胞質に入り込むことで，一斉また速やかな筋収縮が可能となっている．

D. 神経組織

- 【01　　　】**細胞**（**ニューロン**）と【02　　　】**細胞**（神経膠細胞）からなる．【01　　　】細胞は興奮性に優れ，その伝導，伝達を行う．【02　　　】細胞は神経細胞の支持，栄養・代謝の調節などを行う．その数は神経細胞よりはるかに多い．【01　　　】細胞，【02　　　】細胞ともに，多数の組織内細胞と情報伝達を行うために細胞質が変形して形成された多数の突起を出す．
- 【01　　　】細胞は，**細胞体**，【03　　　】，【04　　　】からなる．細胞体は核などの細胞小器官が集中している部位で，核の周辺部には粗面小胞体の集塊であるニッスル物質が存在し，【05　　　】合成が活発に行われている．【03　　　】は，細胞体から枝分かれしながら広がる構造で，ほかの神経細胞などから信号を入力した興奮を細胞体に伝える役割をもつ．
- 【04　　　】は細胞体より伸びた構造で，**神経突起**ともよばれ，長いものは1mに達する．1つの神経細胞は多数の樹状突起をもつが，【04　　　】は基本的には1本である．

6 器官の構造と機能

Text p.45

- 複数の組織が組み合わさり一定の形をもち，定められた機能を果たす【01　　　】を形成し，さらに，いくつかの器官が集まり特定の機能を果たす【02　　　】が構成されて人体を維持している．

A. 消化器系（第2章）

- 消化器系は，【01　　　】および肝臓，膵臓のような実質性器官からなる．
- 消化管は，口唇からはじまり，口腔，咽頭，食道，胃，小腸，大腸，肛門に至る管で，**管腔**と管壁からなる．【02　　　】では【03　　　】と接する【04　　　】の表面を覆う上皮組織から，非自己物質である【05　　　】が【06　　　】されて生じた産物が体内に取り込まれる．この過程が【07　　　】である．食物残渣は，【08　　　】から糞便として排泄される．消化管は外界から取り込んだ細菌から形成される**常在細菌叢**が存在するなど外と接点をもつ器官であり，免疫機能も発達している．
- 肝臓では栄養源となる物質の【09　　　】や【10　　　】，不要な物質の【11　　　】，老廃物の生成などが行われている．また脂質の消化・吸収を助ける【12　　　】も肝臓で生成され，【13　　　】に貯えられる．膵臓では【14　　　】を含む膵液を生成

---

5 D 01 神経　02 グリア　03 樹状突起　04 軸索　05 たんぱく質
6 01 器官　02 器官系　A 01 消化管　02 小腸　03 外界　04 粘膜　05 食物　06 消化　07 吸収　08 肛門　09 合成　10 貯蔵　11 分解　12 胆汁　13 胆嚢　14 消化酵素

し，消化管に分泌している．

B. 血液・リンパ・凝固系（第3章）

- 造血は，胎生初期は卵黄嚢にあり，その後，肝臓，【01　　　】で行われ胎生4カ月頃から骨髄造血がはじまり，出生後，酸素呼吸を開始すると【02　　　】のみで行われる．分化した細胞（赤血球，白血球，血小板）は，【02　　　】を出て全身を循環しながら必要に応じて役目を果たす．
- 【03　　　】は酸素を運搬し，【04　　　】は生体防御の役割をもつ．

C. 循環器系（第4章）

- 【01　　　】は【02　　　】からなり，収縮，拡張をくり返して全身に**血液を循環**させる．血液は，左心房→左心室→大動脈→動脈→動脈系毛細血管（組織内）→静脈系毛細血管（組織内）→静脈→大静脈→右心房→右心室→肺→左心房と全身を一巡している．
- 【03　　　】では【04　　　】との間で物質交換が行われ，物質の体内流通において重要な役割をもつ．

D. 呼吸器系（第5章）

- **空気の通り道**である気道，すなわち【01　　　】，咽頭，喉頭，気管，【02　　　】，および【03　　　】からなる．
- 【03　　　】は，胸郭（胸椎，肋骨，肋間筋，【04　　　】）の運動（【05　　　】運動）により，吸気・呼気を行う．血液とのガス交換は【06　　　】で行われる．

E. 腎・尿路系（第6章）

- 体液の恒常性を保つため，【01　　　】は【02　　　】をもとに【03　　　】を生成し，体にとって不要または過剰な物質が【04　　　】を経て，体外に排泄される．
- 【01　　　】では，その機能単位である【05　　　】を構成する糸球体や尿細管の機能に応じた各種の上皮組織のはたらきによって尿が生成され，【06　　　】や【07　　　】では機能に適した種類の上皮組織と，筋組織，神経組織が協調して貯尿，排尿を行う．

F. 生殖器系（第7章）

- 種族維持のために，子どもをつくるための器官系である．男性の生殖器は精子をつくる【01　　　】と精液を運ぶ精路（【02　　　】と尿道），精路に付属する腺，交接器（【03　　　】）からなっている．女性の生殖器は卵子をつくる【04　　　】と，胎児を育てる【05　　　】が主体で，交接器の腟と外陰部が付属している．
- 卵子と精子が融合した【06　　　】は，子宮内で増殖・分化して人体を形成する．

---

6 B 01 脾臓　02 骨髄　03 赤血球　04 白血球　C 01 心臓　02 心筋　03 毛細血管　04 組織　D 01 鼻腔　02 気管支　03 肺　04 横隔膜　05 呼吸　06 肺胞　E 01 腎臓　02 血液　03 尿　04 尿路　05 ネフロン　06 尿道　07 膀胱（06，07は順不同）　F 01 精巣（睾丸）　02 精管　03 陰茎　04 卵巣　05 子宮　06 受精卵

G. 骨格系（第8章）

- 人体には約200個の骨があり，骨同士が連結（可動結合・不動結合）して骨格がつくられる.【01　　　】により可動結合した骨に付着した筋の収縮により【02　　　】としてのはたらきをもち，さらに内臓の保護，骨髄での造血，【03　　　】を一定に保つための貯蔵，供給機能ももつ.

H. 筋肉系と運動機能（第9章）

- 骨格筋，心筋，平滑筋がある.【01　　　】は運動神経からの化学刺激により収縮し，【02　　　】と連動することで運動機能を発揮する．骨格筋は全身で約400個あり，【03　　　】やすばやく利用できるクレアチンリン酸をエネルギー源として貯蔵している．心筋は心臓に，平滑筋は内臓や血管に存在する.

I. 内分泌系（第10章）

- 内分泌系から産生され分泌される物質は【01　　　】とよばれ，【02　　　】を介して運ばれ，【03　　　】をもつ細胞にはたらきかけることで生体全体が調和を保つような調節作用をする.
- 脳の一部である視床下部は，自律神経系の調節をするとともに【04　　　】を分泌し，下垂体門脈とよばれる特殊な血管系を介して，【05　　　】が産生するホルモンの合成や分泌を調節する.
- 独立した内分泌腺には，松果体，下垂体，甲状腺，副甲状腺，副腎，膵臓にある【06　　　】，性腺（卵巣，精巣，胎盤）などがある．組織内に内分泌細胞として存在する各種消化管ホルモン産生細胞，腎臓の傍糸球体細胞（レニン），尿細管間質細胞（エリスロポエチン）もあり，心房からは利尿ペプチドが分泌される.

J. 神経系（第11章）

- 人体が全体として調和できるように，各器官の情報を収集し，データに基づき刺激を受け止め，指令を出す【01　　　】神経系（脳，脊髄）と身体各部への連絡をする【02　　　】神経系に分かれる．この指令は主に，ナトリウムイオン，カリウムイオンの細胞内外の移動によって生じる電気的興奮ですばやく全身に伝えられる.
- 末梢神経系は，心臓，肺，消化管などを無意識のうちにコントロールする【03　　　】神経系と，意識的に動かす運動器，および感覚器を制御する【04　　　】神経系（脳脊髄神経系）に分かれる.【04　　　】神経系は，身体外部や内部の情報を中枢に伝える感覚神経系と，中枢から出た指令を筋肉や分泌腺などの効果器に伝える運動神経系がある.
- 【03　　　】神経系，【04　　　】神経系ともに末梢器官・組織（鼻，眼，皮膚，内臓など）からの刺激を中枢に伝える【05　　　】と，中枢の指令を末梢器官・組織に伝える【06　　　】がある.

---

6 G 01 関節　02 運動器　03 カルシウムイオン（Ca^{2+}）　H 01 骨格筋　02 骨格系　03 グリコーゲン
I 01 ホルモン　02 血液　03 受容体　04 視床下部ホルモン　05 下垂体　06 ランゲルハンス島
J 01 中枢　02 末梢　03 自律　04 体性　05 求心性神経　06 遠心性神経

K. 感覚器系（第12章）

- 外部環境，身体内部の変化を刺激として感知する受容器である．感覚は【01　　　　】感覚（眼：視覚，耳：聴覚・平衡覚，鼻：嗅覚，舌：味覚），【02　　　　】感覚（皮膚感覚：触覚・圧覚・温度覚・痛覚，深部感覚），内臓感覚に分けられ，求心性神経である感覚神経を通して中枢神経に刺激を伝える．

器官は英語ではorgan．形容詞はorganicで「有機体の」「器官の」と訳される．農産物で使われる“オーガニック”と語源は同じである．

文　献

1）「基礎から学ぶ生物学・細胞生物学 第3版」（和田 勝/著，髙田耕司/編集協力），羊土社，2015

2）松村讓兒：組織の概要．「消っして忘れない 解剖学要点整理ノート 改訂第2版」（井上 馨，松村讓兒/編），pp15-22，羊土社，2014

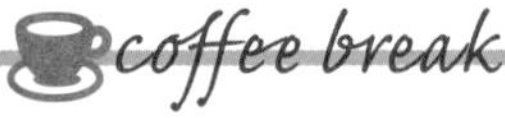

遺伝子をめぐる研究の発展

人類は対をなす22種の常染色体と性染色体（X，Y）の合計24種の染色体をもち，これらが担う遺伝情報の全体をヒトゲノムという．国際協力によるヒトゲノムプロジェクトがヒトゲノムの塩基配列の概要を発表した2003年は，ワトソンとクリックがDNAの二重らせん構造を発見した50年後．その成果をもとに，ヒトの遺伝子数は約30,000個と推定され，ほかの生物より有意に多くはないこともわかった．

ヒトゲノムのもつ遺伝子のうち，約3分の1は真核生物，約4分の1は動物，約5分の1は脊椎動物に共通で，霊長類に固有なものは1％にすぎない．ヒトだけの遺伝子は，知られていない．

なお，個人間でゲノムの塩基配列の99.9％は同じであり，これはヒトが単一生物種であることを示す一方，1,000塩基に1塩基ほどの割合で違いがあることになる．そして，この違いのある部位は，どの個人もほぼ同じで，ヒト集団ではゲノム上の一定の部位の塩基が2種類以上の塩基として存在している．これをSNPs（single nucleotide polymorphisms，一塩基多型）といい，その組み合わせはヒト個体の遺伝的マーカー，個体差を生み出す個体側因子といえる．生活習慣病などをはじめ，ヒトの生命現象は多様なゲノムと多彩な環境因子の相互作用の結果とみなせる．SNPs解析に基づく栄養・保健・医療対策をはじめ，遺伝子をめぐる研究の発展が，今後さまざまな分野で，私たちの生活に大きく影響すると予測される．

6 K 01 特殊　02 体性

演習問題

該当するものを選択してください

STEP 1　基礎問題

Q1　上皮組織に関する記述である．正しいのはどれか．1つ選べ．

(1)　膀胱は単層扁平上皮細胞で覆われている．
(2)　口腔粘膜は多列円柱線毛上皮細胞に覆われている．
(3)　卵管は移行上皮細胞で覆われている．
(4)　腸は単層円柱上皮細胞で覆われている．
(5)　毛細血管は単層立方上皮細胞である．

重要 Q2　ヒトの細胞の構造と機能に関する問題である．正しいのはどれか．1つ選べ．

(1)　細胞膜は脂質の三重層からなる．
(2)　体細胞は減数分裂を行う．
(3)　核小体はリボソーム生成の場である．
(4)　ゴルジ体は細胞分裂時に染色体を移動させる．
(5)　中心体は異物分解処理を行う．

Q3　細胞周期に関する問題である．正しいのはどれか．1つ選べ．

(1)　DNAが複製されるのはM期である．
(2)　S期では，染色体が赤道部に並ぶ．
(3)　G_1期では細胞小器官やたんぱく質をほぼ倍に合成する．
(4)　G_0期は通常1時間ぐらいである．
(5)　G_2期はM期の後の時期をいう．

STEP 2　応用問題

重要 Q4　たんぱく質とその機能に関する問題である．正しいのはどれか．1つ選べ．

(1)　アクチンは輸送たんぱく質である．
(2)　キネシンは構造たんぱく質である．
(3)　クレアチンキナーゼは酵素たんぱく質である．
(4)　コラーゲンは収縮たんぱく質である．
(5)　プロテオグリカンは調節たんぱく質である．

Q5　細胞の特徴についての説明である．正しいのはどれか．1つ選べ．

(1)　心筋細胞は，再生能力が強い細胞である．
(2)　卵細胞はほとんどが核で占められている．
(3)　骨格筋の細胞は単核細胞である．
(4)　破骨細胞，マクロファージともに血球由来細胞である．
(5)　毛細胞は増殖しない．

解答と解説 → 別冊 p.1

第2章 消化器系

学習した日
年　月　日
年　月　日

学習のポイント

❶ 消化器系は，口からはじまって肛門に至る消化管（口腔・咽頭・食道・胃・小腸・大腸）と，唾液腺，肝臓，膵臓のような実質性器官からなっていることを理解する

❷ 消化には，機械的消化と化学的消化があることを理解する

❸ 化学的消化には2段階あり，管腔内消化と膜消化があることを理解する

❹ 吸収とは，摂取した水，無機物質，および消化によって生じた種々の物質を体内に取り入れることで，主に小腸で行われることを理解する

❺ 消化にかかわる臓器とそのはたらき，相互関係を理解する

❻ 食物の取り込みから消化までの段階と，それぞれにかかわる消化酵素や物質の役割，消化管，副交感神経，ホルモンのはたらきを理解する

学習の前に

□ 食物は，消化器系で消化酵素によって加水分解を受け，小さな分子となって吸収される．
三大栄養素（エネルギー産生栄養素）は以下のように分解される．
　たんぱく質 → ペプチド → ジペプチド，アミノ酸
　糖質　　　 → デキストリン，三糖類，二糖類 → 単糖類（グルコースなど）
　脂質　　　 → 脂肪酸とモノアシルグリセロール

□ 消化酵素の主なものは，糖質分解酵素（アミラーゼ），たんぱく質分解酵素（トリプシン，キモトリプシン），脂肪分解酵素（リパーゼ）である．

Keywords

● 消化酵素　● 胃酸　● ガストリン　● 胆汁　● 膵液　● 膜消化　● アミノ酸
● グルコース（ブドウ糖）　● 脂肪酸　● グリセリン

書いてみよう！

□の空欄を埋めてみましょう．

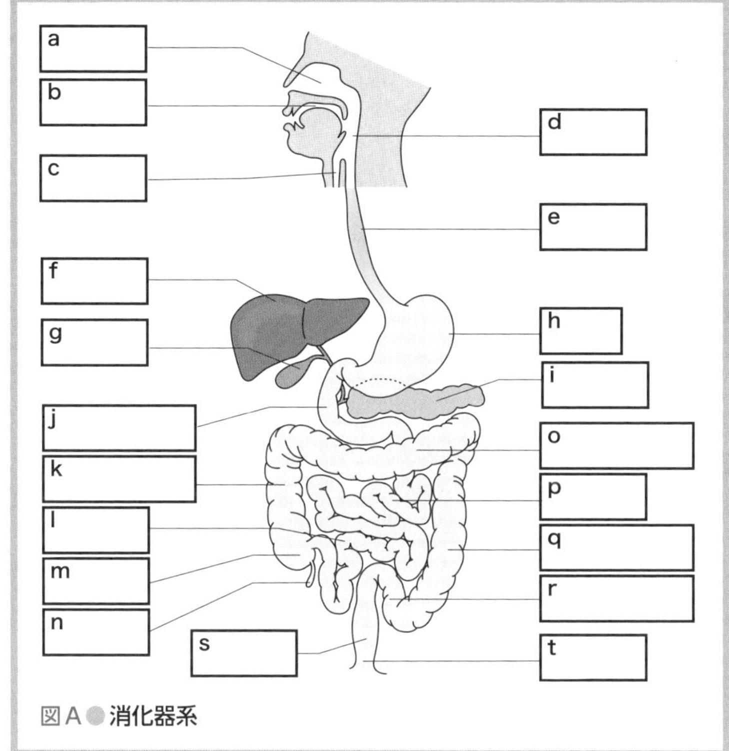

図A ● 消化器系

［答え］
a）鼻腔，b）口腔，c）喉頭，d）咽頭，e）食道，f）肝臓，g）胆嚢，h）胃，i）膵臓，j）十二指腸，k）上行結腸，l）回腸，m）盲腸，n）虫垂，o）横行結腸，p）空腸，q）下行結腸，r）S状結腸，s）直腸，t）肛門

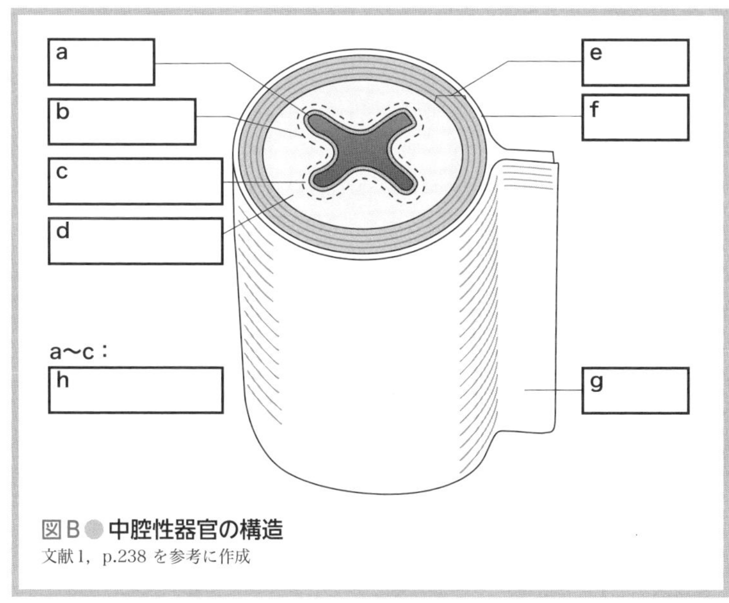

図B ● 中腔性器官の構造
文献1，p.238を参考に作成

［答え］
a）上皮，b）粘膜筋板，c）粘膜固有層，d）粘膜下組織，e）筋層，f）漿膜（外膜），g）間膜，h）粘膜

要点整理問題

【　　】に該当する語句を入れて学習しましょう

1 消化器系の構成と機能

Text p.50

A. 消化器系の構成

- 消化器系は，口からはじまって肛門に至る**消化管**※（**中腔性器官**ともいう）と，唾液腺，肝臓，【01　　　】のような**付属器官**からなる．
- 中腔性器官の壁は，表面が上皮に覆われた【02　　　】，粘膜下組織，主に【03　　　】でできている筋層（輪走筋，縦走筋：**内輪外縦**），漿膜（食道は外膜）で構成される．ただし，胃の筋層は斜走筋，輪走筋，縦走筋の3層からなる．食道は上部が横紋筋で下部に行くにしたがい平滑筋に移行する．

B. 消化器系の機能

- 消化器系のはたらきは**消化**と**吸収**である．
- 消化とは，食物を摂取し，その中に含まれている種々の栄養素を体内に吸収できるような物質にまで分解することをいう．
- 消化には，【01　　　】と化学的消化の2つがある．
- 化学的消化には【02　　　】と【03　　　】の2段階がある．
- 吸収とは，摂取した水，無機物質，および消化によって生じた種々の物質を体内に取り入れることをいう．

2 咀嚼の機構

Text p.51

- 上顎（じょうがく）に対して下顎（かがく）を動かし，上下の歯によって食物を細かく砕くとともに唾液を混ぜる運動を咀嚼（そしゃく）という．

A. 口腔

1）口腔の構造（図1）

- **口蓋**（こうがい）は，口腔（こうくう）と鼻腔との境で，前3分の2は骨を土台につくられているため，硬口蓋，後ろ3分の1は骨格筋を土台にしているため，軟口蓋とよばれる．
- 完成したヒトの上下の歯列弓（しれつきゅう）は，それぞれ**左右8対の永久歯**（切歯2本，犬歯1本，小臼歯（きゅうし）2本，大臼歯3本）で，合計【01　　　】本である．
- **乳歯**は【02　　　】本．
- **生後**【03　　　】**カ月**で乳歯が萌出（ほうしゅつ）する．

※　口腔・咽頭・食道・胃・小腸（十二指腸，空腸，回腸）・大腸〔盲腸（虫垂）上行結腸，横行結腸，下行結腸，S状結腸，直腸〕・肛門

1 A 01 膵臓，歯，舌，胆嚢　02 粘膜　03 平滑筋　B 01 機械的消化（物理的消化）
02 管腔内消化　03 膜消化（02，03は順不同）
2 A 01 32　02 20　03 6

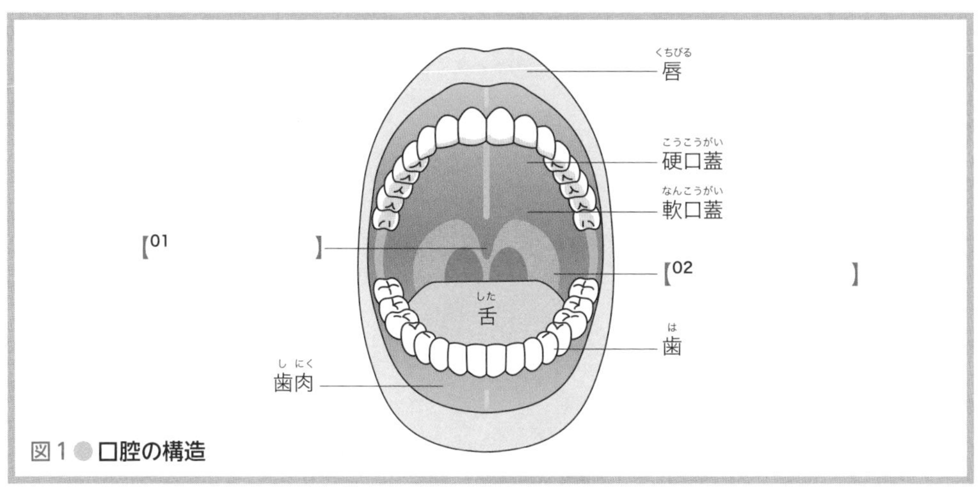

図1 ● 口腔の構造

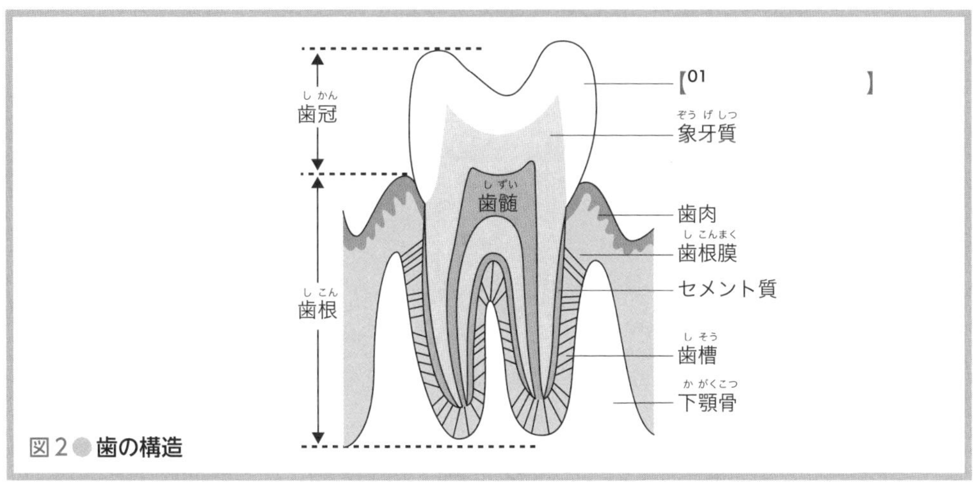

図2 ● 歯の構造

2）歯の構造（図2）

- 歯の組織の主体は【04 】で，ミネラル（無機質）を約70％含み，化学組成は骨組織に似ているが骨より硬い．歯冠は【05 】が覆う．エナメル質は97％がミネラルからなり，人体中最も硬い組織である．歯根はセメント質が覆う．

3）舌の構造（図3）

- 舌の表面は粘膜に覆われ，無数の**舌乳頭**を形成する（図4）．
- 舌乳頭は，【06 】，【07 】，【08 】，【09 】の4種類である．
- 味覚の受容器である**味蕾**は，【10 】，【11 】に豊富．口蓋や茸状乳頭にも少数分布．味蕾は新生児に最も多い．

---

2 図1 01 口蓋垂　02 口蓋扁桃　図2 01 エナメル質　A 04 象牙質　05 エナメル質　06 糸状乳頭　07 茸状乳頭　08 有郭乳頭　09 葉状乳頭（06～09は順不同）　10 有郭乳頭　11 葉状乳頭（10，11は順不同）

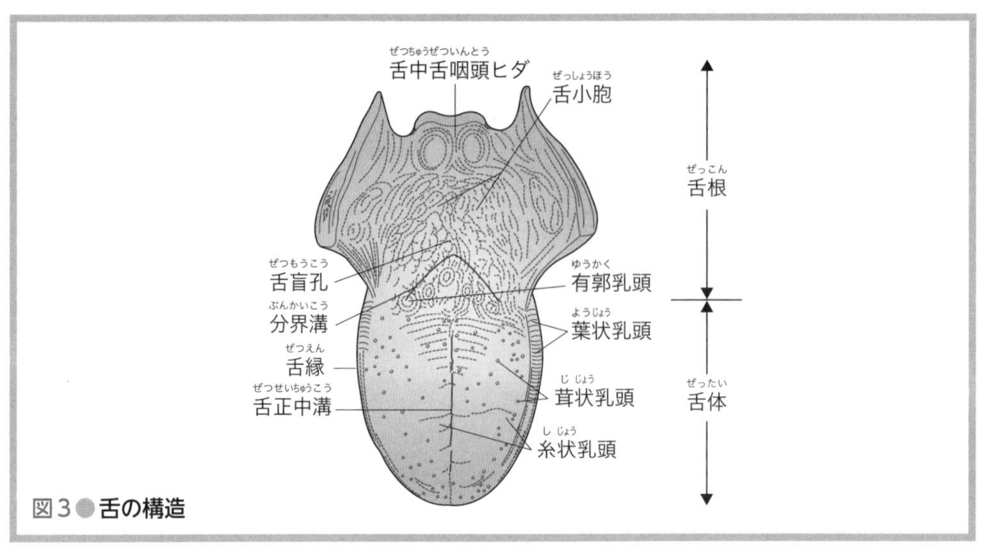

図3●舌の構造

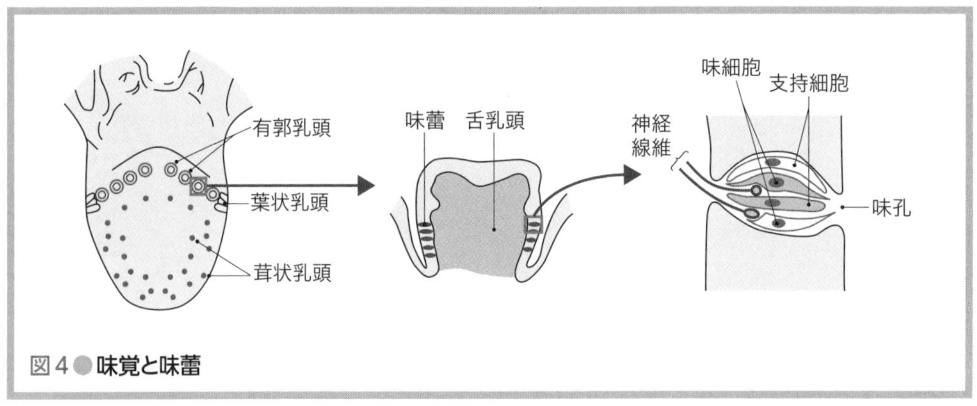

図4●味覚と味蕾

4）唾液腺の構造（図5，6）

- 大唾液腺は3種3対ある（【12 　　　】，【13 　　　】，【14 　　　】）.
- 光学顕微鏡で見える多数の小唾液腺は，口腔粘膜内にある.
- 唾液腺は腺房，介在部，線条部，大導管から構成される.
- 唾液腺には粘液(ねんえき)細胞と漿液(しょうえき)細胞があり，【15 　　　】により分泌が調節されている.
- 粘液細胞は【16 　　　】を，漿液細胞は消化酵素（【17 　　　】）と【18 　　　】を分泌する.
- **アミラーゼ**は炭水化物をデキストリンや【19 　　　】，【20 　　　】に分解する.

---

2 A 12 耳下腺　13 顎下腺　14 舌下腺（12～14は順不同）　15 自律神経　16 ムチン　17 α-アミラーゼ（プチアリン）　18 電解質　19 三糖類　20 二糖類（19，20は順不同）

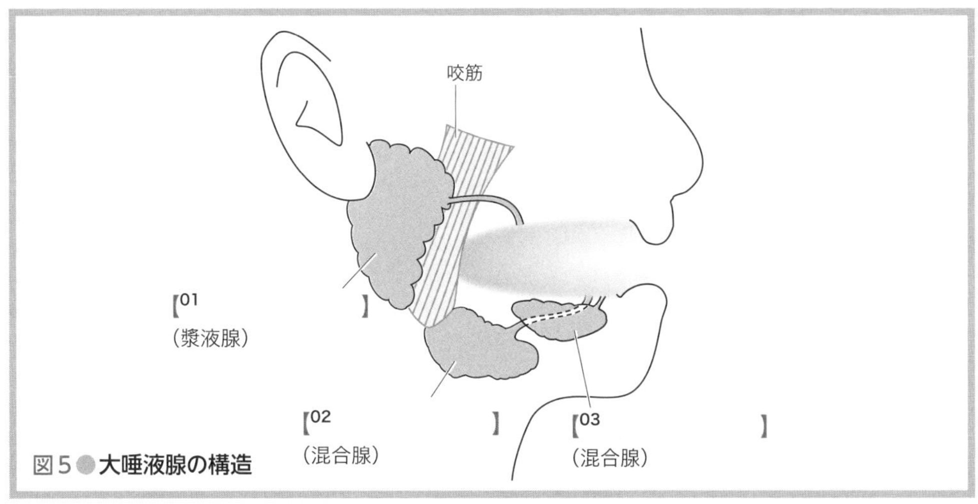

図5 ● **大唾液腺の構造**

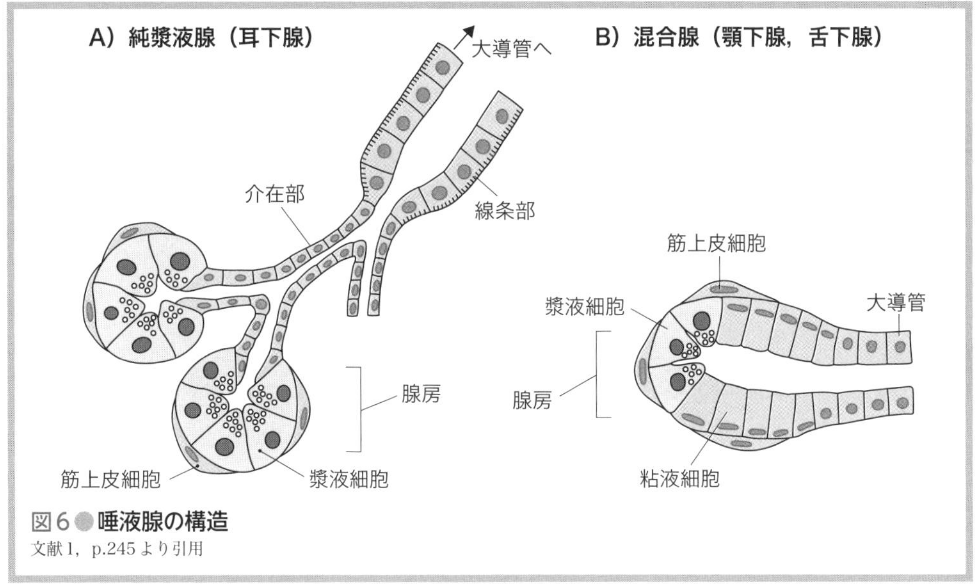

図6 ● **唾液腺の構造**
文献1，p.245より引用

3 嚥下の機構

Text p.52

- 飲食物を口腔から，咽頭，食道，噴門を経て胃の中に送り込む運動を**嚥下**（えんげ）という．
- 嚥下運動は，【01　　　　　】にある嚥下中枢により調節されている．
- 嚥下は，口腔期（嚥下の第1期），咽頭期（嚥下の第2期），食道期（嚥下の第3期）に区別される．摂食・嚥下として先行期，準備期を加え5期に区別する場合もある．
- 【02　　　　　】で最も重要なことは**気道の閉鎖**で，気道へ飲食物が入り込むことを防ぐ．

---

2 図5 01 耳下腺　02 顎下腺　03 舌下腺
3 01 延髄　02 咽頭期

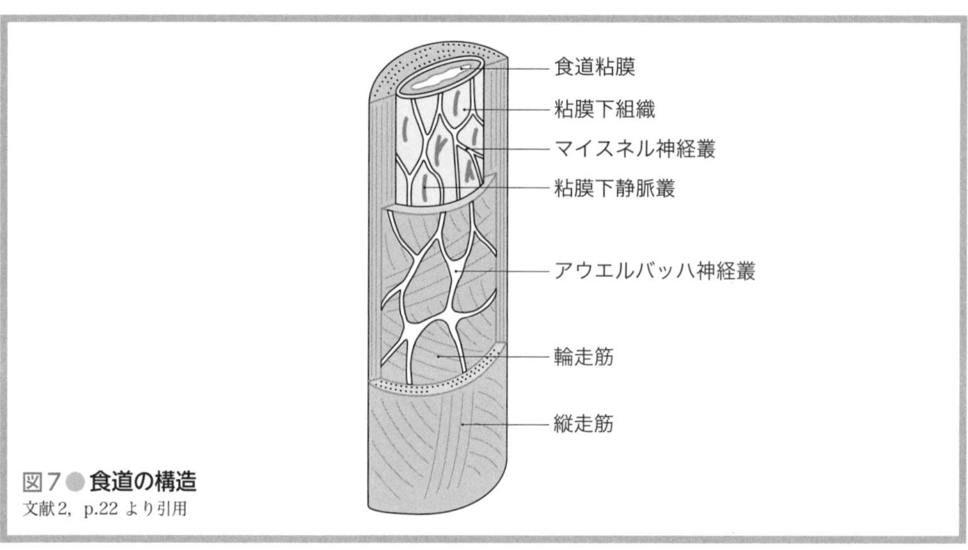

図7 **食道の構造**
文献2，p.22より引用

- 食道の【03 】で食塊は胃へ送られる．
- 食道の壁は食道粘膜，粘膜下組織，筋層，外膜で構成され，筋層の外には消化管に通常みられる漿膜は存在しない（図7）．
- 粘膜上皮は，【04 】でできている．
- 食道粘膜と粘膜下組織の間には，平滑筋からなる**粘膜筋板**（図7では見えない）がある（図7）．

4 消化管運動のしくみ

Text p.54

A. 胃の蠕動運動（図8）

- 蠕動は消化管に共通の運動である．基本的に，【01 】の興奮で亢進し，【02 】によって抑制される．
- 胃の蠕動運動は，食物の移送の他に撹拌，混和に利用される．

coffee break

食道異物

腹痛，胸焼けがとれない，食べると吐く，という訴えで受診された高齢の患者さんで，内視鏡検査の結果，数日前に食べたサキイカ，あるいはチーズと焼き餅が食道につかえており，除去することで，痛みが消えた，という経験がある．聞いた話では，ボウダラがひっかかっていた，という例もある．高齢になると，分泌物が減少し，同時に消化管の運動機能も低下するためと思われる．

3 03 蠕動運動（ぜんどう） 04 重層扁平上皮
4 A 01 副交感神経 02 交感神経

B. 小腸・大腸の運動

- 小腸の運動は，3つの型に分けられる．①**蠕動運動**：輸送．②**分節運動**：腸内容物混和．③**振子運動**：腸内容物の混和と輸送の両方に役立つ（草食動物で著明，ヒトでは弱い）．
- 消化管の運動は，基本的には，輪走筋と縦走筋の自動性が，腸管壁内にある【01　　　　】の調節を受けて生じている（図9）．
- 大腸では【02　　　　】とよばれる運動がみられ，主に排便に関与している．
- 主に小腸と大腸にみられる【03　　　　】は，粘膜筋板の運動や腺分泌に関与している．

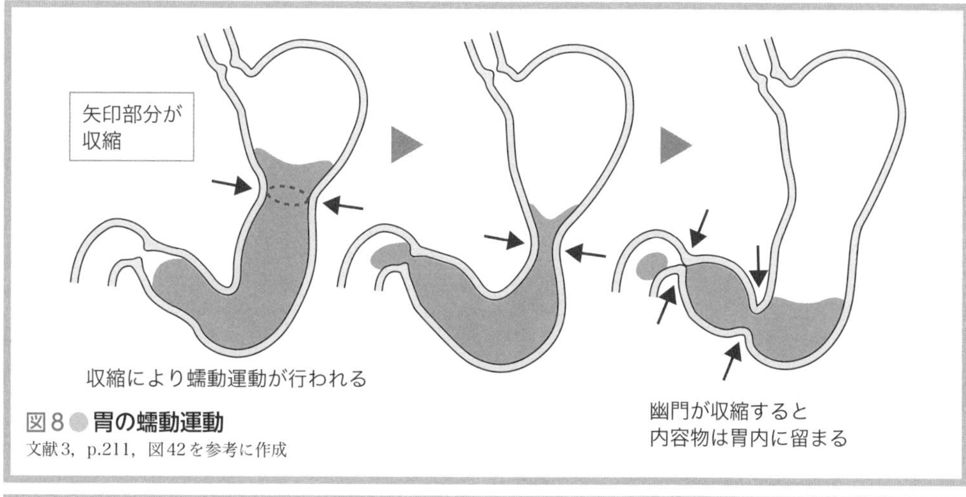

図8 **胃の蠕動運動**
文献3，p.211，図42を参考に作成

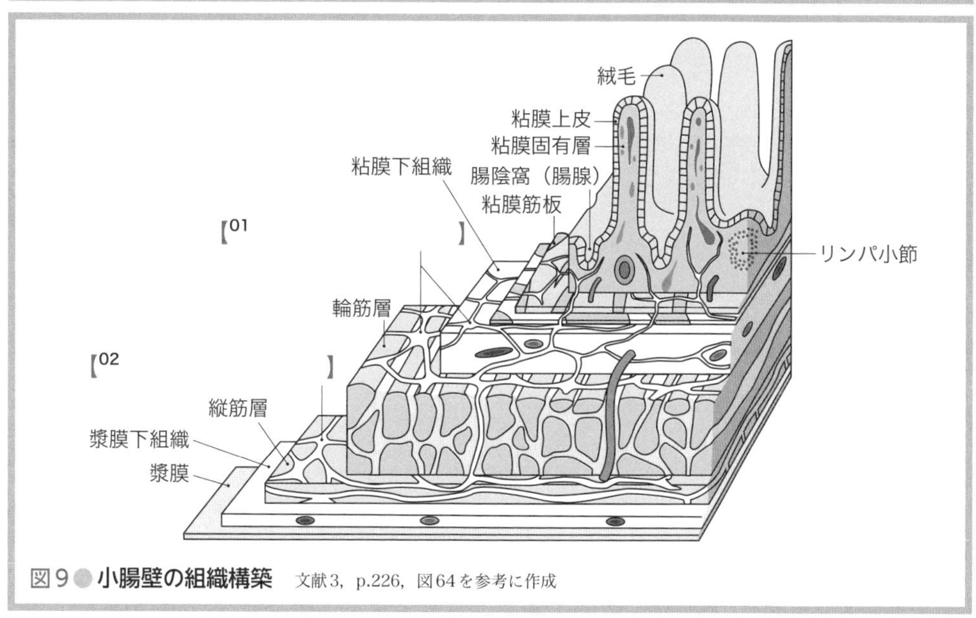

図9 **小腸壁の組織構築**　文献3，p.226，図64を参考に作成

---

4 B 01 アウエルバッハ神経叢（筋層間神経叢）　02 大蠕動　03 マイスナー神経叢（粘膜下神経叢）
図9 01 マイスナー神経叢（粘膜下神経叢）　02 アウエルバッハ神経叢（筋層間神経叢）

5 糞便形成と排便のしくみ（図10）

Text p.57

- 大腸に送られた粥状の腸内容物は，水分が吸収され，固形の糞便に形を変えていく．
- 直腸に内容物が入る，あるいは，直腸内圧が30～40 mmHgに上がることで直腸が伸展されると【01　　　】を感じるようになる．
- 肛門には，**平滑筋の内肛門括約筋**と**横紋筋の外肛門括約筋**とがあり，内肛門括約筋は自律神経の支配する【02　　　】であるが，外肛門括約筋は陰部神経の支配する【03　　　】である．
- 排便の中枢は【04　　　】にある．

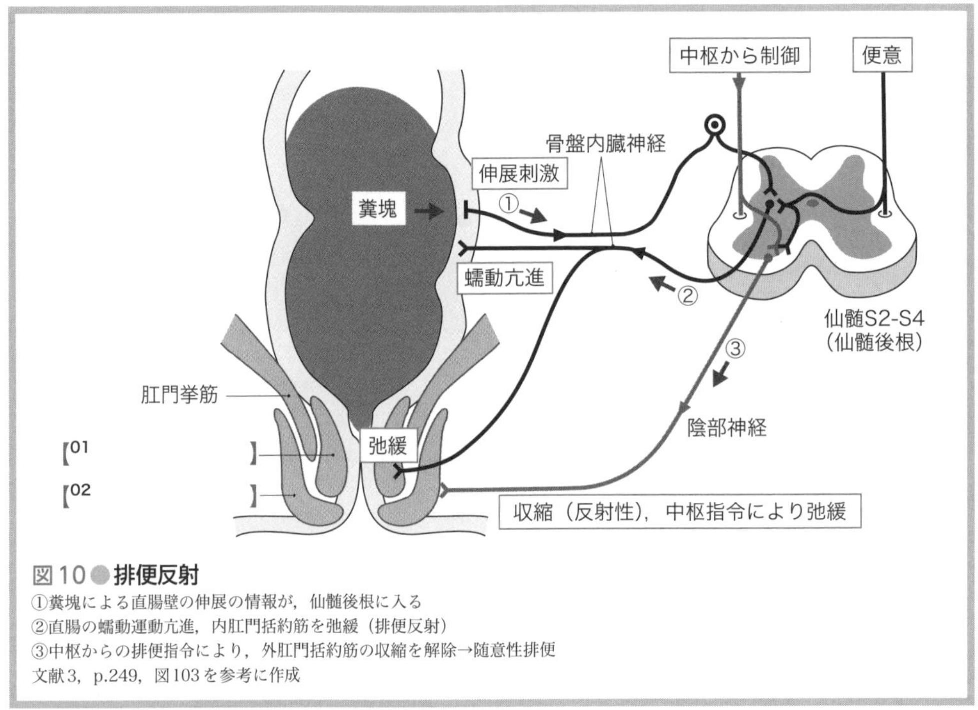

図10 **排便反射**
①糞塊による直腸壁の伸展の情報が，仙髄後根に入る
②直腸の蠕動運動亢進，内肛門括約筋を弛緩（排便反射）
③中枢からの排便指令により，外肛門括約筋の収縮を解除→随意性排便
文献3，p.249，図103を参考に作成

coffee break

糞づまり

高齢者であなどれないのが，便秘である．原因の1つとして，消化管運動を調節する神経細胞の数の減少や機能低下がある．また，排便反射は，基本的に，直腸に便が存在する，あるいは直腸内圧が上昇する，というシグナルではじまる．脳梗塞や認知症などで，このシグナルが認識されず，排便が起こせない場合もある．かちかちに硬くなった便塊により，強い腹痛が生じることがある．また，大腸がんが原因で便秘がおこることもある．たかが便秘，されど便秘，なのである．

5 01 便意　02 不随意筋　03 随意筋　04 仙髄　**図10** 01 内肛門括約筋　02 外肛門括約筋

6 消化・吸収

Text p.58

A. 脳相における消化機能（図11）

- 摂食前の状態で，視覚，聴覚，嗅覚刺激により，【01　　　　　　　】を介して唾液，胃液，膵液の分泌が増加する．

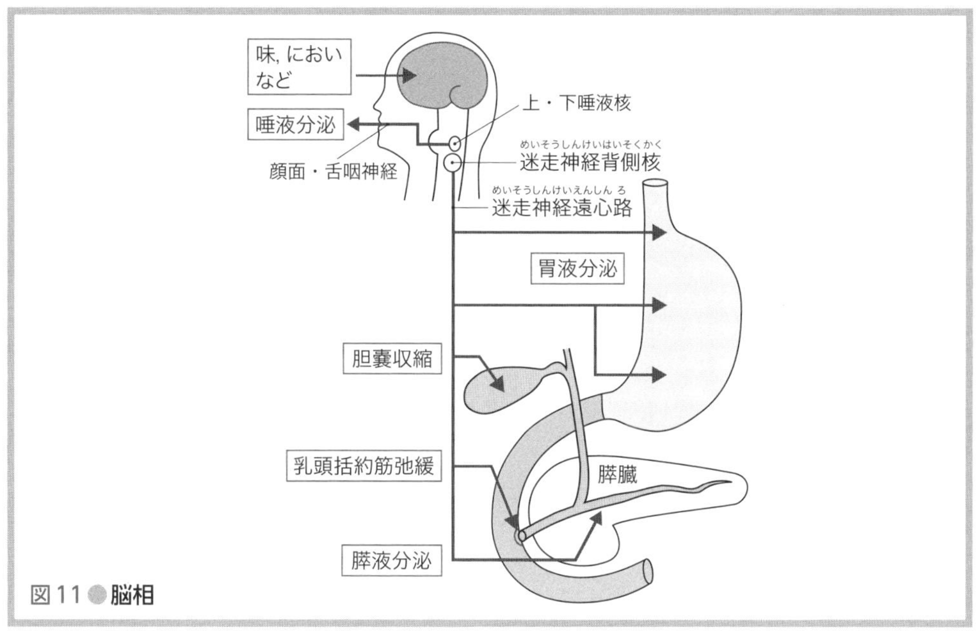

図11 ● 脳相

B. 胃相（図12〜14）

- **胃液**は1日に1〜1.5 L分泌される．
- **塩酸**と**ペプシン**（たんぱく質分解酵素）が胃液の主要成分である．
- 塩酸は【01　　　　】から分泌され，ペプシンは【02　　　　　　】の形で【03　　　　】から分泌される．
- 【04　　　　】によって，ペプシノーゲンはペプシンに変化する．
- 胃の幽門部にあるG細胞から【05　　　　　　】が血液中に分泌され，血液によって，胃底腺に運ばれて，胃液の分泌を促す．
- 壁細胞はまた，**ビタミンB_{12}**を吸収するのに必要な糖たんぱく質である【06　　　　】を分泌する．

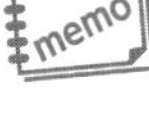

内因子（intrinsic factor）は壁細胞から分泌される糖たんぱく質であり，ビタミンB_{12}（シアノコバラミン）と結合し回腸で吸収される（図15）．胃の摘出手術などを受けた場合，ビタミンB_{12}の吸収不全になり，巨赤芽球性貧血をきたすことがある．

---

6 A 01 副交感神経　B 01 壁細胞　02 ペプシノーゲン　03 主細胞　04 塩酸　05 ガストリン　06 内因子

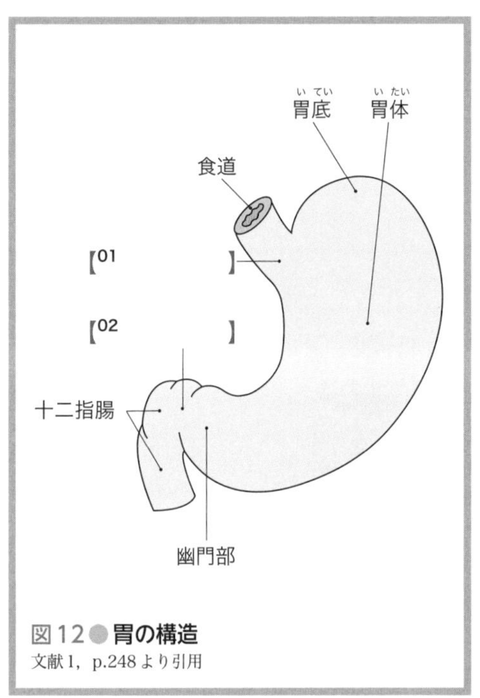

図12●胃の構造
文献1，p.248より引用

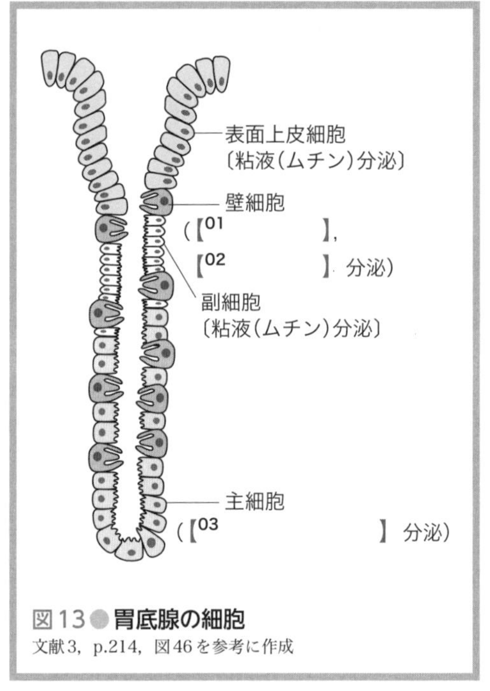

図13●胃底腺の細胞
文献3，p.214，図46を参考に作成

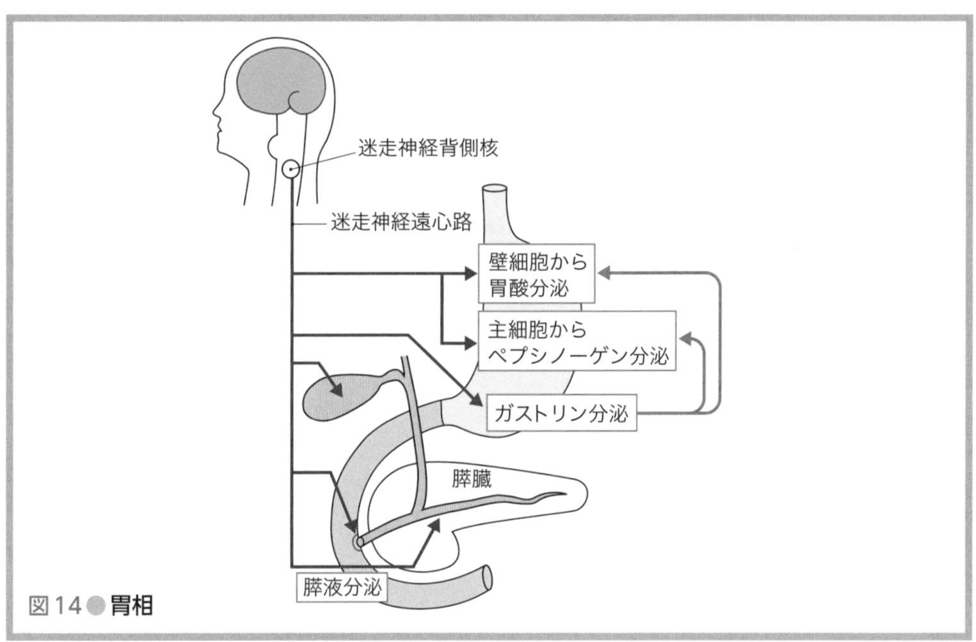

図14●胃相

6 図12 01 噴門（ふんもん） 02 幽門（ゆうもん） 図13 01 胃酸（塩酸） 02 内因子 03 ペプシノーゲン

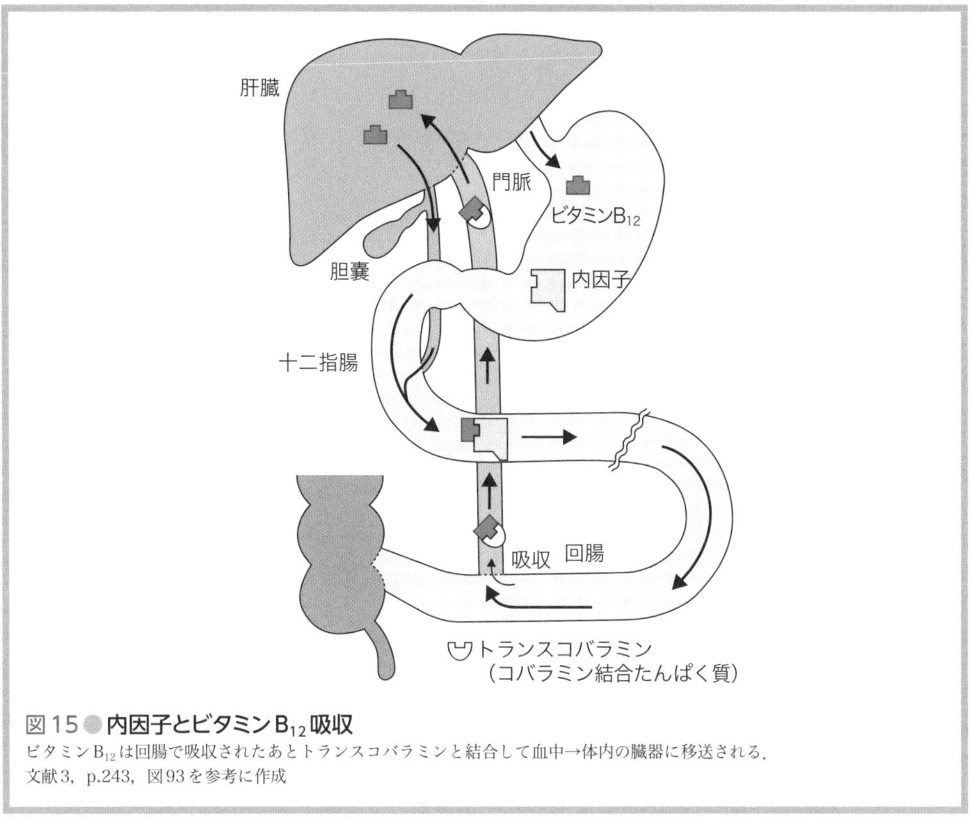

図15 ● 内因子とビタミン B_{12} 吸収
ビタミン B_{12} は回腸で吸収されたあとトランスコバラミンと結合して血中→体内の臓器に移送される．
文献3，p.243，図93を参考に作成

C. 腸相（図16〜18）

- 腸相における消化が全体の70％以上を占める．
- 膵臓から**膵液**，【01　　　】から**胆汁**が分泌され，小腸腔内に運ばれた腸管内容物を吸収できるような低分子の物質まで分解する．
- 脂肪の分解産物である脂肪酸や，アミノ酸などが胃から十二指腸に流入してくると，【02　　　】が小腸のI細胞から血中へと分泌され，神経を介して，膵臓からの消化酵素の分泌を増加させる．
- 【02　　　】は【03　　　】も収縮させて胆汁を腸管内に排出する．
- 同時に迷走神経の求心線維の末端に作用して，【04　　　】の情報を脳へ伝える．
- 胃酸が流入すると，**セクレチン**が分泌されて，膵臓にはたらき【05　　　】の分泌を促し，胃酸を中和する．
- 【06　　　】は，表面張力を低下させ脂肪の乳化を起こし，【07　　　】の酵素作用を受けやすくすることで，脂肪の分解を促進する（図17）．
- 脂肪の分解で生じた【08　　　】と【09　　　】は，**胆汁酸**と混合することで，【10　　　】を形成し，その結果，脂肪の吸収が促進される．

6 C 01 肝臓　02 コレシストキニン（CCK）　03 胆嚢　04 満腹　05 重炭酸イオン（HCO_3^-）
06 胆汁酸　07 リパーゼ　08 脂肪酸　09 モノグリセリド（モノグリセロール）　10 ミセル

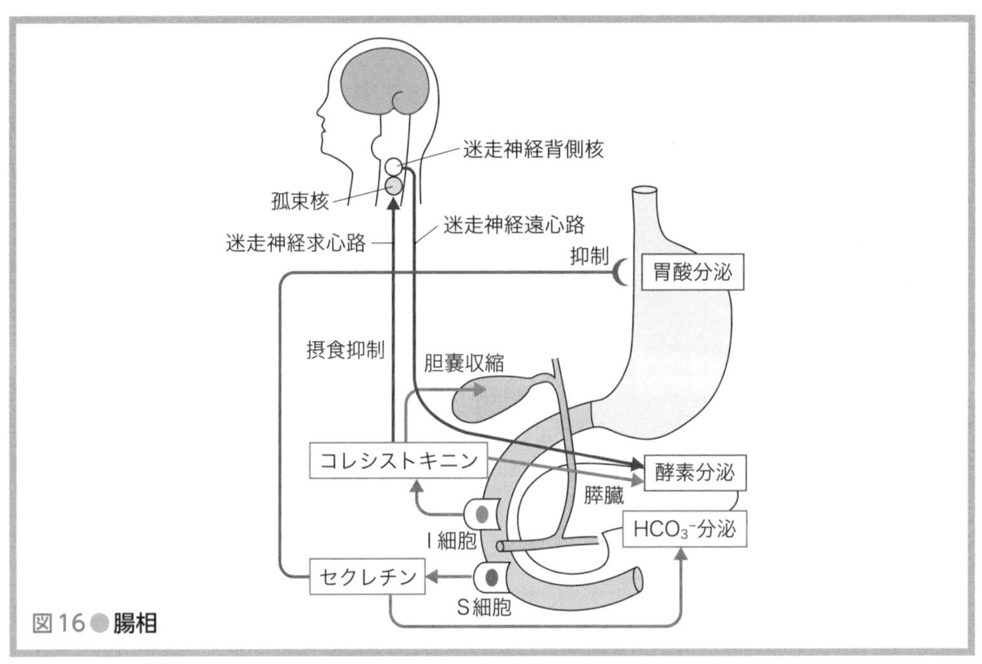

図16●腸相

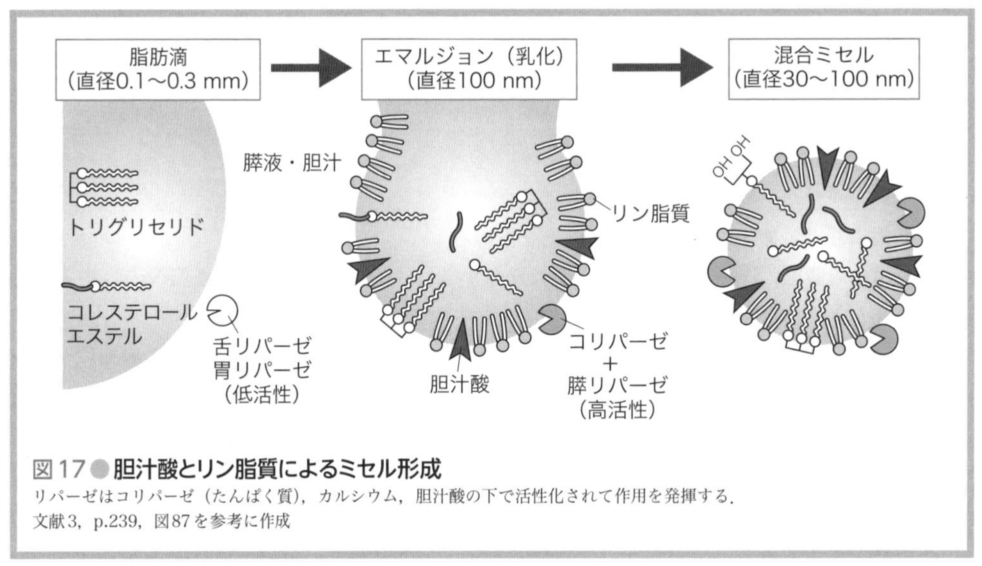

図17●胆汁酸とリン脂質によるミセル形成

リパーゼはコリパーゼ（たんぱく質），カルシウム，胆汁酸の下で活性化されて作用を発揮する．
文献3，p.239，図87を参考に作成

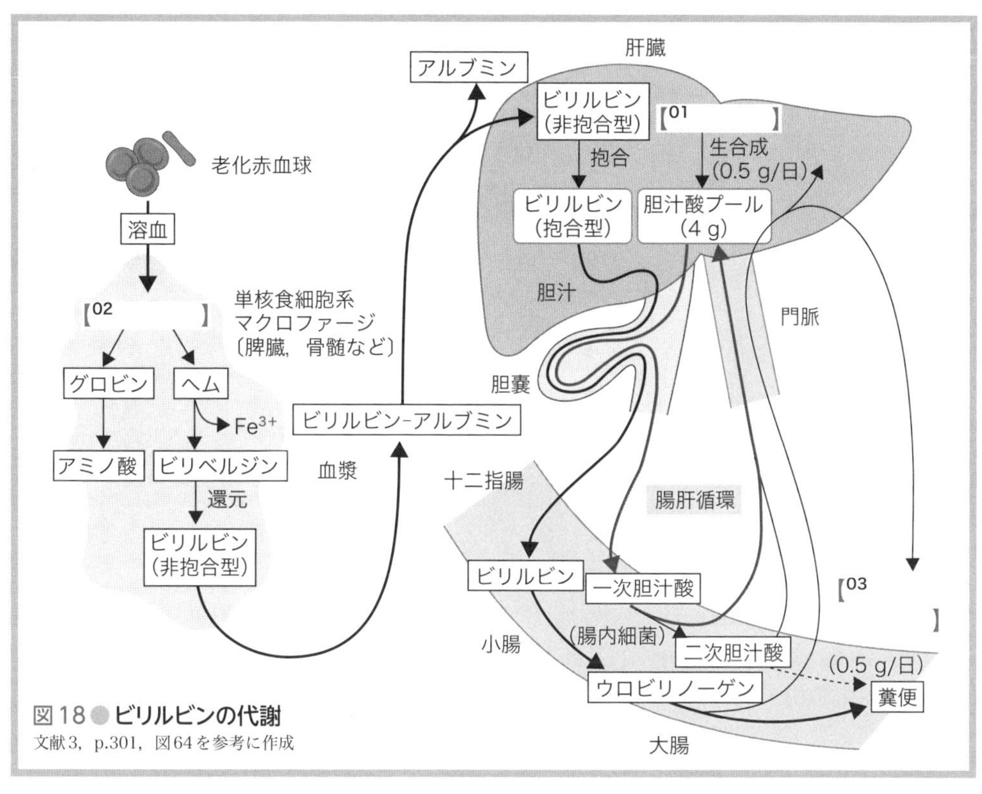

図18 ● **ビリルビンの代謝**
文献3，p.301，図64を参考に作成

- 胆汁色素は主に【11　　　】分解産物の**ビリルビン**（非抱合型または間接ビリルビン）である．非抱合型ビリルビンは【12　　　】でグルクロン酸抱合され（抱合型または直接ビリルビン）胆汁中に排泄される（図18）．
- 胆汁酸は【13　　　】で吸収され，門脈を経て肝臓に戻り，ふたたび胆汁中に排泄される（【14　　　】）．

D. 膵臓（図19）

- 膵臓は，【01　　　】に密着し，前面だけが腹膜に覆われている．
- 膵臓の実質は消化酵素とHCO_3^-に富んだ**膵液**を分泌する【02　　　】と【03　　　】という内分泌部からなる．
- 膵液は1日に約1.5 L分泌され，HCO_3^-を多く含んでおり，【04　　　】である．
- 主なはたらきは，【05　　　】と【06　　　】**の中和**である．
- 主な消化酵素は，たんぱく質分解酵素（【07　　　】，【08　　　】），脂肪分解酵素（【09　　　】），糖質分解酵素（【10　　　】）．たんぱく質分解酵素は，不活性型の前駆体トリプシノーゲン，キモトリプシノーゲンの形で分泌される．腸管内の【11　　　】により，トリプシノーゲンがトリプシンに変換（活性化）され，トリプシンが未変換のトリプシノーゲン，キモトリプシノーゲンを活性化する．

6 図18 01 コレステロール　02 ヘモグロビン　03 尿中ウロビリノーゲン　C 11 ヘモグロビン　12 肝臓　13 下部小腸（回腸）　14 腸肝循環　D 01 後腹膜　02 外分泌部　03 ランゲルハンス島　04 アルカリ性　05 消化酵素分泌　06 酸性内容物　07 トリプシン　08 キモトリプシン（07，08は順不同）　09 リパーゼ　10 アミラーゼ　11 エンテロキナーゼ

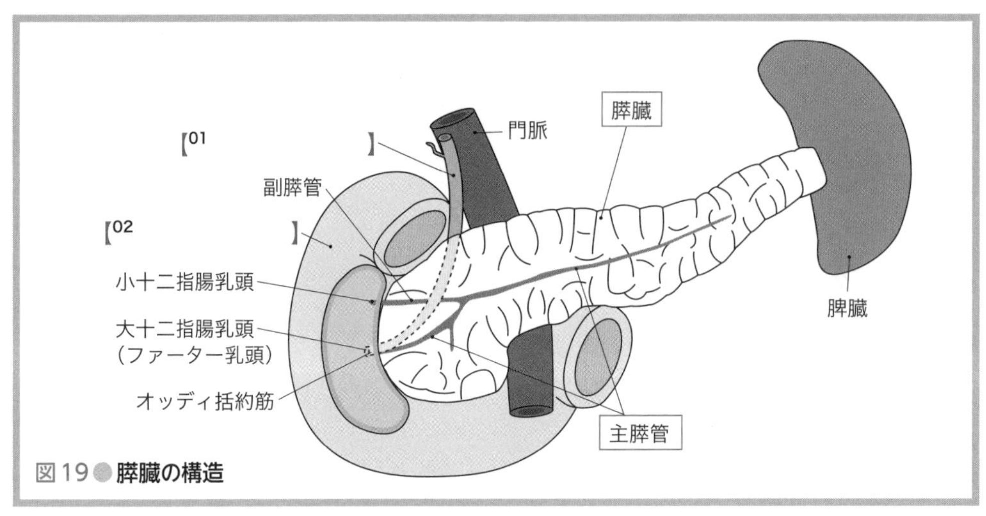

図19● **膵臓の構造**

E. 肝臓

- 肝臓に送られてきた血液中の糖質は【01 】に変換されて，肝細胞内に蓄えられる．また，状況に応じて蓄えていたグリコーゲンを【02 】に変えて，血液中に放出する．
- 吸収されたアミノ酸は肝臓で種々のたんぱく質に合成される．特に血漿中の【03 】や【04 】であるフィブリノーゲン，プロトロンビンなどは，肝臓でつくられる．
- 【05 】，リン脂質，【06 】などの合成，および，脂肪を分解してエネルギーを産出する．
- 鉄，銅，コバルトなど生体にとって必要な無機物質は肝臓に蓄えられる．
- 毒物が飲食物と一緒に体内に吸収されたとき，肝臓はそれを分解して毒性の低い物質に変える（解毒）．
- 肝臓は**胆汁**を生成し分泌する．

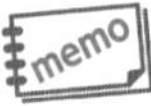

- 胆汁は，肝臓の肝細胞でつくられ，肝臓内の胆管を経て，胆嚢で貯蔵，濃縮される．飲食物が上部小腸に入るなどの刺激により，胆嚢が収縮して腸管内に排泄され，脂肪の消化を助ける．胆汁自身は消化酵素を含まない．
- 胆汁酸は，肝細胞でコレステロールから生成され，主にグリシンとタウリン，その一部は硫酸，グルクロン酸と抱合されたあと，胆汁中に排泄される．この胆汁酸のほとんどは回腸で吸収され，門脈を経て肝臓に戻るという腸肝循環を行っている．
- 門脈と肝動脈は肝臓に入る血管で，肝静脈は肝臓から出ていく血管である．

---

6 **図19 01** 総胆管　**02** 十二指腸　**E 01** グリコーゲン　**02** グルコース（ブドウ糖）　**03** アルブミン　**04** 血液凝固因子　**05** 脂肪　**06** コレステロール（**05，06は順不同**）

F. 主な消化管ホルモン

- **ガストリン**
  - ・分泌細胞：胃幽門部粘膜の【01　　　　　】から分泌
  - ・作用：胃酸分泌，ペプシノーゲン分泌，他
- **セクレチン**
  - ・分泌細胞：胃酸が十二指腸に入ると【02　　　　】S細胞から分泌
  - ・作用：【03　　　　】から HCO_3^- を分泌，胃酸を中和
- **コレシストキニン（CCK）**
  - ・分泌細胞：【04　　　　】I細胞から分泌
  - ・作用：【05　　　　】収縮，【06　　　　　】分泌，【07　　　　】効果
- **グレリン**
  - ・分泌細胞：空腹時に【08　　　】のA-like細胞から分泌
  - ・作用：摂食亢進，成長ホルモン分泌促進
- **モチリン**
  - ・分泌細胞：空腹時に小腸から分泌
  - ・作用：胃や腸管の運動亢進
- **インクレチン**
  - ・分泌細胞：
    - ①グルコース依存性インスリン分泌刺激ポリペプチド（GIP）：腸管内のグルコースと脂肪酸が刺激となり，上部小腸のK細胞から分泌
    - ②グルカゴン様ペプチド-1（GLP-1）：上部小腸への食物流入や，下部小腸にグルコースを主とした栄養素が入ることが刺激となり，小腸のL細胞から分泌
  - ・作用：膵臓のランゲルハンス島β細胞に作用して【09　　　　　　】分泌を促進

G. 消化管における吸収

- 消化酵素によって分解された栄養素は主に**小腸**で吸収される．胃では，アルコールは吸収されるが，その他はほとんど吸収されず，大腸では，水分とナトリウムなどの塩類が吸収されるにすぎない．
- 小腸粘膜上皮は【01　　　　　　　】からなる．
- 小腸内腔には高さ1 mm前後の突起（【02　　　　】）がある．
- 【02　　　　】の内部には【03　　　　　　　】と毛細血管があり，効率よく食物の分解産物を吸収する（図20）．
- 吸収上皮細胞の細胞表面にはびっしりと【04　　　　　】が生えており（**刷子縁**（さっしえん）），【04　　　　】の膜には，消化の最終過程を担う【05　　　　　　　　】，【06　　　　　　】などが組み込まれている．これらの酵素により，栄養素は，単糖，ジペプチド，アミノ酸に分解される．この過程を【07　　　　　】という（図21，22）．

---

6 F 01 G細胞　02 小腸　03 膵臓　04 小腸　05 胆嚢　06 膵酵素　07 満腹　08 胃
09 インスリン　G 01 単層円柱上皮　02 絨毛　03 中心リンパ管　04 微絨毛　05 二糖類分解酵素
06 オリゴペプチダーゼ（カルボキシペプチダーゼ，アミノペプチダーゼ）(05，06は順不同)　07 膜消化

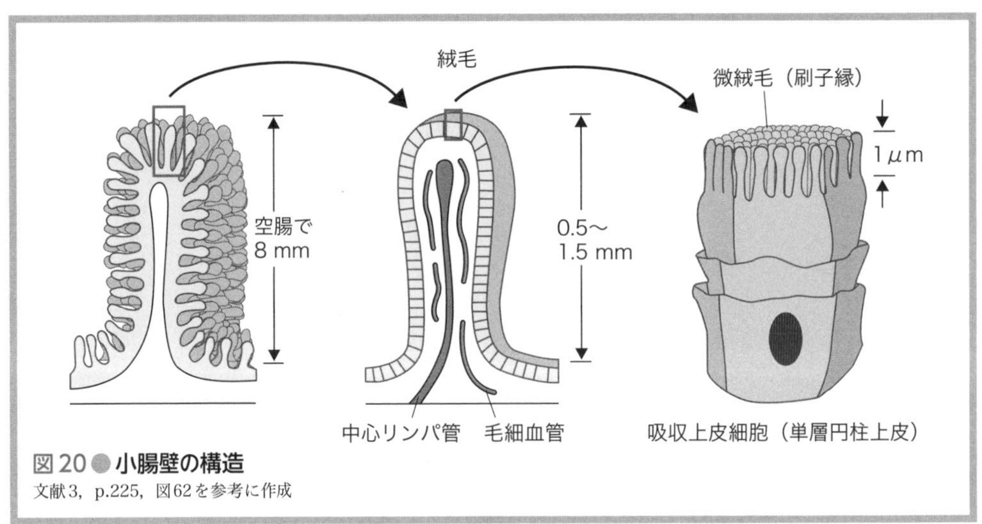

図20 ● 小腸壁の構造
文献3，p.225，図62を参考に作成

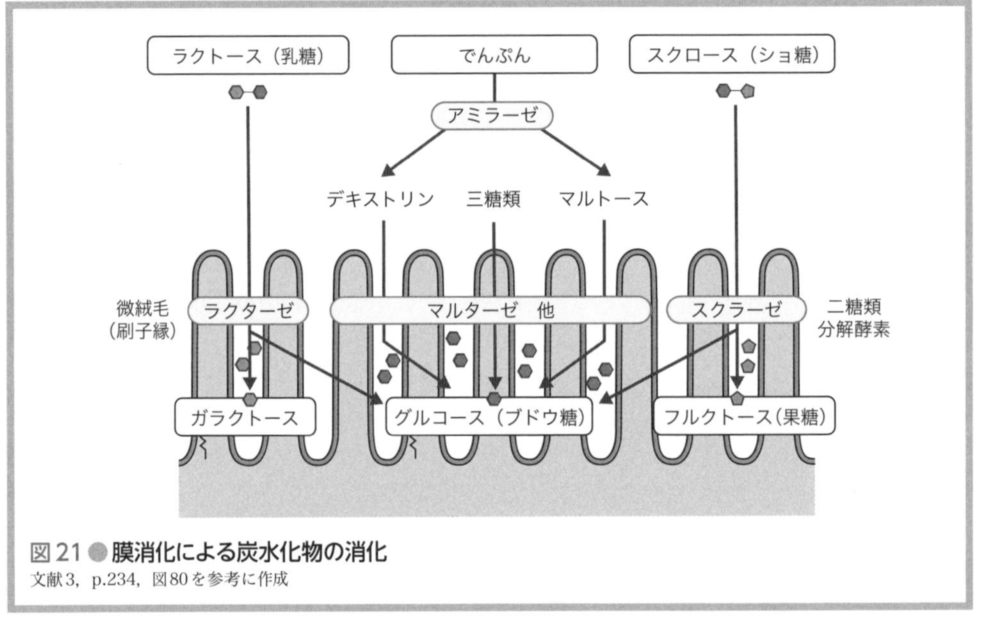

図21 ● 膜消化による炭水化物の消化
文献3，p.234，図80を参考に作成

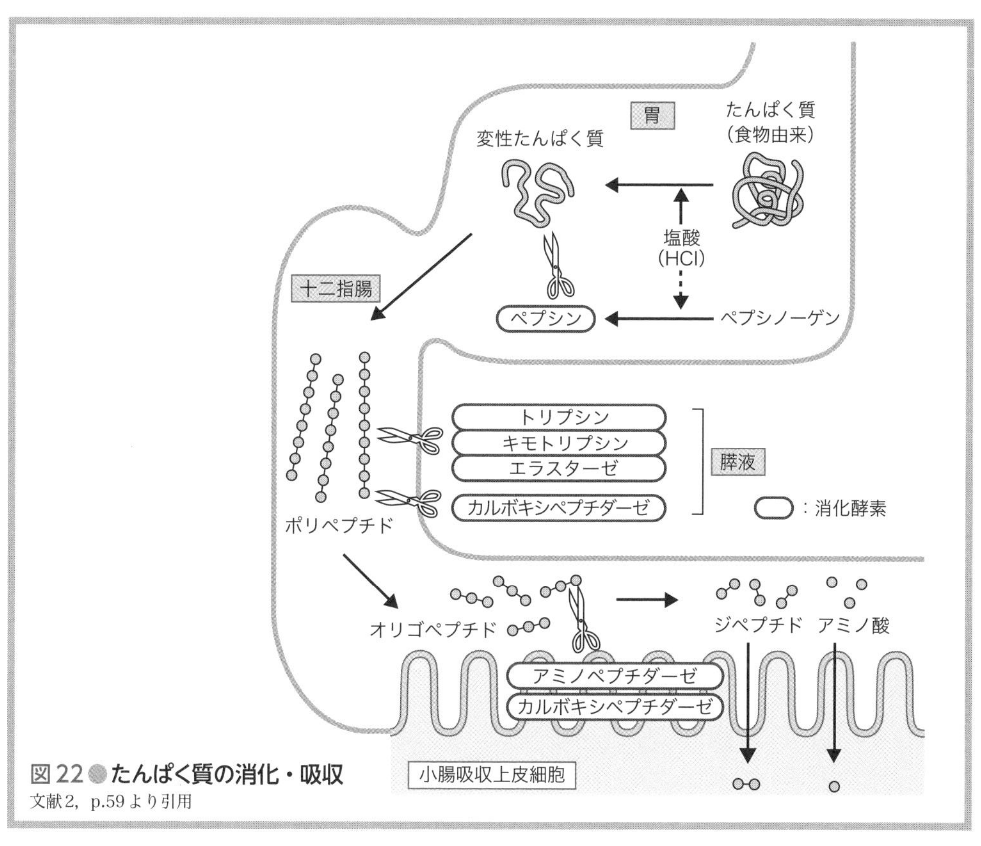

図22● たんぱく質の消化・吸収
文献2，p.59より引用

- 単糖，ジペプチド，アミノ酸は直ちに細胞内に取り込まれ，【08　　　　　　】に入る．
- グルコースは【09　　　　　　】によって吸収されるため吸収速度は速く，直ちに門脈を経て，【10　　　　】に，一部は【11　　　　　】に運ばれる．
- 中性脂肪（トリグリセリド：トリアシルグリセロールともいう）は，膵液中のリパーゼにより【12　　　　】と【13　　　　　　　】に分解されたあと，胆汁酸と混じり**ミセル**となって，絨毛表面に到達する．絨毛の膜はリン脂質でできているので，ミセル中の脂質は単純拡散により，膜を通過し，空腸と回腸の【14　　　　　　　】内に吸収される．その後，滑面小胞体で再合成され，ゴルジ体で修飾を受けて【15　　　　　　　　】を主とする【16　　　　　　　　　】となり，細胞間腔に放出され，【17　　　　　】に入り，【18　　　　】を経て，血液に入る．
- 腸管に入った水の98％は小腸と大腸で吸収される．

6 G 08 毛細血管　09 能動輸送　10 肝臓　11 筋細胞　12 脂肪酸　13 モノグリセリド（モノグリセロール）（12, 13は順不同）　14 粘膜上皮細胞　15 カイロミクロン　16 リポたんぱく質粒子　17 リンパ管　18 胸管

文　献

1)「新しい解剖生理学」(山本敏三，他/著)，南江堂，2005
2)「人体の正常構造と機能 全10巻縮刷版」(坂井建雄，河原克雅/編)，日本医事新報社，2008
3)「人体の正常構造と機能 全10巻縮刷版 改訂第3版」(坂井建雄，河原克雅/編)，日本医事新報社，2017
4)「標準生理学 第8版」(小澤瀞司，福田康一郎/監)，医学書院，2014
5)「標準解剖学」(坂井建雄/著)，医学書院，2017
6)「入門組織学 改訂第2版」(牛木辰男/著)，南江堂，2013
7)「ジュンケイラ組織学 第5版 (原書14版)」(坂井建雄，川上速人/監訳)，丸善出版，2018
8)「トートラ 人体の構造と機能 第4版」(桑木共之，他/訳)，丸善出版，2012
9)「ギャノング生理学 原著25版」(岡田泰伸/監，佐久間康夫，岡村康司/監訳)，丸善出版，2017
10)「ボロン ブールペープ 生理学」(泉井 亮/総監訳，河南 洋，久保川学/監訳)，西村書店，2011
11)「内科学 第11版」(矢﨑義雄/編)，朝倉書店，2017

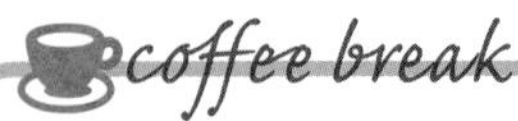

肝臓の再生

肝臓は，さまざまな機能をもっており，現時点では，これらの機能を人工臓器で代用することはできない．したがって，肝臓の機能不全の場合の最終的な治療は移植ということになる．日本では，脳死移植よりも生体肝移植の方が行われる頻度が高い．肝臓は強い再生能力をもっており，臓器提供者の肝臓の約60％前後が移植に用いられることもあるが，提供者の肝臓は，その後再生して正常に機能することができるようになる．

演習問題

該当するものを選択してください

STEP 1　基礎問題

Q1　次の記述のうち，正しいものの組み合わせはどれか．1つ選べ．

a．味蕾の数は成長とともに増加し，20歳ころに最多となる．
b．味蕾は糸状乳頭の表面に多く存在している．
c．味蕾は舌の他，咽頭や口蓋にも存在している．
d．大唾液腺は耳下腺，顎下腺，舌下腺の3種3対ある．

（1）aとb　（2）aとc　（3）aとd　（4）bとc　（5）cとd

重要 **Q2　胃の構造と機能に関する記述である．正しいのはどれか．1つ選べ．**

（1）胃壁の構造を管腔側からみると，粘膜下層は，固有筋層の外側にある．
（2）胃酸（塩酸）は，主細胞から分泌される．
（3）壁細胞には，ガストリン受容体が存在する．
（4）セクレチンは，胃酸の分泌を促進する．
（5）幽門部は，胃底部よりも食道側にある．

重要 **Q3　肝臓，胆嚢，膵臓の構造と機能に関する問題である．正しいのはどれか．1つ選べ．**

（1）血漿中のアルブミンは，肝臓で合成される．
（2）胆汁の成分でも胆汁酸の多くは，糞便中に排泄される．
（3）抱合型ビリルビンは，肝臓で非抱合型ビリルビンになり，胆汁の成分となる．
（4）胆嚢の収縮は，コレシストキニン（CCK）により抑制される．
（5）膵臓の外分泌腺は，酸性の膵液を分泌する．

STEP 2　応用問題

Q4　胃全摘術後の巨赤芽球性貧血に関する記述である．正しいものの組み合せはどれか．1つ選べ．

a．内因子の欠乏が原因である．
b．神経症状がみられる．
c．葉酸の静脈内投与で治療する．
d．術後5年以上経過すれば治癒する．

（1）aとb　（2）aとc　（3）aとd　（4）bとc　（5）cとd

Q5　脂質代謝に関する記述である．正しいのはどれか．1つ選べ．

（1）VLDLは，LDLから形成される．
（2）肝臓でつくられたトリグリセリドは，カイロミクロンとなって各組織に運ばれる．
（3）コレステロールは，リポたんぱく質リパーゼによりエステル化される．
（4）ホルモン感受性リパーゼの活性化により，血中遊離脂肪酸濃度は低下する．
（5）グルコースは，インスリンの刺激により脂肪組織に取り込まれる．

解答と解説 ➔ 別冊p.2

第3章 血液・リンパ・凝固系

学習した日
年　月　日
年　月　日

学習のポイント

❶ 血球の種類と機能を知る

❷ 血漿に含まれる主な成分を知る

❸ リンパ系は，体液循環に関与するとともに免疫系にも関係することを理解する

❹ リンパ管，リンパ節，脾臓（ひぞう），胸腺の構造を知る

❺ 血液・リンパ・凝固系は，物質の運搬，生体防御，体内環境の維持にはたらくことを理解する

学習の前に

□ 血液は，液体成分である血漿の中に有形成分である血球（赤血球，白血球，血小板）が浮遊した状態にある．

□ 全血液量は，体重の約8％で，体重60 kgの人では約5 Lである．

□ 免疫系に関係するリンパ系は，リンパ管，リンパ節，脾臓，胸腺などからなっている．

□ 毛細血管の静脈端で血液中に戻らなかった組織液は，毛細リンパ管の中に入っていく．

□ リンパ管は太いリンパ本幹や胸管となり，頸部の鎖骨下静脈に合流する．

Keywords

● 赤血球 ● 白血球 ● ヘモグロビン ● 血漿 ● アルブミン ● 血液凝固

書いてみよう！

［　　　］の空欄を埋めてみましょう．

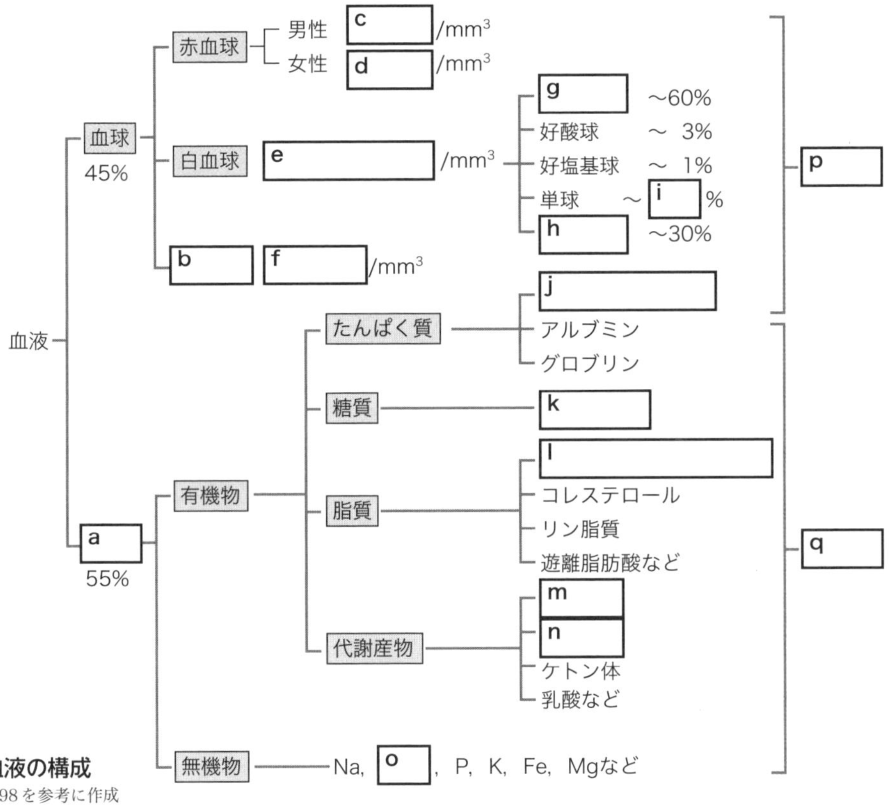

血液
血球
45%
赤血球
男性
c
/mm³
女性
d
/mm³
白血球
e
/mm³
g
～60%
好酸球
～ 3%
好塩基球
～ 1%
単球
～
i
%
h
～30%
b
f
/mm³
p
a
55%
有機物
たんぱく質
j
アルブミン
グロブリン
糖質
k
脂質
l
コレステロール
リン脂質
遊離脂肪酸など
代謝産物
m
n
ケトン体
乳酸など
q
無機物
Na,
o
, P, K, Fe, Mgなど

図A● 血液の構成
文献1，p.198を参考に作成

［答え］a）血漿，b）血小板，c）500万，d）450万，e）4,000～10,000，f）20～50万，g）好中球，h）リンパ球，i）5，j）フィブリノーゲン，k）グルコース，l）トリグリセリド，m）尿素，n）尿酸〔m，nは順不同〕，o）Ca，p）血餅，q）血清

見本を見ながら模式図を書いてみましょう．

書いてみよう

円盤状で核がない赤血球	分葉した核をもつ顆粒白血球	リンパ球	腎臓のような核をもつ単球	巨核球がちぎれてできた血小板

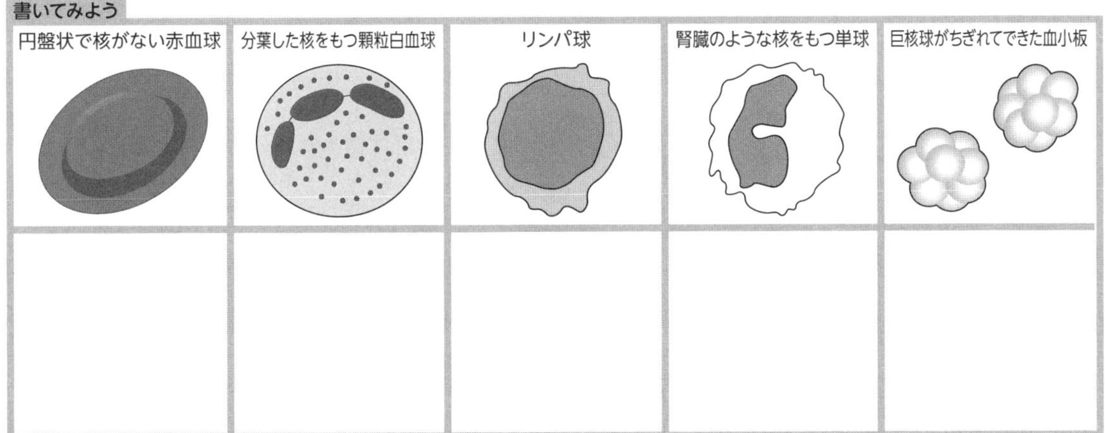

要点整理問題

【　　　】に該当する語句を入れて学習しましょう

1 血液・造血器・リンパ系の構成と機能

Text p.74

A. 血液・造血器の構成

- **血液**は，その体積の約55％を占める液体成分である【01　　　】の中に残り約45％の有形成分である【02　　　】（赤血球，【03　　　】，血小板）が浮遊した状態にある．**全血液量は，体重の約【04　　】％で**，体重60 kgの人では【05　　　】である．
- 成人の血液のpHは，【06　　　】に保たれている．血液のもつ浸透圧は，**生理食塩水（【07　　　】％ NaCl溶液）のそれにほぼ等しい**．
- **造血器**は，全身を循環する血球の産生臓器で，【08　　　】が含まれる．

B. リンパ系の構成

- 免疫系に関係する臓器としてリンパ系がある．リンパ系は，【01　　　】，リンパ節，【02　　　】，胸腺などからなっている．
- 毛細血管の動脈端では，血液中の液体や【03　　　】，グルコースやアミノ酸などの【04　　　】が毛細血管から出ていく．その結果，毛細血管を囲む組織は，血漿たんぱく質以外の血漿成分からなる【05　　　】に浸されることになる．組織では，代謝の結果からできた【06　　　】や【07　　　】などが水分とともに毛細血管の静脈端から血液中に入っていく（図1）．しかし，血液中のたんぱく質のもつ【08　　　】はすべての水分を回収するほど効率のよいものではなく，**静脈端で回収できなかった水分は毛細リンパ管の中に入っていく**（図2）．さらに，リンパ管は太いリンパ本幹や【09　　　】を形成し，頸部の【10　　　】静脈に合流する．

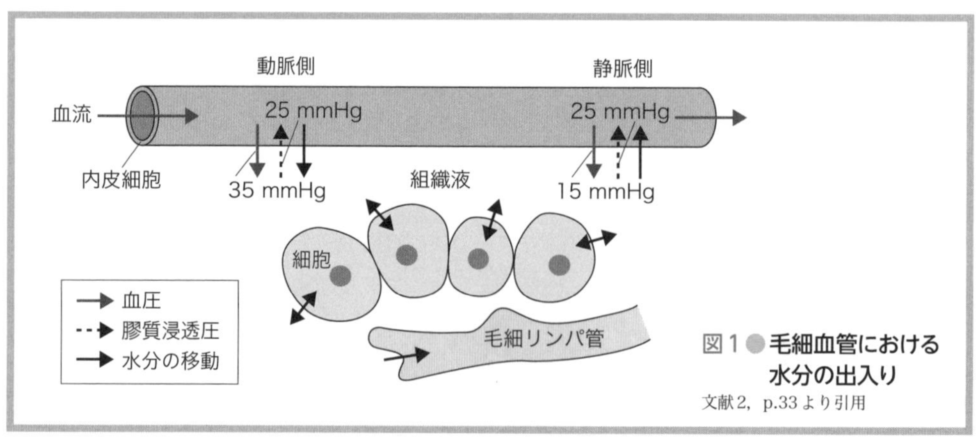

図1 ● 毛細血管における水分の出入り
文献2，p.33より引用

1 A 01 血漿　02 血球　03 白血球　04 8　05 4,800 mL（約5 L）　06 7.4　07 0.9　08 骨髄
B 01 リンパ管　02 脾臓（01，02は順不同）　03 酸素　04 栄養素　05 組織液　06 二酸化炭素　07 老廃物（06，07は順不同）　08 膠質浸透圧　09 胸管　10 鎖骨下

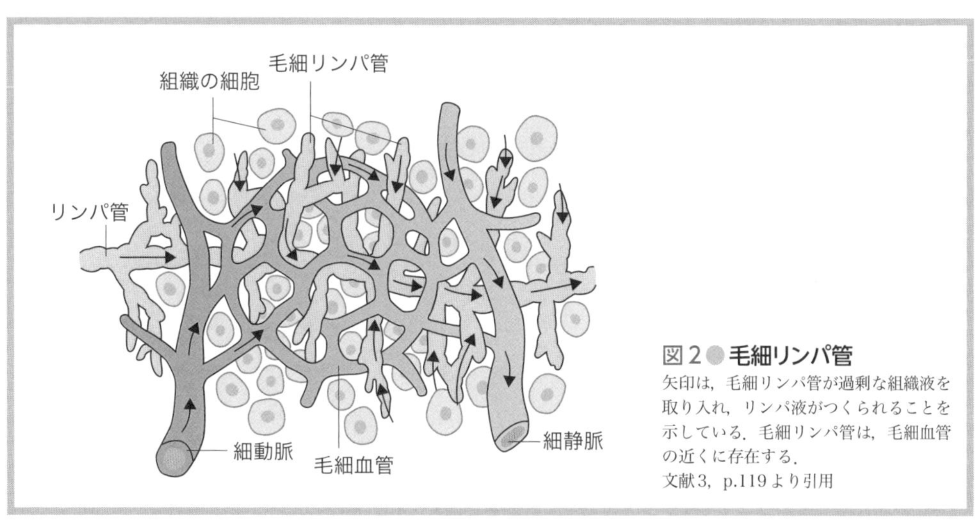

図2● 毛細リンパ管
矢印は，毛細リンパ管が過剰な組織液を取り入れ，リンパ液がつくられることを示している．毛細リンパ管は，毛細血管の近くに存在する．
文献3，p.119より引用

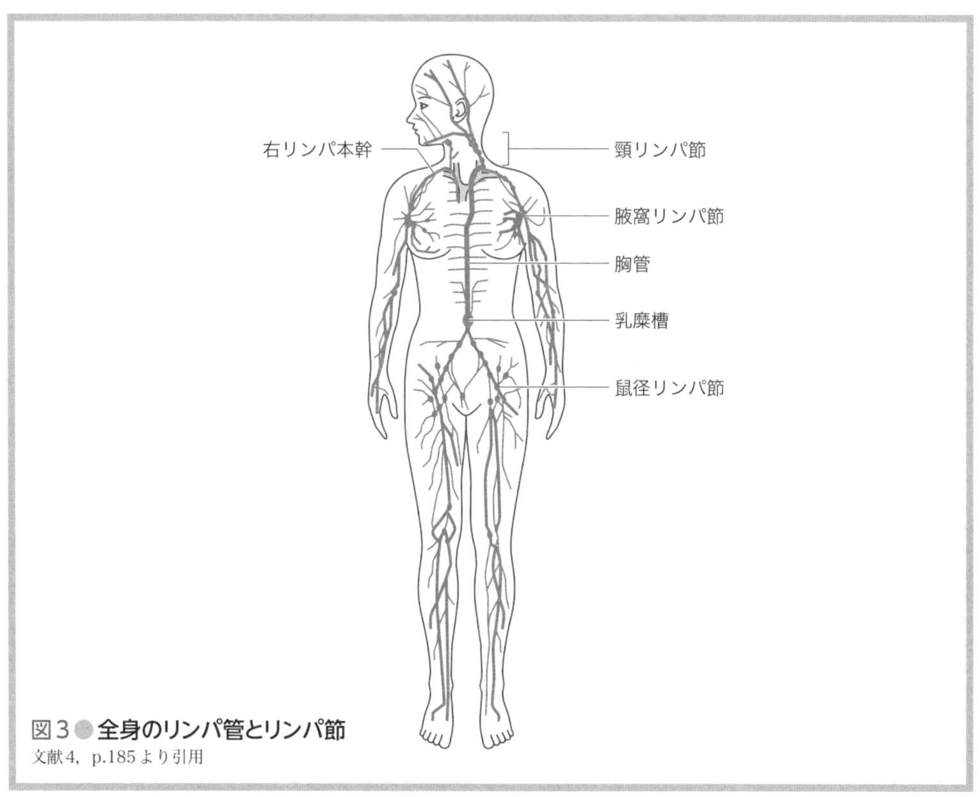

図3● 全身のリンパ管とリンパ節
文献4，p.185より引用

- リンパ節は，全身に広く分布している（図3）．リンパ節では，病原体，異物，毒素などを【11　　　　　　　　　】など食細胞系がとらえる．

---

1 B 11 マクロファージ

- 白血球の一部を構成している【12　　　　　　】には，異なった機能を営むいくつかの細胞がある．その主体は【13　　　】細胞，【14　　　】細胞，ナチュラルキラー（NK）細胞である．脾臓は，左上腹部で胃の左，横隔膜に接している臓器で，老朽化した【15　　　　　】などの処理を行っている．
- 胸腺は，T細胞の分化や成熟にかかわっている．

C. 血液・リンパ系の機能

- 血液には，血球，リンパ系も含めて3つの重要な機能がある．

1）物質の運搬

- 肺で取り込まれた【01　　　　】を各組織へ運搬する．
- 末梢組織で発生した【02　　　　　　】は，肺へ運ばれる．
- 【03　　　　　】から吸収された栄養素を各組織へ運搬する．
- 体内で代謝された栄養成分を各組織へ運搬する．
- 種々の内分泌器官で産生された【04　　　　　　】を【05　　　　】臓器に運搬する．
- 老廃物を排泄するため【06　　　　】，肝臓などへ運搬する．

2）生体防御

- 白血球の【07　　　　】作用および【08　　　　】や補体などが，異物の侵入や感染を防いでいる．
- 細胞性免疫を担う【09　　　】細胞も血液中に存在する．
- 血液に含まれる【10　　　　　　】成分により【11　　　　】を防止する．

3）体内環境の維持

- 血漿浸透圧が【12　　　　　】の調節に重要である．
- 腎臓から【13　　　】や【14　　　　　　】を，肺から二酸化炭素を排出し，体液のpHを一定に保つ．
- 血液は【15　　　】を全身に分布させ体表面から【16　　　　　】を行い【17　　　　】の調節をする．

2 骨髄・造血器細胞・各血球の分化と成熟

Text p.76

A. 骨髄

- 骨髄のなかで，骨の内部にあり造血細胞に富むものを**赤色骨髄**という．
- 胎児期後期から幼児，小児期には【01　　　　】の骨の骨髄で盛んに血球産生が行われているが，成長するとともに多くの骨髄は造血機能を失う（**黄色骨髄**）．成人で活発に血球産生を行っているのは，【02　　　　　】，椎骨，【03　　　　】，【04　　　　】，【05　　　　】などの体幹の扁平骨と，【06　　　　　】や大腿骨などの長管骨の近位部など，【07　　　　】の高い部位である（図4）．

---

1 B 12 リンパ球　13 T　14 B（13，14は順不同）　15 赤血球　C 01 酸素　02 二酸化炭素　03 消化管　04 ホルモン　05 標的　06 腎臓　07 貪食　08 抗体　09 T　10 血液凝固　11 出血　12 体液量　13 酸　14 アルカリ（13，14は順不同）　15 熱　16 熱放散　17 体温
2 A 01 全身　02 頭蓋骨　03 胸骨　04 肋骨　05 腸骨（03〜05は順不同）　06 上腕骨　07 体温

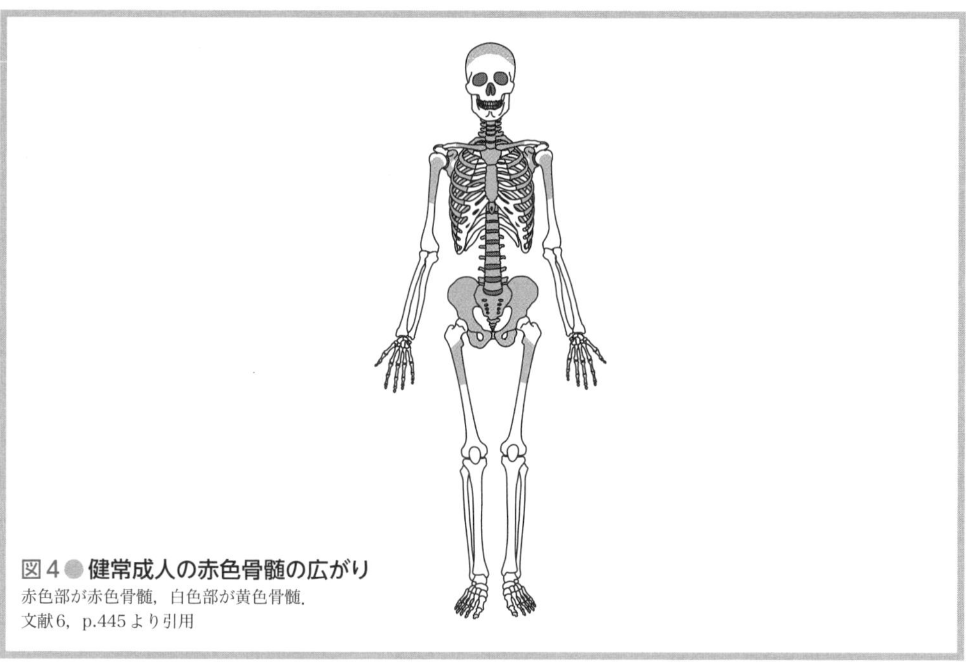
図4● 健常成人の赤色骨髄の広がり
赤色部が赤色骨髄，白色部が黄色骨髄．
文献6，p.445より引用

B. 造血幹細胞

- 血球の**共通の先祖は，**【01　　　　】**造血幹細胞**で2系統の特殊な幹細胞に分化する．そのうち，【02　　　　】**系幹細胞**は，赤血球や血小板，またはリンパ球以外の【03　　　　】に分化する．また，【04　　　　】**系幹細胞**は，リンパ球となる（図5）．

C. 各血球の分化と成熟のしくみ

1）赤血球

- 赤血球は，骨髄系幹細胞から分化し，【01　　　　】に成熟する．その後，細胞が縮小し，【02　　　　】した赤血球が流血中に出る．赤血球数が一定値を維持する調節機能の1つに，【03　　　　】で産生される【04　　　　】がある．動脈血中の【05　　　　】濃度が低下したり，【06　　　　】が減少したりすると【03　　　　】が【04　　　　】を産生し，【07　　　　】を刺激して赤血球の産生が亢進する（図6）．
- 赤血球の寿命は約【08　　　　】日で，【09　　　　】などに取り込まれて分解される．

2）白血球

- 白血球のなかでも，【10　　　　】などは骨髄系幹細胞から分化成熟する．骨髄系幹細胞は，1つは骨髄芽球から前骨髄球となり，それがU字型や分葉した核をもつ顆粒白血球である好中球，好酸球，好塩基球に分化していく．もう1つは，骨髄系幹細胞から【11　　　　】を経て腎臓のような形の核をもつ【12　　　　】となる（図5）．

---

2 B 01 多能性　02 骨髄　03 白血球　04 リンパ　C 01 赤芽球　02 脱核　03 腎臓　04 エリスロポエチン　05 酸素　06 腎血流量　07 骨髄　08 120　09 脾臓　10 顆粒白血球（顆粒球）　11 単芽球　12 単球

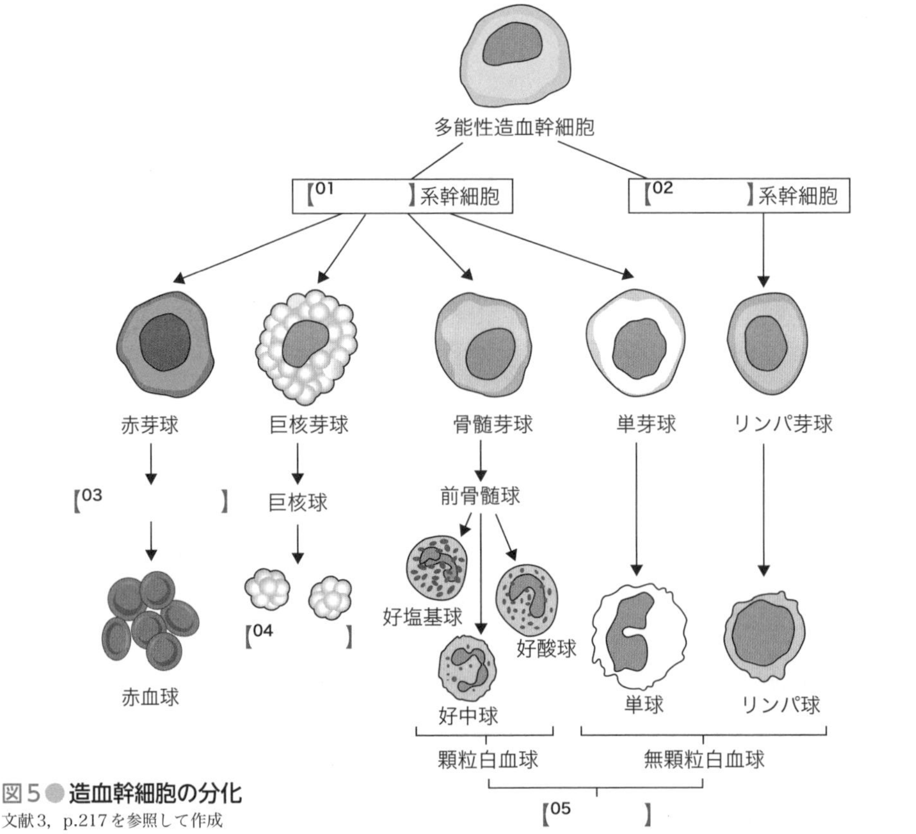

多能性造血幹細胞
【01 】系幹細胞
【02 】系幹細胞
赤芽球
巨核芽球
骨髄芽球
単芽球
リンパ芽球
【03 】
巨核球
前骨髄球
好塩基球
好酸球
好中球
赤血球
【04 】
単球
リンパ球
顆粒白血球
無顆粒白血球
【05 】

図5● 造血幹細胞の分化
文献3，p.217を参照して作成

血液の酸素運搬能の低下
腎臓
エリスロポエチン
血液の酸素運搬能の上昇
赤血球の産生の亢進
赤色骨髄

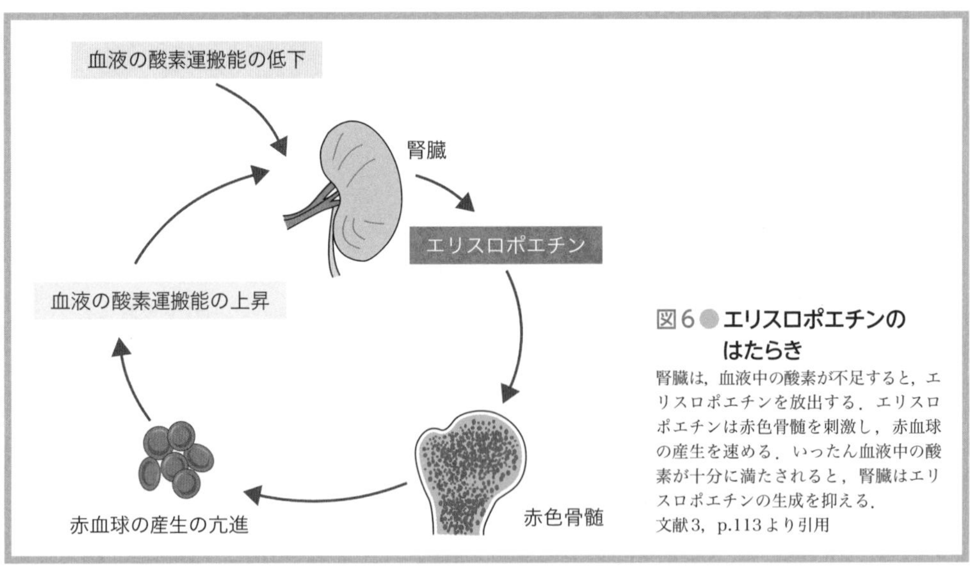

図6● エリスロポエチンのはたらき
腎臓は，血液中の酸素が不足すると，エリスロポエチンを放出する．エリスロポエチンは赤色骨髄を刺激し，赤血球の産生を速める．いったん血液中の酸素が十分に満たされると，腎臓はエリスロポエチンの生成を抑える．
文献3，p.113より引用

2 図5 01 骨髄　02 リンパ　03 網赤血球　04 血小板　05 白血球

- リンパ球は，多能性造血幹細胞から分化したリンパ系幹細胞が，骨髄あるいは胸腺で特異的に分化増殖すると考えられている．

3）血小板

- 骨髄系幹細胞の一部は巨核芽球にトロンボポエチンがはたらいて【13　　　　　】となる．その巨核球の【14　　　　　】がちぎれて小さな【15　　　　　】に分かれたのが血小板である（図5）．

3 赤血球・ヘモグロビン

Text p.79

A. 赤血球の形や大きさ，数

- 赤血球は，直径約8 μmの【01　　　　　】状をしており，核や【02　　　　　】などの細胞小器官をもっていない．1個の赤血球は30 pg前後の【03　　　　　】を含んでいる．
- 赤血球の数は，**正常成人男性で約**【04　　　　　】/mm^3，**正常成人女性で約**【05　　　　　】/mm^{3}といわれる．血液の総容積に対する赤血球の相対的容積を【06　　　　　】といい，**成人男性で約**【07　　　　　】%，**成人女性で約**【08　　　　　】%である．

B. ヘモグロビンの構造

- ヘモグロビンは，分子量約64,000の球状【01　　　　　】である（図7）．ヒト成人のヘモグロビンは，【02　　　　　】鎖，【03　　　　　】鎖，各々2本の【04　　　　　】からなる【05　　　　　】量体（サブユニット）で構成されており，各サブユニットに1個の【06　　　　　】とよばれる色素部分が結合している．

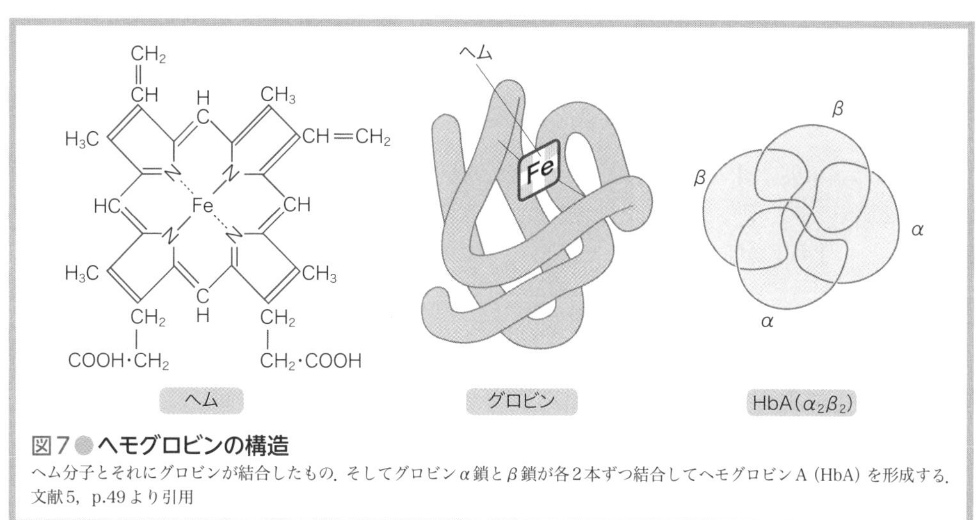

図7 ● ヘモグロビンの構造
ヘム分子とそれにグロビンが結合したもの．そしてグロビンα鎖とβ鎖が各2本ずつ結合してヘモグロビンA（HbA）を形成する．
文献5，p.49より引用

---

2 C 13 巨核球　14 細胞質　15 フラグメント（断片）
3 A 01 円盤　02 ミトコンドリア　03 ヘモグロビン　04 500万　05 450万　06 ヘマトクリット　07 45　08 40　B 01 色素たんぱく質　02 α　03 β（02，03は順不同）　04 グロビン　05 四　06 ヘム

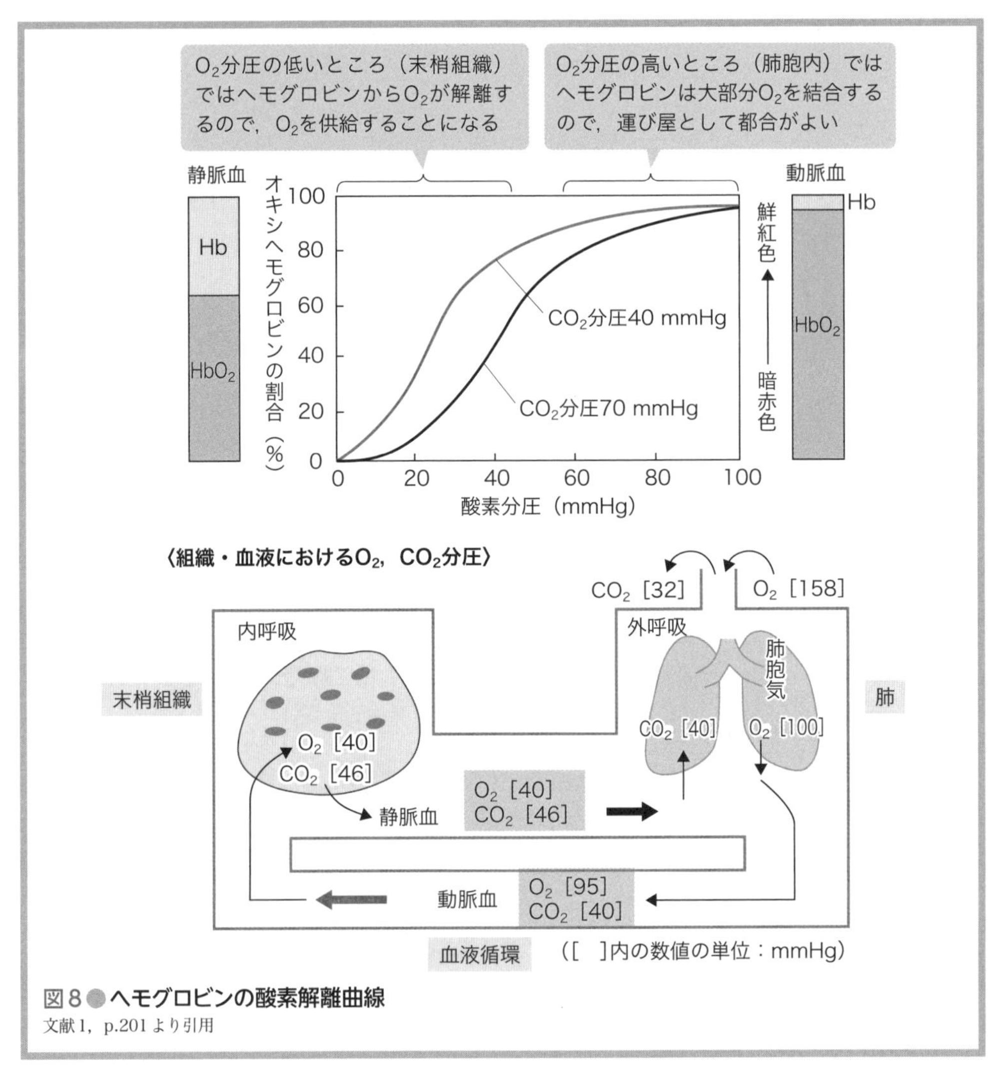

図8 ● ヘモグロビンの酸素解離曲線
文献1，p.201より引用

- ヘムは，中央に【07　　　】をもつプロトポルフィリン複合体である．ヘムに存在する鉄は2価の状態で【08　　　】を可逆的に結合する．α鎖とβ鎖は，一次構造である【09　　　】配列が非常に類似しているが，この構造をヘモグロビンA〔HbA（$\alpha_2\beta_2$)〕という．

C. ヘモグロビンの機能

- 【01　　　】とヘモグロビンは強い【02　　　】力をもっているが，周囲の【03　　　】の影響を受けやすい．酸素分圧（mmHg）を横軸にヘモグロビンの酸素飽和度〔酸素に結合しているヘモグロビンの割合（%）〕を縦軸にとってその関係を表したものをヘモグロビンの【04　　　】曲線という（図8）．酸素解離曲線は【05　　　】状

3 B 07 鉄　08 酸素　09 アミノ酸　C 01 酸素　02 親和　03 酸素分圧　04 酸素解離　05 S字

曲線になっており，酸素分圧が低くなると，酸素とヘモグロビンの親和性が低くなる．また，酸素に結合しているヘモグロビンの割合（%）は，酸素分圧（mmHg）の上昇とともに上昇する．

- ところで，この曲線が【06 左・右 】方に偏位すると一定量の酸素とヘモグロビンが結合するためには高い酸素分圧が必要となり，この曲線が【07 左・右 】方に偏位すると低い酸素濃度でも結合しやすいことになる．ここで，二酸化炭素分圧の影響をみてみると，肺胞の中では，酸素分圧は約100 mmHgで二酸化炭素分圧が低くなるので酸素とヘモグロビンの【08　　　　】が高くなって，ヘモグロビンの90%以上は【09　　　　】になる．末梢組織における酸素分圧は40 mmHgに，逆に二酸化炭素分圧が46 mmHgとなり酸素解離曲線が【10 左・右 】方に偏位するのでヘモグロビンから酸素が【11　　　　】しオキシヘモグロビンは70%以下に減少する．つまり，**ヘモグロビンは末梢組織に酸素を【12　　　　】しやすいようにできている．**

D. ヘモグロビンの生合成と分解

- ヘモグロビンは，【01　　　　】と【02　　　　】が別々につくられる．グロビンは，【03　　　　】でつくられるが，ヘムはミトコンドリアと【03　　　　】を行き来しながら合成されて細胞質でグロビンと結合する．
- 寿命を全うした赤血球は，【04　　　　】などでマクロファージに取り込まれ分解される．ヘモグロビンはヘムとグロビンに分離し，さらにヘムから外れた【05　　　　】はヘモグロビン合成に【06　　　　】される．ヘムのプロトポルフィリン部分は【07　　　　】になり，肝臓で【08　　　　】となって，胆汁中に排泄される．ヘモグロビンは，1日で約7 gが分解され，それらから約250 mgのビリルビンがつくられる（図9）．
- ビリルビンは，腸内で細菌の作用で【09　　　　】となる．その大部分はそのまま糞便中に排泄されるが，一部は腸から再吸収されて血中を流れ，再び肝臓を経て便に排泄されるか，または腎臓から尿に排泄される．尿や糞便が【10　　　　】色いのは【09　　　　】の代謝産物による．

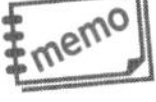

血液のpHが酸性に傾くのをアシドーシス，アルカリ性に傾くのをアルカローシスという．腎機能障害でH^+の排泄が低下したり，糖尿病によりケトン体などの有機酸が産生されることによる代謝性アシドーシス，肺疾患でのCO_2排泄低下による呼吸性アシドーシス，嘔吐での胃酸排泄による代謝性アルカローシス，過呼吸でのCO_2の排出亢進による呼吸性アルカローシスなどがある．

---

3 C 06 右　07 左　08 親和性　09 オキシヘモグロビン　10 右　11 解離　12 供給　D 01 ヘム　02 グロビン（01，02は順不同）　03 細胞質　04 脾臓　05 鉄　06 再利用　07 間接ビリルビン　08 直接ビリルビン　09 ウロビリノーゲン　10 黄

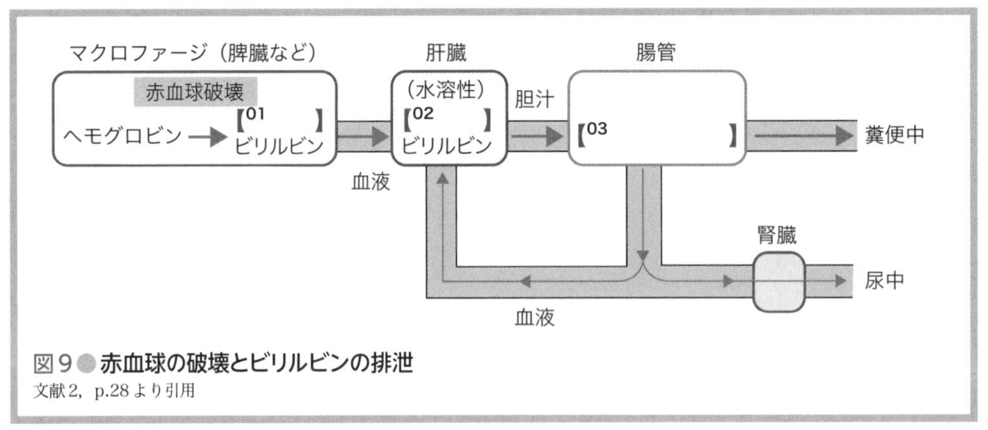

図9●赤血球の破壊とビリルビンの排泄
文献2，p.28より引用

4 白血球

Text p.82

A. 白血球の種類

- 血液中には，1 mm^{3}あたり【01 】～【02 】個の白血球が存在する．白血球は赤血球よりも大きく，【03 】をもっている．顆粒白血球（多核白血球）が最も多く約60％を占め，細胞質内の顆粒の染色性によって【04 】（約60％），【05 】（約3％），【06 】（約1％）に分けられる．その他，【07 】（約5％），【08 】（約30％）が存在する．

B. 白血球の機能

- 白血球は，細菌やウイルスなどから身を守る防御機構である免疫に関与している．【01 】は白血球の半数を占めるもので核がくびれて【02 】しているのがみられる．細胞質には【03 】顆粒があることから好中球とよばれる．外界から侵入した細菌や異物などが引き金となって【04 】反応が起こると好中球は増加し，【05 】様運動をして【06 】の炎症部位へ出ていく．そして，細菌などを【07 】し，内部に存在するいろいろな分解酵素によって【08 】，分解したり，酸素から【09 】をつくり殺菌に関与したりする．
- **好酸球**は酸性色素に染まる顆粒をもっており，【10 】反応や寄生虫症で増える．
- **好塩基球**は【11 】色素に染まる顆粒をもっており，【12 】を放出し，炎症反応ではたらく．

---

3 図9 01 間接　02 直接　03 ウロビリノーゲン
4 A 01 4,000　02 1万　03 核　04 好中球　05 好酸球　06 好塩基球　07 単球　08 リンパ球
B 01 好中球　02 分節　03 中性好性　04 炎症　05 アメーバ　06 血管外　07 貪食　08 殺菌
09 活性酸素　10 アレルギー　11 塩基性　12 ヒスタミン

- 【13　　　　】は，貪食能をもち，炎症などでは血管から組織中に遊走して大型の【14　　　　　　】になる．
- 【15　　　　　　】は，免疫に重要な役目を果たす．【15　　　　　　】は血液中を【16　　　】するだけでなく，全身のリンパ節，胸腺，脾臓，リンパ液中などリンパ系にも分布する．
- 【15　　　　　　】は機能面から，体内に侵入した異物に対して【17　　　　】（免疫グロブリン）を産生して【18　　　　　】免疫を司るB細胞と【19　　　　　】免疫にあずかるT細胞に分けられるが，形態学的には区別できない．
- 骨髄にある幹細胞から発生した前駆T細胞は大部分が胸腺に移り，T細胞に分化成熟して，移植片，腫瘍細胞，ウイルス感染細胞などを攻撃する細胞傷害性T細胞，T細胞の反応を促進するヘルパーT細胞，T細胞やB細胞の反応を抑制する制御性T細胞などになる．それぞれが種々の生物活性をもつ液性因子である【20　　　　　　　　】を産生し，免疫反応をコントロールしている（第13章参照）．
- 一方，幹細胞から発生した前駆B細胞は，B細胞に分化成熟する．B細胞は，B細胞から分化した形質細胞とともに抗体を産生し，体液性免疫を担当する．
- リンパ球には，このほかに【21　　　　】細胞などを傷害する【22　　　　　　　　　　】細胞などがある．

5 血小板

Text p.83

- **血小板**は，巨核球の細胞質から【01　　　　　】としてつくられる2～5 μmの小体で，血液中には，1 mm^3 あたり【02　　　　　　　】個が存在する．【03　　　　】や【04　　　　　】などを含み，【05　　　　】，【06　　　　】の最初の段階で重要なはたらきをする．寿命は10日ほどといわれている．

coffee break

ビタミンAが治療薬？

白血病は骨髄系の多能性造血幹細胞レベルで形質転換が起こり，白血病細胞が骨髄などで急速に増殖し通常の血球産生が損なわれる悪性腫瘍である．急性骨髄性白血病の1つである急性前骨髄球性白血病の治療には，ビタミンAの代謝産物である全トランスレチノイン酸の経口投与を行う．全トランスレチノイン酸は白血病細胞を分化誘導し，正常化する．薬物療法との併用により，多くの症例で長期生存が得られている．

4 B 13 単球　14 マクロファージ　15 リンパ球　16 循環　17 抗体　18 体液性　19 細胞性　20 サイトカイン　21 腫瘍　22 ナチュラルキラー（NK）

5 01 細胞片　02 20万～50万　03 ADP（アデノシン二リン酸）　04 セロトニン（03，04は順不同）　05 止血　06 凝固

6 血漿たんぱく質

Text p.83

A. 血漿

● 血漿は，血液を【01　　　　】で処理した際に得られる液体である．血漿は，【02　　】と異なり【03　　　　】などの【04　　　　】を含んでいる．血漿は淡黄色をしており，これは【05　　　　】や【06　　　　】などを含んでいるためである．血漿の90％は水分，固形分は約8～10％で，血漿たんぱく質，脂質，糖質（グルコース），非たんぱく質性窒素，酵素，ホルモンなどである．

B. 血漿たんぱく質の種類

● 正常成人の血漿たんぱく質濃度は【01　　　】g/dLで，その種類は主に3つに大別される．最も量が多いのは【02　　　　】（約60％），次が【03　　　　】（約35％）で，【04　　　　】はわずかである．

• 電気泳動装置を用いて血漿たんぱく質を分離すると，アルブミンは1つの画分であるが，グロブリンはα_1，α_2，β_1，β_2，γの5つの画分に分かれる．フィブリノーゲンはグロブリンのβ画分とγ画分の間にみられる．

C. 血漿たんぱく質の機能

● アルブミンの主要な機能は，血液の【01　　　　】を維持することにある．毛細血管壁は【02　　　】としての性質をもっていて，アルブミンなどたんぱく質のような高分子を透過させない．そこで形成された膠質浸透圧は，血漿中の水分を血管内に引き止めておいたり，血管内に【03　　　】を引き込んだりするようにはたらく．アルブミンには，【04　　　　】，ビリルビン，カルシウムや【05　　　】などを結合して運搬するはたらきもある．

• グロブリンのいずれの画分も単一のたんぱく質からなっているわけではなく，いろいろな種類のたんぱく質を含んでいる．なかでもγ－グロブリンは【06　　　　】ともいい，リンパ球〔B細胞およびB細胞が成熟した形質細胞（プラズマ細胞）〕で合成される【07　　　】である．

coffee break

トリやヘビはなぜ尿酸？

たんぱく質中の窒素は代謝されて毒性物質であるアンモニアになる．哺乳類では，アンモニアを肝臓で尿素にして尿中に排泄する．一方，鳥類や陸生爬虫類では，尿酸にする．尿酸は，尿素と違って水に溶けにくい．これらの動物は，水の出入りのない卵の中で胚発生を行うのでアンモニアを固体として捨てるようになったものと思われる．

6 A 01 抗凝固薬　02 血清　03 フィブリノーゲン　04 血液凝固因子　05 ビリルビン　06 カロテノイド（05，06は順不同）　B 01 7～8　02 アルブミン　03 グロブリン　04 フィブリノーゲン　C 01 膠質浸透圧　02 半透膜　03 水分　04 遊離脂肪酸　05 薬物（04，05は順不同）　06 免疫グロブリン　07 抗体

- γ－グロブリン以外の大部分の血漿たんぱく質は，【08　　　】で合成される．【09　　　】などで肝機能が低下するとたんぱく質合成能も低下し血漿たんぱく質濃度は減少することになる．

7 止血機能，凝固・線溶系の機能

Text p.84

- 血管が損傷を受けると，【01　　　】する．出血が止まる過程を【02　　　】といい，【03　　　】，【04　　　】の形成，【05　　　】の3つの過程を含む（図10）．
- まず，傷ついた血管壁の【06　　　】が収縮して直径を小さくして流血量を少なくするが，出血を完全に止めるには不十分である．そこで，【07　　　】がその部位に付着して【08　　　】し出血を防ぐために【09　　　】を形成する．さらに，血小板は【10　　　】など種々の因子を放出して血管を【11　　　】させたり，【12　　　】を促進させたりして止血を助ける．

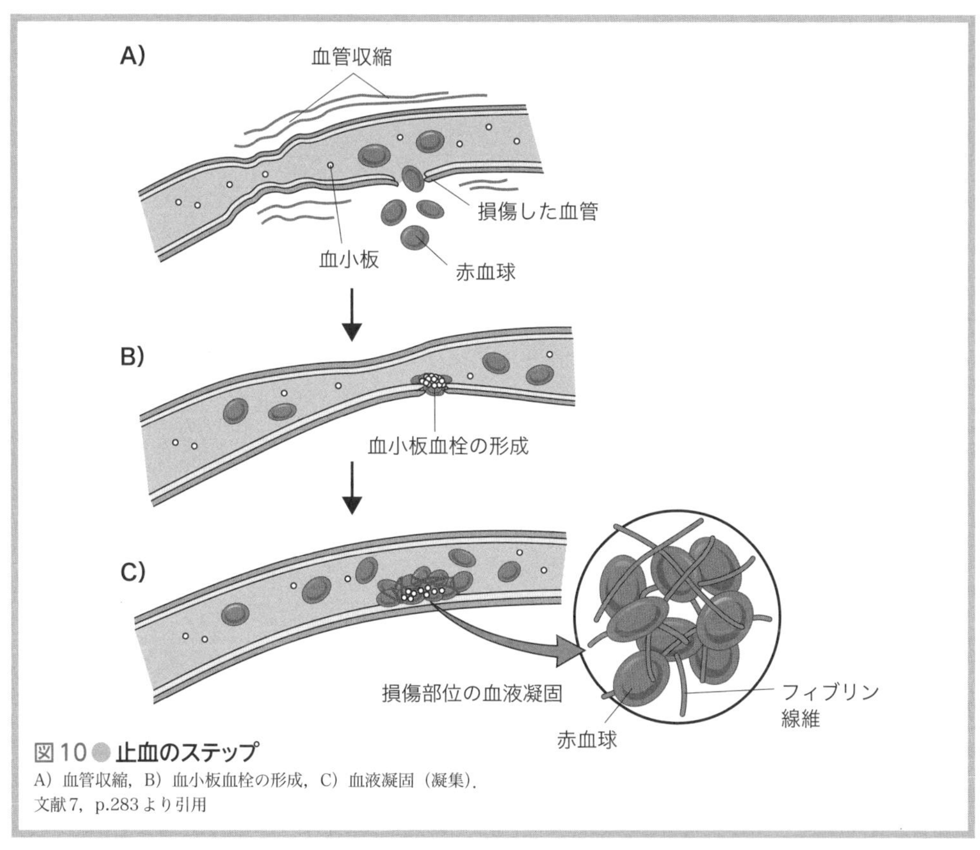

図10 ● 止血のステップ
A）血管収縮，B）血小板血栓の形成，C）血液凝固（凝集）．
文献7，p.283より引用

---

6 C 08 肝臓　09 肝硬変
7 01 出血　02 止血　03 血管収縮　04 血小板血栓　05 血液凝固（凝集）　06 平滑筋　07 血小板　08 凝集　09 血栓　10 セロトニン　11 収縮　12 血液凝固（凝集）

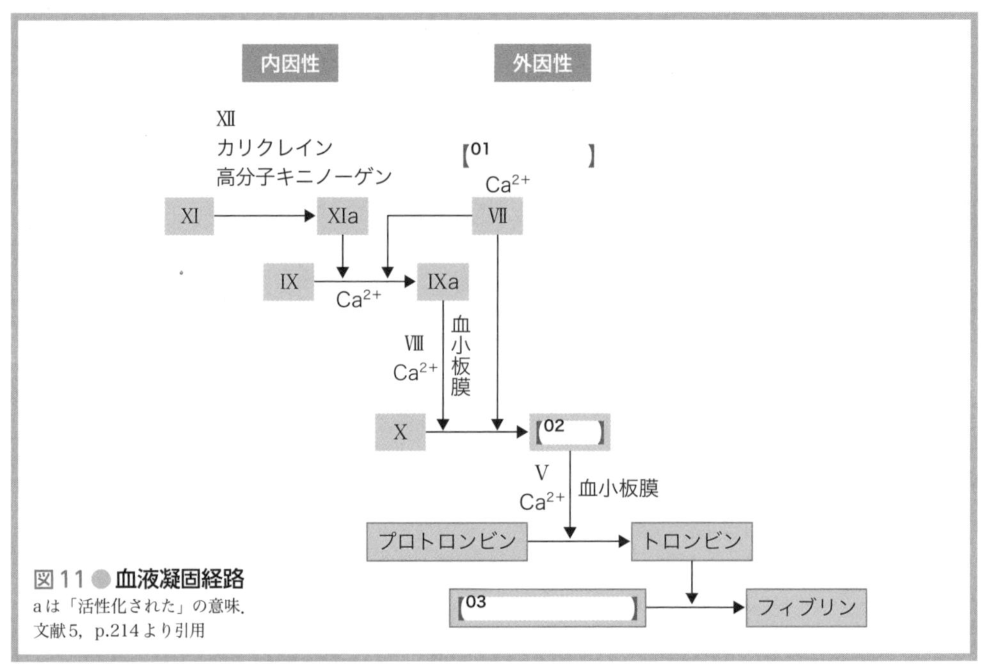

図11 **血液凝固経路**
aは「活性化された」の意味.
文献5，p.214より引用

A. 血液凝固のしくみと経過

- 採血した血液は放置すると，数分～十数分で【01 】をつくり【02 】が分離してくるが，これが血液凝固現象である.
- 血液凝固因子が関与する血液凝固経路には，【03 】凝固経路と【04 】凝固経路がある（図11）. 内因性凝固経路は，血液中に含まれる凝固因子のみが反応してゆっくり進行する過程で，異物面に触れた第【05 】因子が活性化されるところからはじまり，最終的に第【06 】因子を活性化する. 内因性凝固経路では，【07 】を伴わない. 外因性凝固経路は，傷害された組織から流出した組織液中の【08 】が血液凝固因子の作用によって同様に第【09 】因子を活性化する.
- 活性型第X因子は，【10 】存在下【11 】をトロンビンに転化し，さらにトロンビンは【12 】をフィブリンにする. フィブリンは，重合して不溶性になり，この【13 】に血球が詰まって凝固が完了する. 血液凝固因子は通常不活性であるが，出血によって活性化される.
- プロトロンビン，第【14 】因子，第【15 】因子，第X因子は【16 】で産生されるが，その産生に**ビタミン【17 】が必須**である. これは，ビタミンKの存在に依存してそれぞれの因子の【18 】残基の【19 】化反応が起こり，形成されたγ-カルボキシグルタミン酸残基が2価の【20 】イオンを【21 】するのにはたらくからである.

---

7 **図11** 01 組織因子　02 Xa　03 フィブリノーゲン　**A** 01 血餅（けっぺい）　02 血清　03 内因性　04 外因性（03，04は順不同）　05 XII　06 X　07 組織破壊　08 組織因子　09 X
10 カルシウムイオン（Ca^{2+}）　11 プロトロンビン　12 フィブリノーゲン　13 網目　14 VII　15 IX（14，15は順不同）　16 肝臓　17 K　18 グルタミン酸　19 γ-カルボキシ　20 カルシウム
21 キレート

B. 出血傾向

- 出血は，血小板【01　　　　】など血管内の因子だけではなく血管外の因子や血管因子などが組み合わさって起こる．
- 血管外の因子では，血管を取り囲む組織が柔らかで粗であれば出血しやすくなる．血管因子については，ビタミン【02　　】欠乏の【03　　　　】では血管壁の【04　　　　】強度が低下して出血傾向がみられる．
- また，血管内の因子については，【05　　　　　】でプロトロンビンからトロンビンへの活性化を阻害したり，ビタミンK拮抗薬である【06　　　　　　　】で肝臓における γ-カルボキシ化反応を阻害したりすると，血液凝固は阻止または遅延されることになる．

C. 線溶系

- 血管壁の出血部位に存在する凝血塊はやがて【01　　　　】されるが，これを【02　　　　】現象という．血液凝固による止血が完了すると，血液中に不活性の状態で存在する【03　　　　　　　】が血液や組織に存在するプラスミノーゲンアクチベーターによって【04　　　　】になる．プラスミンは一種の【05　　　　　　】酵素で，不溶化した【06　　　　　】を分解し，凝血塊も溶解されることになる．
- 線溶は，凝固により【07　　　　　　　】ができた後でのみ起こるように制御されているが，その制御に重要なはたらきをしているのは【08　　　　　　　　　】と組織のプラスミノーゲンアクチベーターを阻害する【09　　　　　　　　】（PAI-1）である．最近，**PAI-1が脂肪細胞で産生されるアディポサイトカインの1つ**であることが明らかになり，肥満により血栓形成傾向が出現する理由とも考えられる．

8 血液型

Text p.78

A. ABO式

- 血液型の決定には，【01　　　　】と【02　　　　】がかかわっている．ABO式では，赤血球の表面にある【03　　　　】や【04　　　　】の有無によってA型（A抗原をもつ），B型（B抗原をもつ），AB型（両方の抗原をもつ），O型（A抗原もB抗原ももたない）の4つの血液型がある．血漿中には，その人の赤血球に存在しない抗原に対する【05　　　　】がある．例えば，A型の人の血漿中には【06　　　　　】はあるが，【07　　　　　】はない（表）．
- もし，A型の人にB型の血液を輸血（【08　　　　】輸血である）すると，輸血されたB型の【09　　　　】がA型の人のもつ【10　　　　】と反応して【11　　　　】し，血液循環の障害や【12　　　　】を起こし死に至ることにもなる．

---

7 B 01 減少　02 C　03 壊血病　04 コラーゲン　05 ヘパリン　06 ジクマロール　C 01 溶解　02 線維素溶解　03 プラスミノーゲン　04 プラスミン　05 たんぱく質分解　06 フィブリン　07 フィブリン血栓　08 α_2-プラスミンインヒビター　09 プラスミノーゲンアクチベーターインヒビター1
8 A 01 抗原　02 抗体（01，02は順不同）　03 A抗原　04 B抗原（03，04は順不同）　05 抗体　06 抗B抗体　07 抗A抗体　08 不適合　09 赤血球　10 抗B抗体　11 凝集　12 溶血

表●ABO式血液型

血液型	抗原（赤血球膜）	抗体（血漿）	受血可能血	供血可能血
【01 】（日本人の約40%）	A抗原	抗B抗体	A，O	A，AB
【02 】（日本人の約20%）	B抗原	抗A抗体	B，O	B，AB
【03 】*（日本人の約10%）	A抗原 B抗原	抗体はない	A，B，AB，O	AB
【04 】**（日本人の約30%）	抗原はない	抗Aと抗B抗体	O	O，A，B，AB

* 万能受血者，** 万能供血者
文献2，p.287より引用

B. Rh式

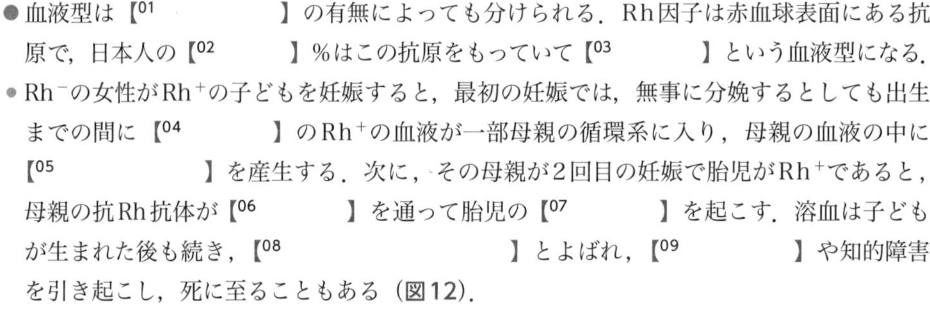

- 血液型は【01 】の有無によっても分けられる．Rh因子は赤血球表面にある抗原で，日本人の【02 】%はこの抗原をもっていて【03 】という血液型になる．
- Rh^-の女性がRh^+の子どもを妊娠すると，最初の妊娠では，無事に分娩するとしても出生までの間に【04 】のRh^+の血液が一部母親の循環系に入り，母親の血液の中に【05 】を産生する．次に，その母親が2回目の妊娠で胎児がRh^+であると，母親の抗Rh抗体が【06 】を通って胎児の【07 】を起こす．溶血は子どもが生まれた後も続き，【08 】とよばれ，【09 】や知的障害を引き起こし，死に至ることもある（図12）．

8 **表 01** A型 **02** B型 **03** AB型 **04** O型 **B 01** Rh因子 **02** 99 **03** Rh^+ **04** 胎児 **05** 抗Rh抗体 **06** 胎盤 **07** 溶血 **08** 新生児溶血性疾患 **09** 脳障害

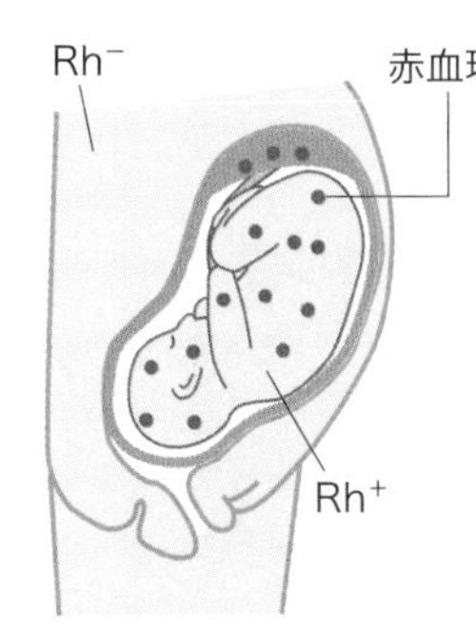

子どもはRh$^+$で
母親はRh$^-$である

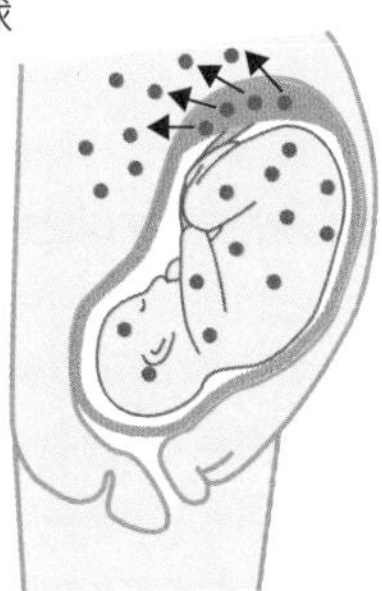
赤血球が胎盤を
通って漏出する

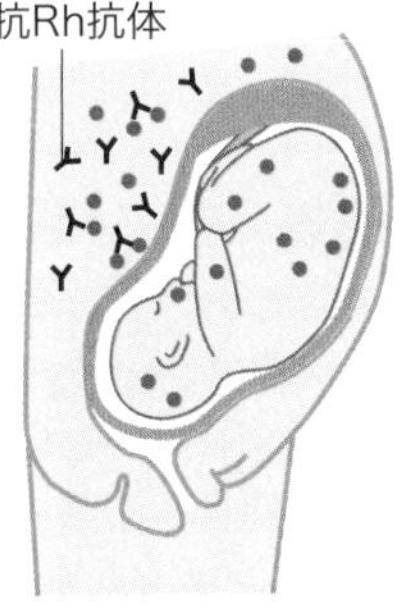

母親は抗Rh抗体を
つくる

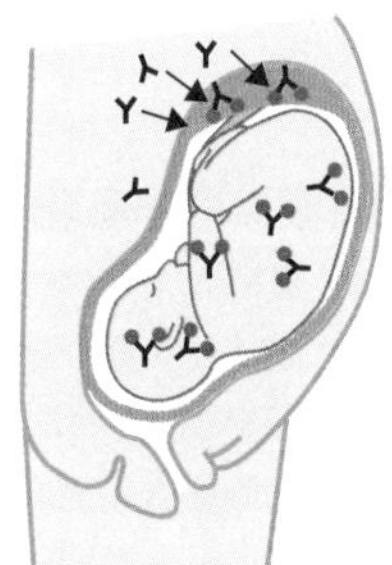
抗体は，子どもの
Rh$^+$赤血球を攻撃する

図12●新生児溶血性疾患

Rh$^+$の子どもを妊娠したとき，Rh$^-$の母親は，子どものRh$^+$赤血球に対する抗体を産生しはじめる．次の妊娠時に，母親にできた抗体は，胎盤を通って，子どものRh$^+$赤血球の溶血を引き起こす．
文献3，p.121より引用

文　献

1）岡 純：第5章 生体の恒常性維持における血液と尿の役割と働き．「基礎から学ぶ生化学」（奥 恒行/編），南江堂，2014
2）第2章 血液．「人体の構造と機能 第2版」（佐藤昭夫，佐伯由香/編），医歯薬出版，2005
3）「ヒューマンバイオロジー　人体と生命」（坂井建雄，岡田隆夫/監訳），医学書院，2005
4）「人体の構造と機能 第5版」（内田さえ，他/編），医歯薬出版，2019
5）「標準血液病学」（池田康夫，押味和夫/編），医学書院，2010
6）奈良信雄：第23章 血液・造血器・リンパ系．「人体の構造・機能と疾病の成り立ち」（奈良信雄/著），医歯薬出版，2003
7）「ヒューマンボディ　からだの不思議がわかる解剖生理学」（尾岸恵三子，片桐康雄/監訳），エルゼビア・ジャパン，2005
8）「図解生理学 第2版」（中野昭一/編），医学書院，2000
9）「エッセンシャル解剖・生理学」（堀川宗之/著），秀潤社，2001
10）「看護大事典」（和田 攻，他/総編集），医学書院，2002
11）「生化学辞典 第3版」（今堀和友，山川民夫/監修），東京化学同人，1998
12）「新臨床内科学 第8版」（高久史麿，他/監修），医学書院，2002
13）「人体の構造と機能および疾病の成り立ち　人体の構造と生理機能」（原田玲子，他/編），医歯薬出版，2007

演習問題

該当するものを選択してください

Q1　血液に関する記述である．正しいものの組み合わせはどれか．1つ選べ．

a．血液の全量は，体重の約8分の1である．
b．血清と血漿の違いは，血漿にはフィブリノーゲンが含まれる点である．
c．酸素と結合したヘモグロビン（Hb）をオキシヘモグロビンという．
d．血漿膠質浸透圧は，ヘモグロビンの濃度に依存する．

（1）aとb　（2）aとc　（3）aとd　（4）bとc　（5）bとd

Q2　血球に関する記述である．正しいものの組み合わせはどれか．1つ選べ．

a．小血管の出血は血小板血栓によって一次止血される．
b．血液型がA型の人は，抗A抗体をもつ．
c．白血球の型は，HLAによって分類される．
d．赤血球の寿命は約200日である．

（1）aとb　（2）aとc　（3）aとd　（4）bとc　（5）bとd

Q3　体液に関する記述である．正しいのはどれか．1つ選べ．

（1）体液量は成人男子では体重の約70％である．
（2）腎臓から無意識のうちに排出される水分を不感蒸泄という．
（3）体液量は幼小児では体重の約60％である．
（4）体液中のイオン濃度はmEq/Lの単位で表す．
（5）代謝水は1日約1,000 mLである．

Q4　血液成分に関する記述である．正しいのはどれか．1つ選べ．

（1）アルブミンはグロブリンより分子量が大きい．
（2）血液を赤色にしているのは，ミオグロビンである．
（3）リンパ球の産生は，骨髄における細胞分化によるものに限られる．
（4）膿は，病原細菌などの異物を処理して死滅した白血球の残骸である．
（5）リンパ液には血漿より多量のたんぱく質が含まれている．

Q5　凝固・線溶系に関する記述である．正しいものの組み合わせはどれか．1つ選べ．

a．プロトロンビンがフィブリノーゲンをフィブリンに転換する．
b．プロトロンビンの生合成に，ビタミンKによるアスパラギン酸残基のカルボキシ化が不可欠である．
c．血液からカルシウムイオンを除去すると，血液凝固は阻止される．
d．血管内で凝固した血液は，プラスミンの作用で溶解される．

（1）aとb　（2）aとc　（3）aとd　（4）bとc　（5）cとd

解答と解説 ➔ 別冊 p.3

第4章 循環器系

学習した日
年　月　日
年　月　日

学習のポイント

❶ 循環器系は，心臓がポンプのはたらきをして血液を血管から全身に送ることを理解する
❷ 心臓は，右心房・右心室と左心房・左心室と弁からできていることを理解する
❸ 血管内の血液が血管壁を押す力を血圧といい，心拍出量と末梢血管抵抗の積で表されることを理解する
❹ 血圧の調節は，自律神経系による神経性とホルモンなどによる液性の両者で行われることを理解する
❺ 循環の調節には，化学物質による局所での調節や神経やホルモンによる全身性の調節機構があることを理解する

学習の前に

- □ 心臓から出た血液がめぐる経路には，肺を循環してガス交換を行う肺循環（小循環）と全身に血液を循環させる体循環（大循環）がある．
- □ 肺でガス交換が行われ，酸素を多く含む血液を動脈血，全身をめぐり二酸化炭素を多く含む血液を静脈血という．
- □ 心臓から出る血管を動脈，心臓に入る血管を静脈という．
- □ 動脈は静脈に比べて平滑筋が発達している．静脈には静脈弁がある．
- □ 血圧には最高血圧と最低血圧があり，末梢の血管に行くほど低くなる．

Keywords

● 心臓の構造　● 刺激伝導系　● 心臓周期　● 心電図　● 血管の構造　● 血圧（循環）の調節機序

書いてみよう！

□の空欄を埋めてみましょう．

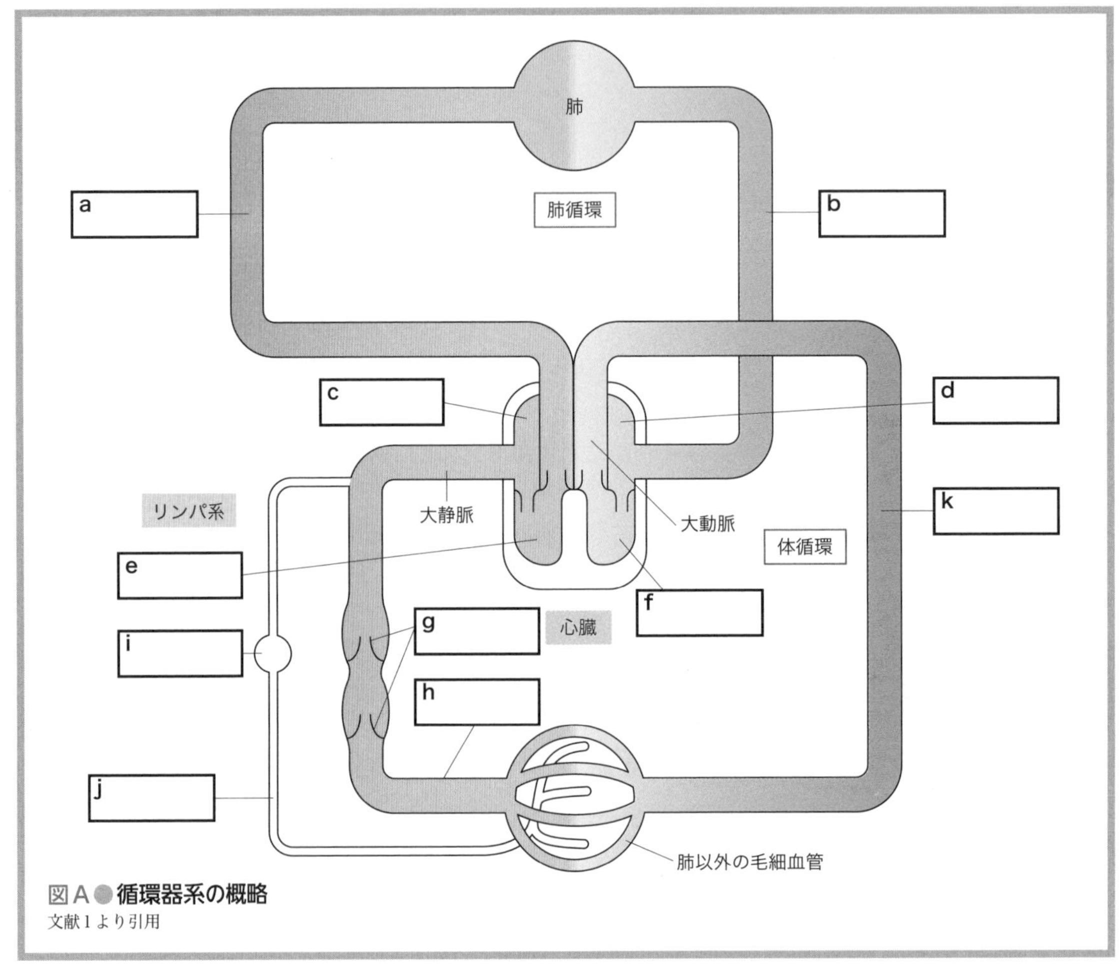

図A●循環器系の概略
文献1より引用

［答え］a）肺動脈，b）肺静脈，c）右心房，d）左心房，e）右心室，f）左心室，g）静脈弁，h）静脈，i）リンパ節，j）リンパ管，k）動脈

要点整理問題

【　　　】に該当する語句を入れて学習しましょう

1 心臓の構造と機能

Text p.91

A. 心臓

- 循環器系を構成しているものには，ポンプのはたらきをする**心臓**と心臓から出る血管の【01　　　】，および心臓に入る血管の【02　　　】などがある．
- 心臓の大きさはその人のこぶし大で重量は【03　　　】gほどである．心臓は，胸部の中心よりやや左に位置し，心臓上部の大血管が出るところを心底（しんてい），先端を【04　　　】といい**第5肋間付近**でその拍動を感じる．心臓の外側は，2層の【05　　　】に包まれ，その内側に【06　　　】層がある．
- 心臓は，【07　　　】と【08　　　】で左右に分けられ，弁によって上下の部屋に分けられる．全身からの血液が還流してくる部屋を【09　　　】といい，【10　　　】弁を通って【11　　　】に血液が流入してくる．【11　　　】に入った血液は，【12　　　】弁を経て【12　　　】から左右の肺に送られる．肺でガス交換が行われた血液は，左右各2本ある【13　　　】を通って【14　　　】に戻り，【15　　　】弁を経て【16　　　】に流入する．血液は心筋の収縮により圧がかけられ，その圧が【17　　　】圧を超えると【17　　　】弁が開いて血液は【18　　　】に入る．心臓の弁には強い力がはたらくので弁が反転しないように腱索（けんさく）が心室壁の**乳頭筋**（にゅうとうきん）から出て弁膜を引っ張っている（図1）．
- 心臓は，1分間にだいたい【19　　　】回**拍動**し，1回に拍出される血液量（**1回心拍出量**）は約【20　　　】mL/回であるので，心臓が1分間に拍出する血液量は，ほぼ【21　　　】L/分になる．

B. 冠動脈（冠状動脈）

- 心臓の表面を走行している血管を【01　　　】という．これは心臓の栄養血管で【02　　　】の基部から【03　　　】本出ている（図2）．【01　　　】に**動脈硬化**ができると【04　　　】や【05　　　】を発症する原因となる．

C. 刺激伝導系

- 心臓のペースメーカーを【01　　　】といい，【01　　　】で発生した電気的興奮は心房内を巡り，【02　　　】に伝わる．次いで【03　　　】を経て【04　　　】を【05　　　】脚と【06　　　】脚に分かれて伝わり，心筋内に【07　　　】を経由して入り心室全体を興奮させる．これを【08　　　】といい，こ

---

1 A 01 動脈　02 静脈　03 200～300　04 心尖（しんせん）　05 心膜　06 心筋　07 心房中隔（しんぼうちゅうかく）　08 心室中隔（07，08は順不同）　09 右心房　10 右房室（三尖）　11 右心室　12 肺動脈　13 肺静脈　14 左心房　15 左房室（二尖，僧帽）　16 左心室　17 大動脈　18 上行大動脈　19 60～80　20 60～70　21 4～5　B 01 冠動脈（かん）（冠状動脈）　02 上行大動脈　03 2　04 狭心症　05 心筋梗塞（04，05は順不同）　C 01 洞房結節（どうぼうけっせつ）　02 房室結節（ぼうしつけっせつ）（田原結節）　03 ヒス束（房室束）　04 心室中隔　05 右　06 左（05，06は順不同）　07 プルキンエ線維　08 刺激伝導系（興奮伝導系）

の電気的興奮を伝える心筋は，未分化でグリコーゲンの多い**特殊心筋**といわれている（図3）．

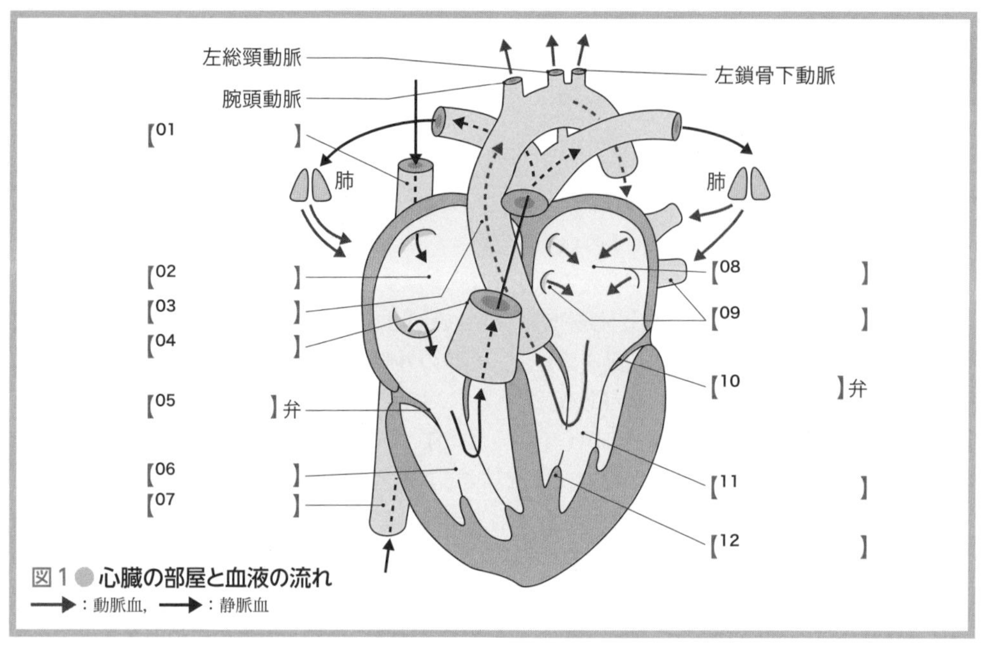

図1 ● **心臓の部屋と血液の流れ**
→：動脈血，→：静脈血

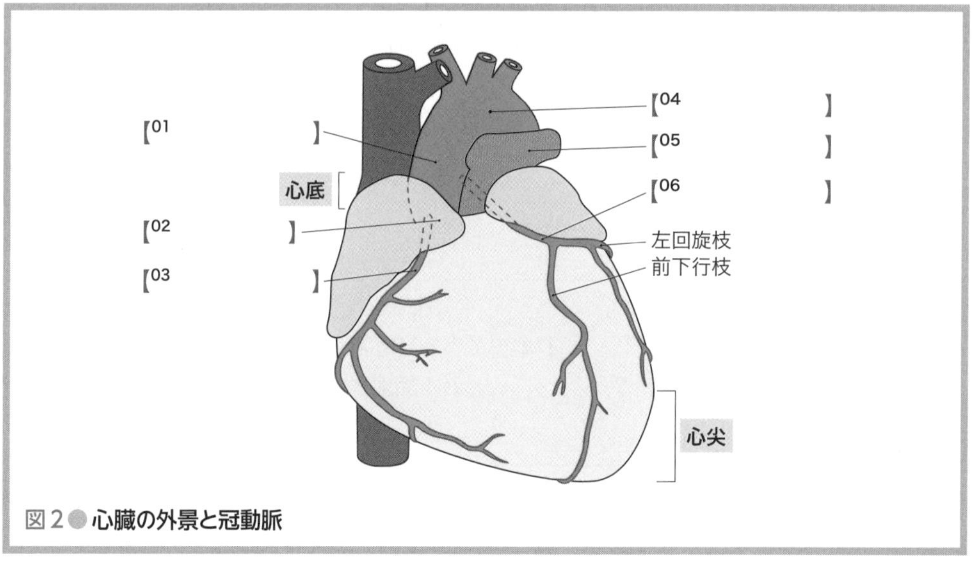

図2 ● **心臓の外景と冠動脈**

1 **図1** 01 上大静脈　02 右心房　03 上行大動脈　04 肺動脈　05 右房室（三尖）　06 右心室　07 下大静脈　08 左心房　09 肺静脈　10 左房室（二尖，僧帽）　11 左心室　12 乳頭筋
図2 01 上行大動脈　02 右心耳　03 右冠動脈　04 大動脈弓　05 肺動脈　06 左冠動脈

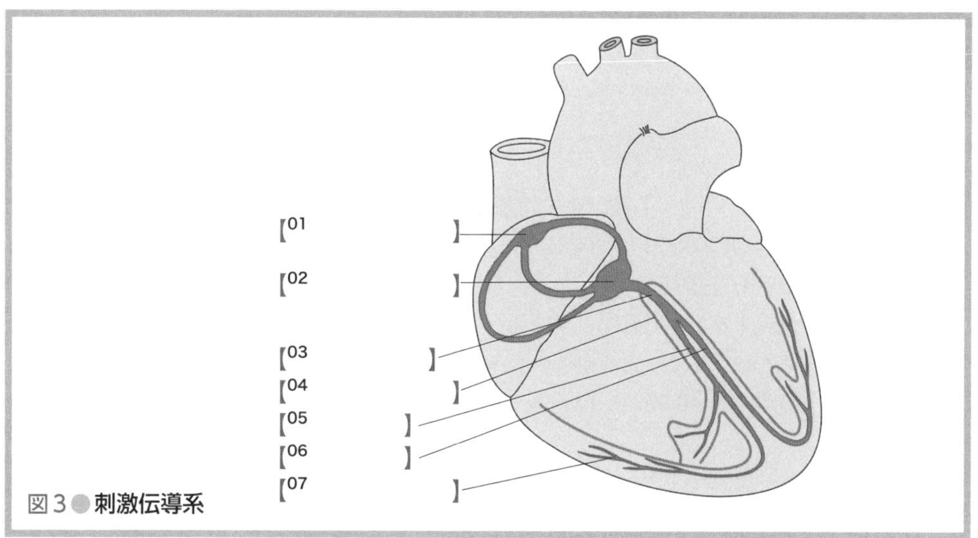

図3● 刺激伝導系

2 心電図

Text p.93

- 心臓の電気的活動を体表面に電極をつけて記録したものを【01　　　　】という．代表的な誘導法には，【02　　　　】誘導があり，右手と左手との電位差を測定する【03　　　　】，右手と左足との電位差を測定する【04　　　　】，左手と左足との電位差を測定する【05　　　　】がある．また，波形の振幅が1.5倍に増幅された【06　　　　】誘導法もある．
- 波形は左から【07　　】波，【08　　　】波，【09　　】波があり，それぞれ，【10　　　】の興奮，【11　　　】の興奮と【11　　　】の**再分極**（心室の興奮の終了）を表す（図4）．

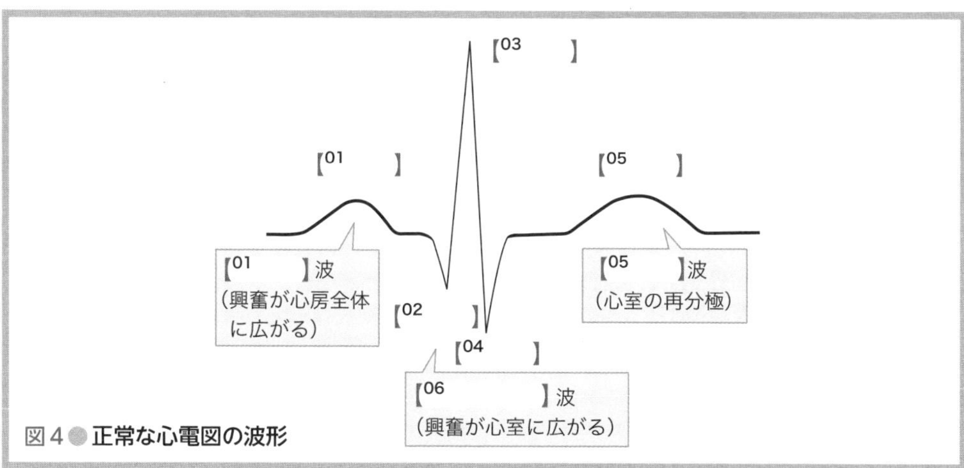

図4● 正常な心電図の波形

---

1 図3 01 洞房結節　02 房室結節　03 ヒス束　04 心室中隔　05 右脚　06 左脚　07 プルキンエ線維
2 01 心電図　02 標準肢（ひょうじゅんし）　03 第Ⅰ誘導　04 第Ⅱ誘導　05 第Ⅲ誘導　06 増高単極肢（ぞうこうたんきょくし）　07 P　08 QRS　09 T　10 心房　11 心室　図4 01 P　02 Q　03 R　04 S　05 T　06 QRS

3 血管の構成と機能

Text p.96

A. 血管

- 動脈の構造は管腔側から，【01　　】膜，【02　　】膜，【03　　】膜からなり，静脈に比して動脈は【02　　】膜がよく発達しており，静脈は【03　　】膜が発達している（図5）．静脈は総血流量の約3分の2を含んでいるので【04　　】血管とよばれている．【05　　】動脈は平滑筋が【01　　】膜の外周を取り囲んでいる構造で，【05　　】動脈が収縮・弛緩することで血圧の調節を行うことから【06　　】血管とよばれている．毛細血管には，血液成分の濾過や吸収の多い組織でみられる【07　　】毛細血管と，脳の血液脳関門（blood-brain-barrier：BBB）などでみられる【08　　】毛細血管がある．
- 毛細血管を経た血液は【09　　】系に入る．【09　　】の基本構造は，動脈と同様で【10　　】膜，【11　　】膜，【12　　】膜からなるが，その境界は明瞭でない（図5）．特に，上肢と下肢の中型静脈には2～3枚で構成される【13　　】がよくみられ，血液の逆流を防ぎ，血液の心臓への還流を助けている．

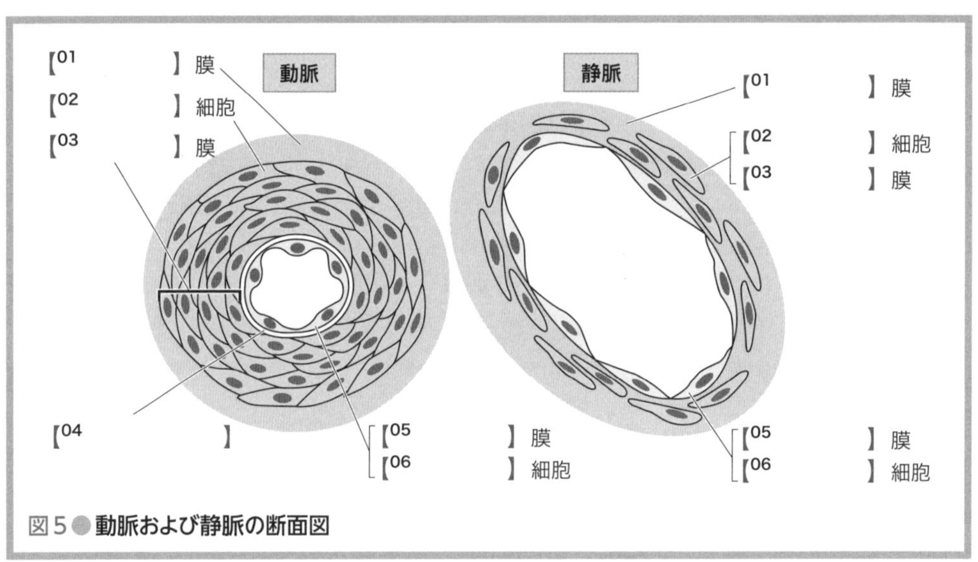

図5 ● 動脈および静脈の断面図

B. 動脈系

- 右心室から出た血液が【01　　】を経由し，ガス交換を行って心臓に戻る循環を【02　　】という．一方，左心室から【03　　】，大動脈弓を経て上半身と下半身に血液を送る循環を【04　　】という．
- 大動脈弓からは腕頭動脈，【05　　】動脈，左鎖骨下動脈の3本の動脈が分かれる．

---

3 A 01 内　02 中　03 外　04 容量　05 細　06 抵抗　07 有窓型（ゆうそうがた）　08 連続型　09 静脈　10 内　11 中　12 外　13 静脈弁　**図5** 01 外　02 平滑筋　03 中　04 内弾性板　05 内　06 血管内皮
B 01 肺　02 肺循環（小循環）　03 上行大動脈　04 体循環（大循環）　05 左総頸

腕頭動脈は右上半身へ血液を送り，【06　　　　　　　】と右鎖骨下動脈が分枝する．【07　　　　　　　】からは脳内に血液を送る【08　　　　　　　】と頭蓋骨や頭皮に血液を送る【09　　　　　　　】が分かれる．

- 【08　　　　　　　】と【09　　　　　　　】の**分岐部**には**血液ガス濃度**をモニターする**化学受容器**の【10　　　　　　　】と**血圧**をモニターする**圧受容器**としての役割をもつ【11　　　　　　　】がある（図6，7）．
- 後頭部に入る動脈には頸椎を通る椎骨動脈がある．【08　　　　　　　】と椎骨動脈は脳底で動脈輪を形成し，【12　　　　　　　】とよばれている．
- 鎖骨下動脈は，上肢へ走行するにつれ腋窩動脈になり，【13　　　　　　　】から前腕部の【14　　　　　　　】と尺骨動脈へ血液を送る．【14　　　　　　　】は脈拍を数えるのに使われる．
- 大動脈弓からおりていく大動脈を下行大動脈という．下行大動脈は，胸部に達すると【15　　　　　　　】になり，横隔膜を貫通すると【16　　　　　　　】と名称を変える．【15　　　　　　　】からは【17　　　　　　　】が出て呼吸筋を栄養する．【16　　　　　　　】からは腹腔動脈，上腸間膜動脈，下腸間膜動脈，【18　　　　　　　】，精巣（卵巣）動脈が分かれる．【16　　　　　　　】は，腰椎下端まで下降して【19　　　　　　　】になって左右に分かれ，次いで【19　　　　　　　】は，骨盤の内外に血液を送る内腸骨動脈と外腸骨動脈に分かれる．外腸骨動脈は，下肢に至り，【20　　　　　　　】になり，次いで【21　　　　　　　】，前脛骨動脈，後脛骨動脈に分かれ，【22　　　　　　　】と足底動脈となる（図6～8）．

C. 静脈系

- 多くの静脈は動脈に沿って走行しているが，大静脈，【01　　　　】静脈，皮静脈，【02　　　　】，脳の静脈などは例外である（図9）．
- 上肢と下肢の静脈には，【03　　　　　　】がよく発達しており，【04　　　　　】ポンプや【05　　　　　】ポンプを使って，血液を静水圧（重力）に抗して心臓に還流するために重要なはたらきをしている．

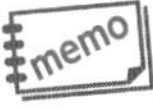

筋（筋肉）ポンプ：上肢や下肢に流れてきた血液を心臓に戻すために，筋ポンプが使われる．そのしくみを助けるため，上肢や下肢の血管には静脈弁がある．筋ポンプは血管の周囲の骨格筋の収縮により，血液を心臓に近い静脈弁の上まで押し上げる．血液は弁があるために弁より下に下がらない．これをくり返して血液は腹腔まで戻る．

呼吸ポンプ：腹腔まで戻った血液は呼吸作用により，心臓まで還流される．呼息時には横隔膜が挙上し，腹腔が陰圧になるために静脈が膨らみ血液が腹腔の静脈に増える．吸息時には，横隔膜が下がるので腹腔は陽圧になり，腹腔内の静脈を圧迫して血液を胸腔へ押し上げる．同時に，胸郭が拡大するので胸腔は陰圧になり，下大静脈は膨らみ血液が腹腔より引き上げられ，心臓に還流する血液量が増える．

---

3 B 06 右総頸動脈　07 総頸動脈　08 内頸動脈　09 外頸動脈　10 頸動脈小体　11 頸動脈洞　12 大脳動脈輪（ウィリスの動脈輪）　13 上腕動脈　14 橈骨動脈　15 胸大動脈　16 腹大動脈　17 肋間動脈　18 腎動脈　19 総腸骨動脈　20 大腿動脈　21 膝窩動脈　22 足背動脈
C 01 奇　02 門脈　03 静脈弁　04 筋（筋肉）　05 呼吸（04，05は順不同）

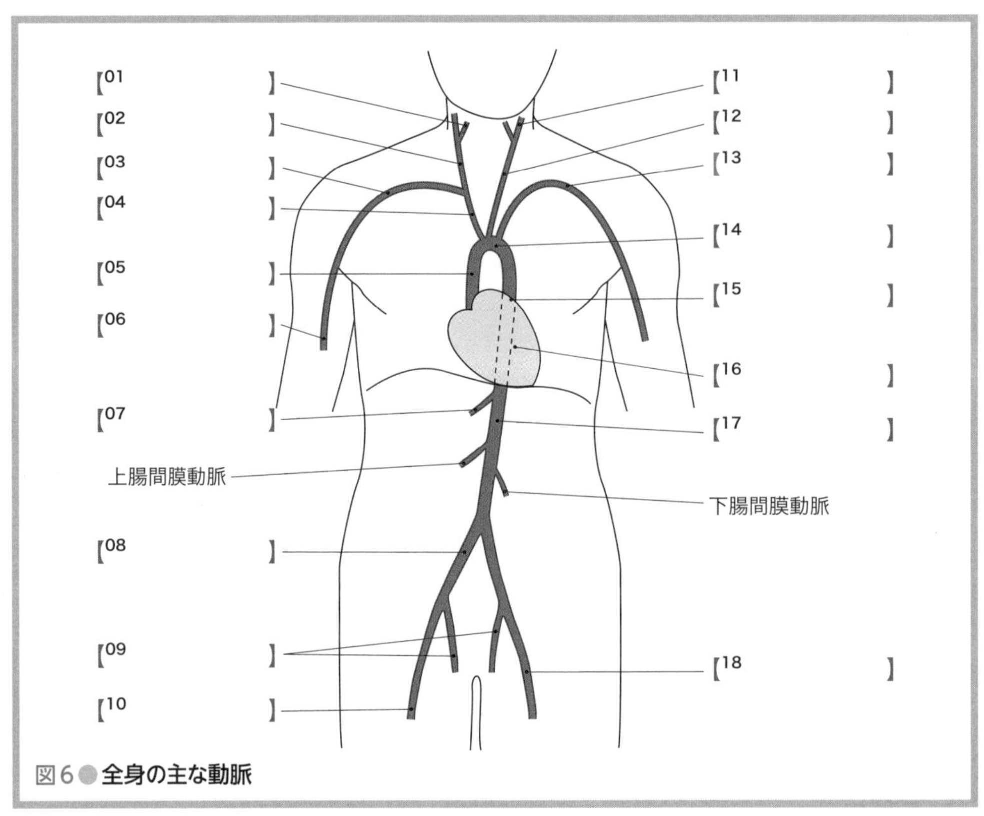

図6●全身の主な動脈

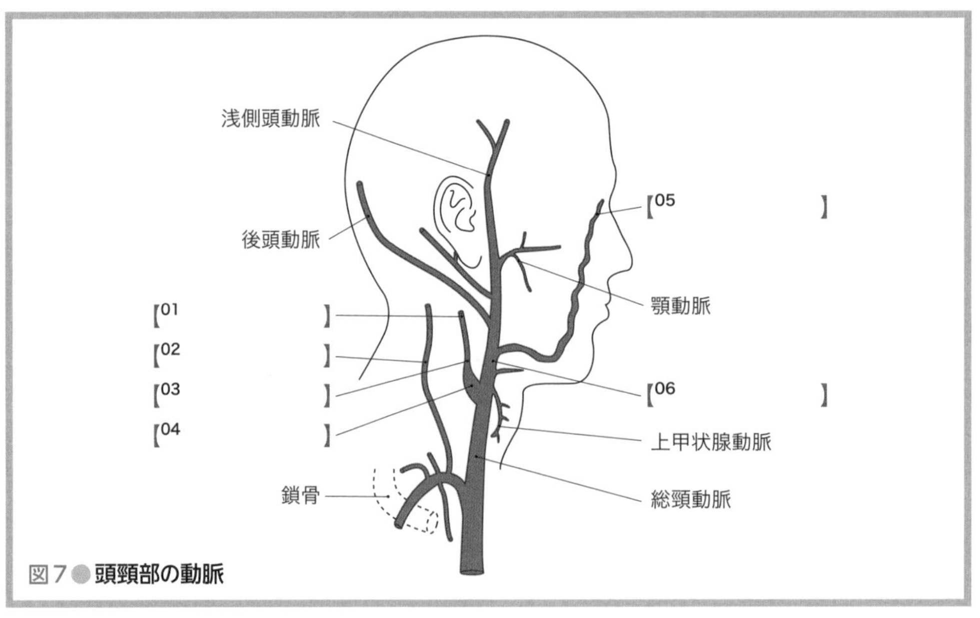

図7●頭頸部の動脈

3 **図6** 01 右内頸動脈　02 右総頸動脈　03 右鎖骨下動脈　04 腕頭動脈　05 上行大動脈　06 上腕動脈　07 腹腔動脈　08 総腸骨動脈　09 内腸骨動脈　10 大腿動脈　11 左外頸動脈　12 左総頸動脈　13 左鎖骨下動脈　14 大動脈弓　15 下行大動脈　16 胸大動脈　17 腹大動脈　18 外腸骨動脈　**図7** 01 内頸動脈　02 椎骨動脈　03 頸動脈洞　04 頸動脈小体　05 顔面動脈　06 外頸動脈

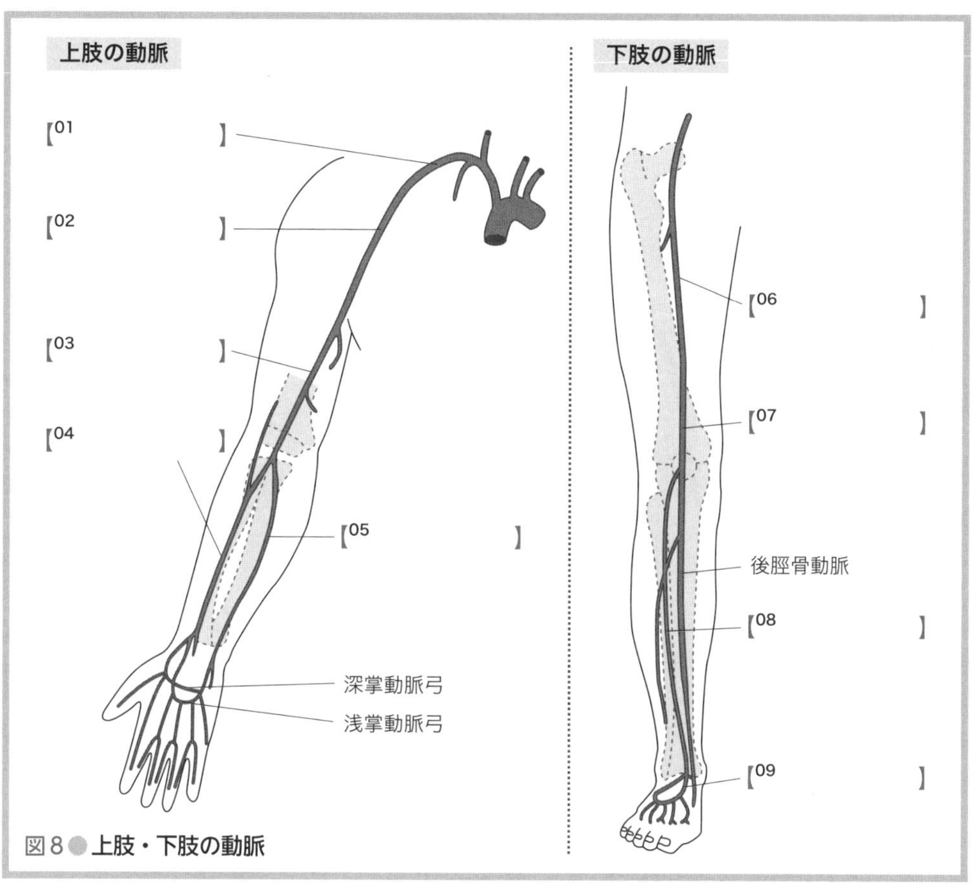

図8 ● 上肢・下肢の動脈

- 大静脈には，【06　】静脈と【07　】静脈があり，それぞれ右心房に入る．【08　】静脈は胸部の肋間静脈からの血液を集め，上大静脈と下大静脈を連結する．【08　】静脈の上半分で分かれて併走する副半奇静脈と【08　】静脈の下半分からの血液を流す半奇静脈がある（図10）．
- 皮静脈は全身の体表面にみられ，【09　】調節に重要な役目を果たしている．皮静脈のうち，上肢の【10　】皮静脈，【11　】皮静脈，**肘窩部**（ちゅうかぶ）の肘正中皮静脈（ちゅうせいちゅう）は，健康診断時の採血や静脈注射で用いられる血管である．下肢の【12　】静脈と【13　】静脈は，バイパス手術などで移植血管として用いられる．また，**静脈瘤**（じょうみゃくりゅう）が好発する血管である．
- 内臓諸器官からの血液は，【14　】を介して肝臓に入り，肝臓でさまざまな代謝や合成，解毒（げどく）などの処理を受けてから【15　】静脈を経て【16　】静脈に入る．**肝硬変**などで肝内の血流が阻害されると【17　】が亢進して，肝臓内に血液が流れなくなる結果，**側副血行路**を通って血液が心臓へ戻ろうとする．そのため，【18　】や腹壁の皮静脈が怒張（どちょう）する【19　】が現れたり，痔核（じかく）（疾（しつ））が起きる．

---

3 図8 01 鎖骨下動脈　02 腋窩動脈　03 上腕動脈　04 橈骨動脈　05 尺骨動脈　06 大腿動脈　07 膝窩動脈　08 前脛骨動脈　09 足背動脈　C 06 上大　07 下大（06，07は順不同）　08 奇　09 体温　10 橈側（とうそく）　11 尺側（しゃくそく）（10，11は順不同）　12 大伏在（だいふくざい）　13 小伏在（12，13は順不同）　14 門脈　15 肝　16 下大　17 門脈圧　18 食道静脈瘤　19 メデューサの頭

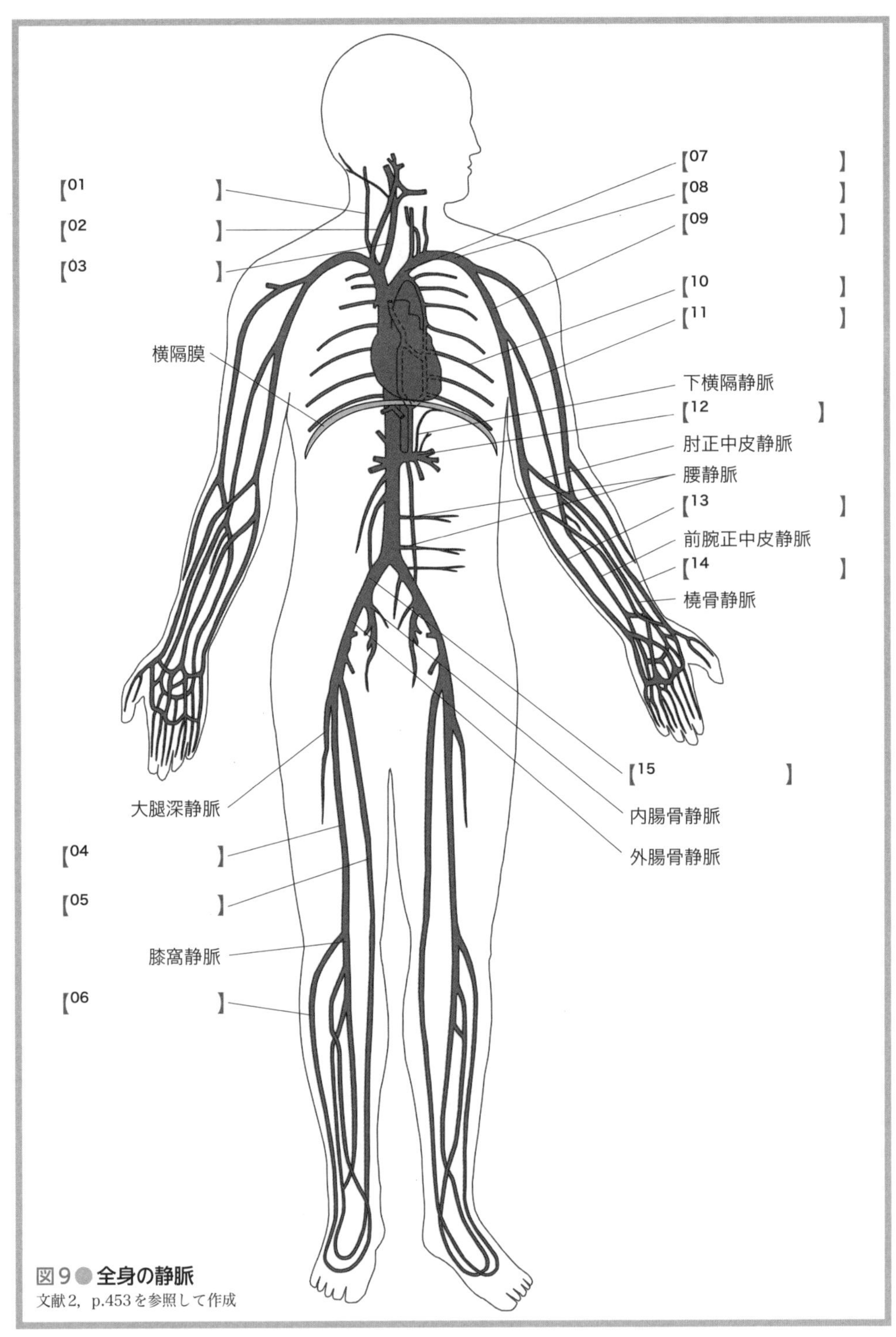

図9● **全身の静脈**
文献2，p.453を参照して作成

3 **図9** 01 椎骨静脈　02 外頸静脈　03 内頸静脈　04 大腿静脈　05 大伏在静脈　06 小伏在静脈　07 腕頭静脈　08 鎖骨下静脈　09 腋窩静脈　10 肋間静脈　11 上腕静脈　12 腎静脈　13 尺側皮静脈　14 橈側皮静脈　15 総腸骨静脈

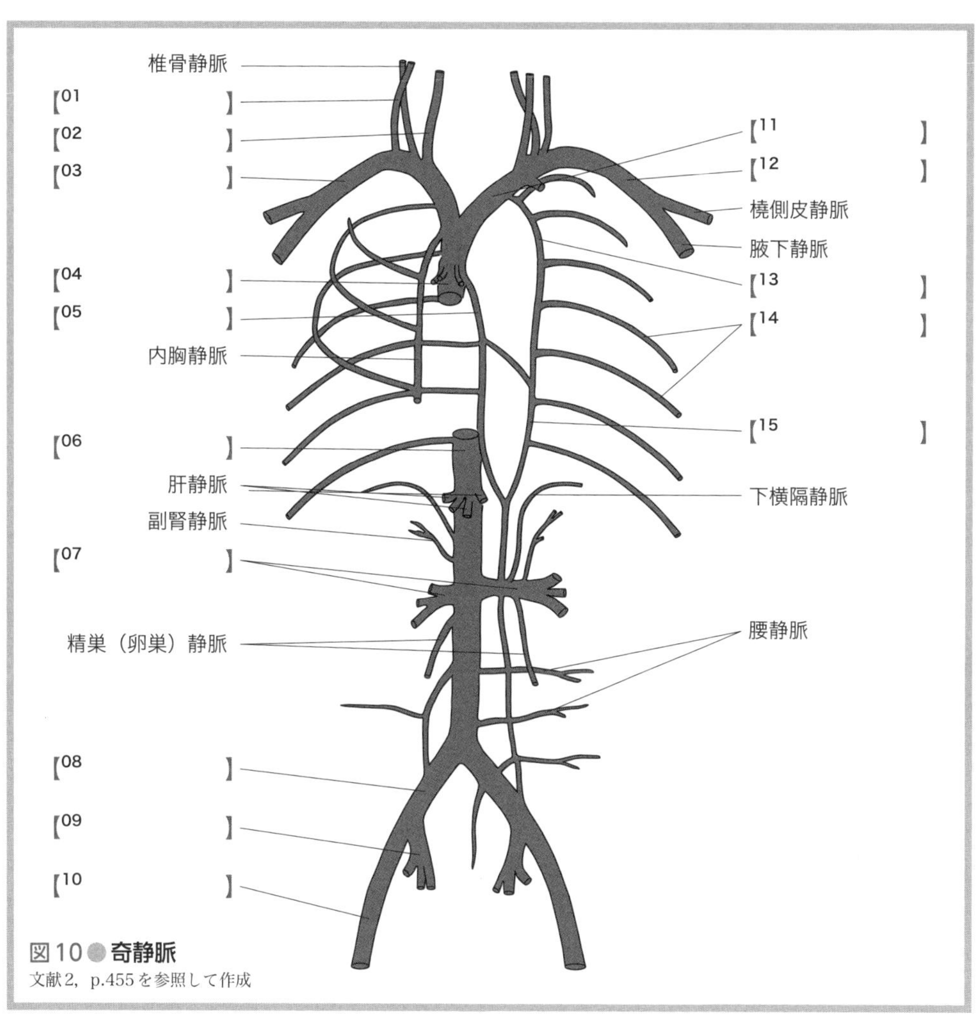

図10 ● **奇静脈**
文献2，p.455を参照して作成

4 血圧

Text p.101

● 血液が全身に拍出されるときに動脈を押す圧力を【01　　】という．【01　　】は，【02　　】と【03　　】の【04　　】で表される．心臓が収縮するときに，動脈にかかる【01　　】を【05　　】または【06　　】，拡張期にかかる圧力を【07　　】または【08　　】という．【05　　】と【07　　】の差を【09　　】という．

---

3 図10 01 外頸静脈　02 内頸静脈　03 鎖骨下静脈　04 上大静脈　05 奇静脈　06 下大静脈　07 腎静脈　08 総腸骨静脈　09 内腸骨静脈　10 外腸骨静脈　11 腕頭静脈　12 鎖骨下静脈　13 副半奇静脈　14 肋間静脈　15 半奇静脈

4 01 血圧　02 心拍出量　03 末梢血管抵抗　04 積　05 最高血圧　06 収縮期血圧（05，06は順不同）　07 最低血圧　08 拡張期血圧（07，08は順不同）　09 脈圧

5 循環系

Text p.104

A. 胎児循環

- 胎生期には，胎児は【01 】をしていないので，必要な酸素や不要な二酸化炭素は，母体の【02 】からの血液により交換される．胎児は，1本の臍静脈と2本の臍動脈からなる【03 】で【02 】とつながっている．静脈からの血液は，胎児の肝臓を迂回して門脈から下大静脈へと連絡する【04 】管を通って右心房へ入る．大部分の血液は，右心房から【05 】孔を通って【06 】へと流れていく．一部の血液は，右心室へ流れて肺動脈を通って送られるが，胎児は【01 】をしていないので，肺へはほとんど送られず【07 】管を通って【08 】動脈へと送られる．胎児の体内を循環した血液は【09 】動脈から，【10 】を通って【02 】へと戻る．【02 】では，母体側の血液と胎児の血液は，【02 】の膜を介してガスや物質の交換を行い，母体の血液と胎児の血液が，直接混じることはない．出生後，胎児に特有な循環路は閉じて痕跡が残る（**図11，表**）．

6 循環の調節

Text p.106

A. 心臓のはたらきの調節

- 心臓のはたらきは，**自律神経**と**ホルモン**などの液性因子によって調節を受けている．自律神経のうち，【01 】神経は，心臓の活動を促進し，【02 】神経は，心臓の活動を抑制する．これらの神経は，【03 】にある【04 】中枢の調節を受けている．ホルモンによる調節では，副腎髄質から出る【05 】と【06 】が心臓の活動を促進させる．

B. 血圧の調節

- 血圧の調節を行う中枢は，【01 】の【02 】中枢にある．【02 】中枢は，大脳皮質からの情動や疼痛の刺激により興奮して血圧が【03 **上昇・低下**】する．また，【04 】神経が活動すると副腎髄質から【05 】や【06 】が分泌される．【05 】は強い【07 】作用をもっているので血圧上昇を促す．【06 】は【08 】数や【09 】量を上げるので血圧が上昇する．

---

5 A 01 肺呼吸　02 胎盤　03 臍帯　04 静脈　05 卵円　06 左心房　07 動脈（ボタロー）　08 大　09 内腸骨　10 臍動脈

6 A 01 交感　02 副交感（迷走）　03 延髄　04 心臓血管（血管運動）　05 アドレナリン　06 ノルアドレナリン（05，06は順不同）　B 01 延髄　02 心臓血管（血管運動）　03 上昇　04 交感　05 ノルアドレナリン　06 アドレナリン　07 血管収縮　08 心拍　09 心拍出

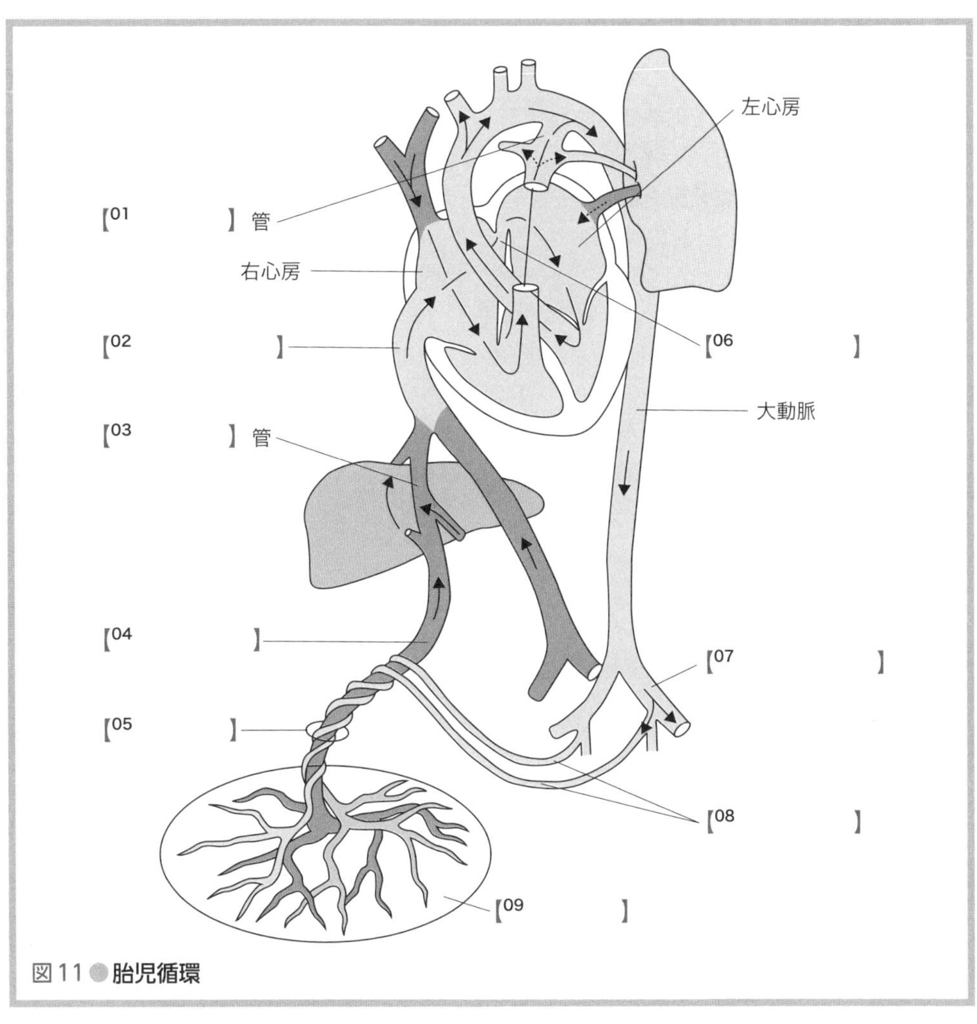

図11 ● 胎児循環

表 ● 胎児循環と出生後の痕跡

胎児循環	出生後の痕跡
静脈管	【01　　】
動脈管	【02　　】
臍動脈	【03　　】
臍静脈	【04　　】
卵円孔	【05　　】

5 **図11** 01 動脈（ボタロー）　02 下大静脈　03 静脈　04 臍静脈　05 臍帯　06 卵円孔　07 総腸骨動脈　08 臍動脈　09 胎盤　**表** 01 静脈管索　02 動脈管索　03 臍動脈索　04 肝円索　05 卵円窩

C. 化学受容器・圧受容器と血圧

- 頸動脈には**化学受容器**として【01 】小体と圧受容器をもつ【01 】洞があり，大動脈弓にも化学受容器の【02 】小体と圧受容器が存在し，活動電位（インパルス）を発している．【01 】小体や【02 】小体は，血液中の**酸素分圧や二酸化炭素分圧およびpH**をモニターし，それぞれ，**舌咽神経**と**迷走神経**を介して情報を【03 】の【04 】中枢に入力する．酸素分圧が低下し，二酸化炭素分圧が上昇し，pHが低下（H^+濃度が上昇）すると，【01 】小体や【02 】小体は心臓のペースメーカーの【05 】を刺激して【06 】数を上げ，【07 】量を増加させるので血圧は【08 **上昇・低下**】する．
- 一方，血圧上昇期には【01 】洞や【02 】弓の圧受容器からの活動電位の発生は抑制され，血管は【09 】して血圧が【10 **上昇・低下**】する（図12）．

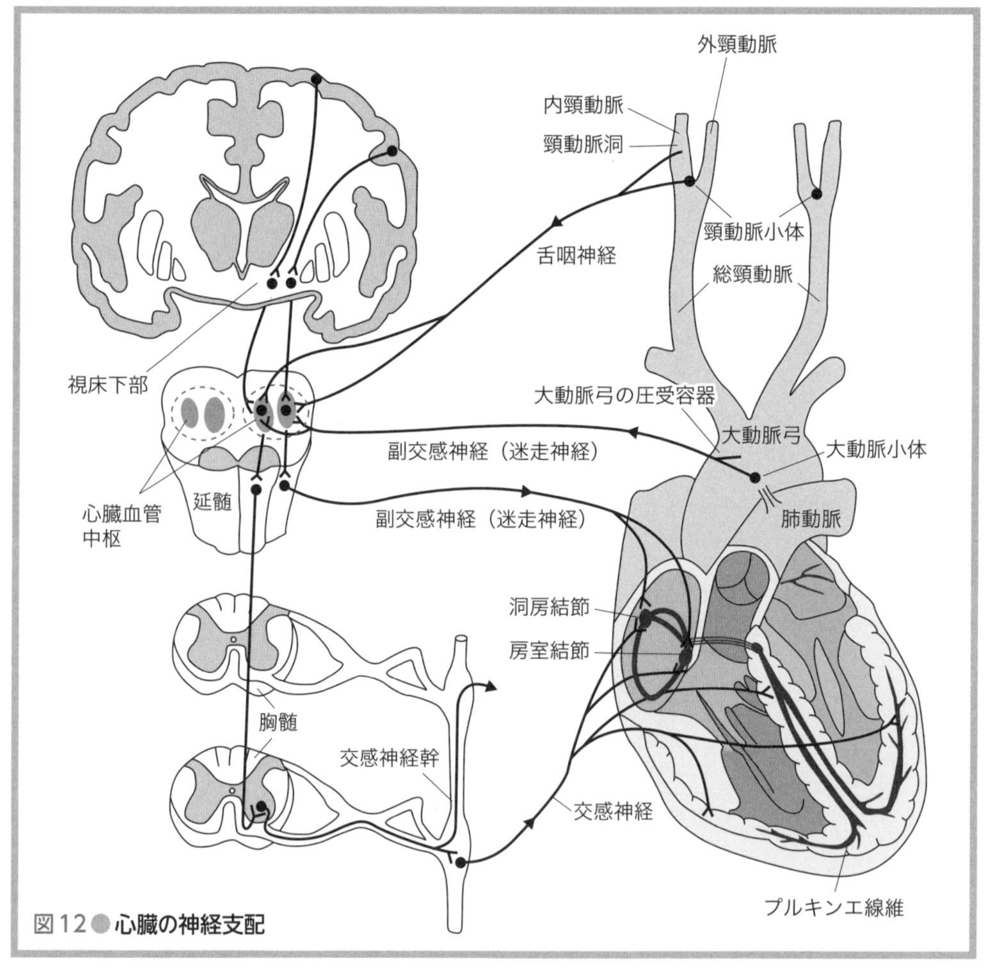

図12● **心臓の神経支配**

6 C 01 頸動脈　02 大動脈　03 延髄　04 心臓血管（血管運動）　05 洞房結節　06 心拍
07 心拍出　08 上昇　09 拡張　10 低下

D. ホルモンによる液性の調節

- **抗利尿ホルモン**の【01　　　　　　　】は，腎の**集合管**での水の【02　　　　】を促して組織液量を増加させるとともに，血管収縮作用ももっているので，【01　　　　　　　】が分泌されると血圧は【03 **上昇・低下**】する．血圧や血中Na^+濃度および組織液量が【04 **上昇・低下**】した場合には，【05　　　　　　　　　　　　　　　】系が活性化され，血圧を【06 **上昇・低下**】させる．
- 一方，【07　　　　】への還流血液量が増加した場合，【07　　　　】の心筋が引き延ばされ，心房から【08　　　　　　　　　　　　】が分泌される．【08　　　　　　　　　　　　】は腎尿細管からのNa^+の排泄を【09　　　　】し，アルドステロンの作用も抑制するので組織液量は【10 **上昇・低下**】する．また，ANPは血管も拡張させるので血圧が【11 **上昇・低下**】する．

E. 循環の局所性調節

- 血管平滑筋には強く押されると弛緩し，逆に引き伸ばされると収縮するという性質がある．これを【01　　　　】の調節といい，【02　　　　】の平滑筋などでみられる．
- 一方，末梢の動脈や細動脈では，末梢組織で生じた**化学物質（代謝産物）**により循環の調節が行われている．末梢組織の活動，例えば，運動時に骨格筋では，【03　　　　】が上昇し，**二酸化炭素**が産生され，【04　　　　】が増加し，pHは低下し，H^+濃度が上昇する．【03　　　　】上昇やこれらの化学物質（代謝産物）が増えると血管が【05　　　　】し，【06　　　　】量が増えるという**局所**の調節が行われる．血管拡張を生じさせる化学物質には，それら以外に【07　　　　　　】や**ATP**，**ADP**，**アデノシン**，**ヒスタミン**，【08　　　　　　　　】，K^+などがある．
- 血管を収縮させる物質には低酸素状態になると**血管内皮細胞**から分泌される【09　　　　　　】の他，**アンジオテンシンⅡ**，**バソプレシン**や血管を支配している**交感神経の伝達物質**の【10　　　　　　　　】などがある．

---

6 D 01 バソプレシン　02 再吸収　03 上昇　04 低下
05 レニン-アンジオテンシン-アルドステロン（RAA）　06 上昇　07 右心房
08 心房性ナトリウム利尿ペプチド（ANP）　09 促進　10 低下　11 低下　E 01 筋原性
02 動脈　03 体温　04 乳酸　05 拡張　06 血流　07 一酸化窒素（NO）
08 プロスタサイクリン（PGI_2）（07，08は順不同）　09 エンドセリン　10 ノルアドレナリン

文 献

1）「PT・OT 必修シリーズ　消っして忘れない解剖学要点生理ノート 改訂第2版」（井上 馨，松村讓兒/編），羊土社，2014

2）「カラー人体解剖学 構造と機能：ミクロからマクロまで」（F. H. マティーニ，他/著，井上貴央/監訳），西村書店，2003

3）「カラーで学ぶ解剖生理学」（G. A. ティボドー，K. T. パットン/著，コメディカルサポート研究会/訳），医学書院MYW，1999

4）「病気がみえる vol.2 循環器疾患 第1版」（医療情報科学研究所/編），メディックメディア，2004

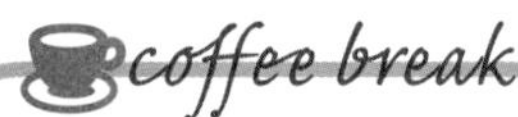

全身の血液の分配

全身の血液分配は不均一で，全身の静脈系には64％と最も多くの血液が分配され，次いで全身の動脈系に13％，肺循環に9％，心臓に7％，毛細血管に7％と続いている．血液量としては，静脈系に約3.5 L，動脈系に約1.5 Lである．したがって，血液の約3分の2は静脈に溜まっていることになり，静脈が**容量血管**とよばれている所以である．

安静時に各臓器を流れる血流量は，脳（750 mL/分），心臓（200 mL/分），骨格筋（1,000 mL/分），消化管・肝（1,350 mL/分），腎（1,000 mL/分）である．しかし，運動時には脳を除いて，各臓器を流れる血流量は大きく変化し，心臓（1,350 mL/分），骨格筋（21,000 mL/分）に対し，消化管・肝臓（750 mL/分），腎臓（750 mL/分）である．心臓が運動のために酸素を骨格筋へ大量に供給するために，心臓や骨格筋への血流量は増加する．一方，消化管や肝臓および腎臓への血流量は，骨格筋へ供給される血液を補うために減少する．しかし，脳への血流量は，安静時であっても運動時であっても変化しない．これは，脳は硬い頭蓋骨に囲まれているので血流量の増加のために脳が膨らんだり（脳浮腫），虚血になると神経が障害を受けるため，常に一定量の血液が流入・流出するようになっているためである．この「脳への血流量は一定である」という原則を「モンロー・ケリー（Monro-Kellie）の原理」という．

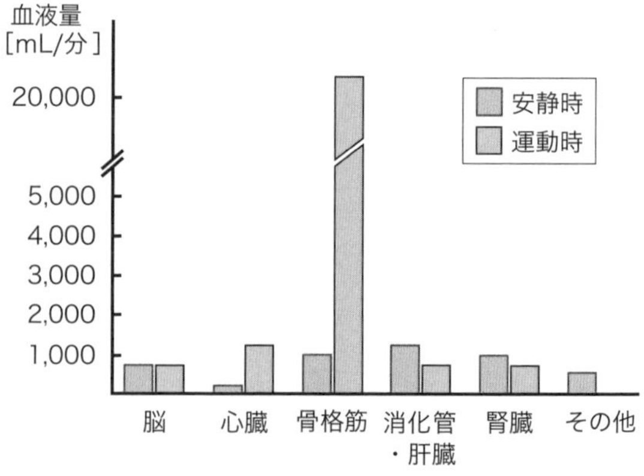

全身の臓器を流れる血液の量（血流量）

演習問題

該当するものを選択してください

STEP 1　基礎問題

Q1　心臓に関する記述である．正しいのはどれか．1つ選べ．

(1) 右心房に入る血管は肺静脈である．
(2) 僧帽弁は，右心房と右心室の間にある．
(3) 右心室壁の厚さは，左心室壁より厚い．
(4) 左心室から大動脈を経て全身に血液が送られる．
(5) 心房や心室の中を流れる血液は，心筋を栄養する．

Q2　心臓に関する記述である．正しいのはどれか．1つ選べ．

(1) 心臓の重量は400 gで，正中に位置する．
(2) 心臓の筋層は，平滑筋からなる．
(3) 各心房・心室の内面は内皮細胞で覆われている．
(4) 心臓は，1枚の心膜に包まれている．
(5) 心臓の先端の部分を心底という．

重要 Q3　心臓に関する記述である．正しいのはどれか．1つ選べ．

(1) 心臓のペースメーカーは，房室結節である．
(2) 心臓の活動は，副交感（迷走）神経の刺激で亢進する．
(3) 心臓の活動は，アドレナリンで促進する．
(4) 心臓血管中枢は，視床下部にある．
(5) 心臓に還流する血液量が増えると心拍出量は減る．

重要 Q4　冠動脈に関する記述である．正しいのはどれか．1つ選べ．

(1) 冠動脈は，大動脈弓から2本出る．
(2) 冠動脈は，主に心臓の前壁を灌流する．
(3) 冠動脈は，心臓の収縮期に血流量が増える．
(4) 収縮期の左右の冠動脈の血流量は，同じである．
(5) 冠動脈は，心臓の栄養血管である．

Q5　心臓についての記述である．正しいのはどれか．1つ選べ．

(1) 安静時，成人の1回拍出量は約150 mLである．
(2) 心電図のT波は，心室の興奮を表す．
(3) 洞房結節は，心房と心室の間にある．
(4) 心室筋が収縮するときは，心室の容積も小さくなる．
(5) 心音は，房室弁や動脈弁の閉鎖音である．

Q6　血管についての記述である．正しいのはどれか．1つ選べ．

(1) 動脈の最内側には，平滑筋がある．
(2) 毛細血管は，一層の平滑筋からできている．
(3) 大動脈には，弾性線維が多く含まれるので弾性型動脈といわれる．
(4) 毛細血管では血圧は，ほとんどゼロになる．
(5) 血液を末梢に運搬する際に静脈弁は，重要なはたらきを担う．

STEP 2　応用問題

重要 Q7　血圧調節に関する記述である．誤っているのはどれか．1つ選べ．

(1)　バソプレシンは，血圧を上昇させる．
(2)　心房性ナトリウム利尿ペプチドは，血圧を上昇させる．
(3)　アンジオテンシンⅡは，血圧を上昇させる．
(4)　アルドステロンは，血圧を上昇させる．
(5)　ノルアドレナリンは，血圧を上昇させる．

重要 Q8　血液循環に関する記述である．正しいのはどれか．1つ選べ．

(1)　アデノシンは，血管を収縮させる．
(2)　一酸化窒素は，血管を収縮させる．
(3)　アセチルコリンは，血管を収縮させる．
(4)　ヒスタミンは，血管を収縮させる．
(5)　アンジオテンシンⅡは，血管を収縮させる．

Q9　循環の調節機序に関する記述である．正しいのはどれか．1つ選べ．

[2013年度管理栄養士国家試験問題]

(1)　血管運動中枢は，脊髄に存在する．
(2)　心拍数は，頸動脈洞マッサージにより増加する．
(3)　末梢血管抵抗は，血液粘性の増加により低下する．
(4)　バソプレシンは，血管収縮作用がある．
(5)　セロトニンは，血管拡張作用がある．

重要 Q10　胎児循環に関する記述である．誤っているのはどれか．1つ選べ．

(1)　胎児の心房中隔には卵円孔がある．
(2)　肺動脈と大動脈を連絡する動脈管（ボタロー管）がある．
(3)　肝臓を経ずに下大静脈へ連絡する静脈管がある．
(4)　臍静脈は2本である．
(5)　胎盤では胎児の血液と母体の血液は混じらない．

重要 Q11　心臓の構造と機能に関する記述である．正しいのはどれか．1つ選べ．

[2009年度管理栄養士国家試験問題]

(1)　心電図のP波は，心室の脱分極を示す．
(2)　僧帽弁（左房室弁）は，心室の収縮開始により開く．
(3)　心拍出量は，成人で安静時に20 L/分である．
(4)　左冠動脈血流は，心室の拡張期に最大になる．
(5)　アセチルコリンは，心拍数を増加させる．

解答と解説 → 別冊p.4

呼吸器系

学習した日
年　月　日
年　月　日

学習のポイント

❶ エネルギー源となる栄養素の代謝と関連づけて，血液ガス（O_2・CO_2）の役割を理解する

❷ 呼吸の役割を理解する

❸ 呼吸器系は外呼吸にあずかる器官系であり，肺と気道（鼻腔・咽頭・喉頭・気管・気管支）からなる．呼吸器系の役割と構成を理解する

❹ ガス交換のしくみと血液ガスの運搬について理解する

❺ 呼吸運動とその調節について理解する

学習の前に

□ 人体は，エネルギー源となる栄養素の化学エネルギーをATPの化学エネルギーに変え，これをさまざまな生物学的仕事に利用して生存・活動する生体機械の一面をもつ．

□ ATPは，酸素（O_2）を必須とするミトコンドリアの酸化的リン酸化経路で効率よく合成される．O_2は燃焼の場合のように基質と直接反応するのではなく，$NADH + H^+$などの還元物質から放出された電子の受容体としてはたらく．O_2が足りずにATPが枯渇すると，生物学的仕事を行えず，命は途絶える．

□ 糖質や脂質の代謝過程では，基質への加水・脱水素反応などで生じたカルボキシ基（－COOH）が脱炭酸反応を受けて，二酸化炭素（CO_2）が生じる．過剰のCO_2は代謝の進行や酸塩基平衡を妨げるので，外界に排出しなくてはならない．また，過少であってはならない．

Keywords

● 内呼吸　● 外呼吸　● 気道　● 咽頭　● 喉頭　● 気管　● 気管支　● 肺　● 胸膜　● 胸郭
● 呼吸筋　● 呼吸運動　● 肺胞　● ガス交換　● 血液－空気関門　● 肺サーファクタント
● 血液ガス　● ヘモグロビン　● 炭酸脱水酵素　● 中枢呼吸リズム産生機構

書いてみよう！

［　　］の空欄を埋めてみましょう．

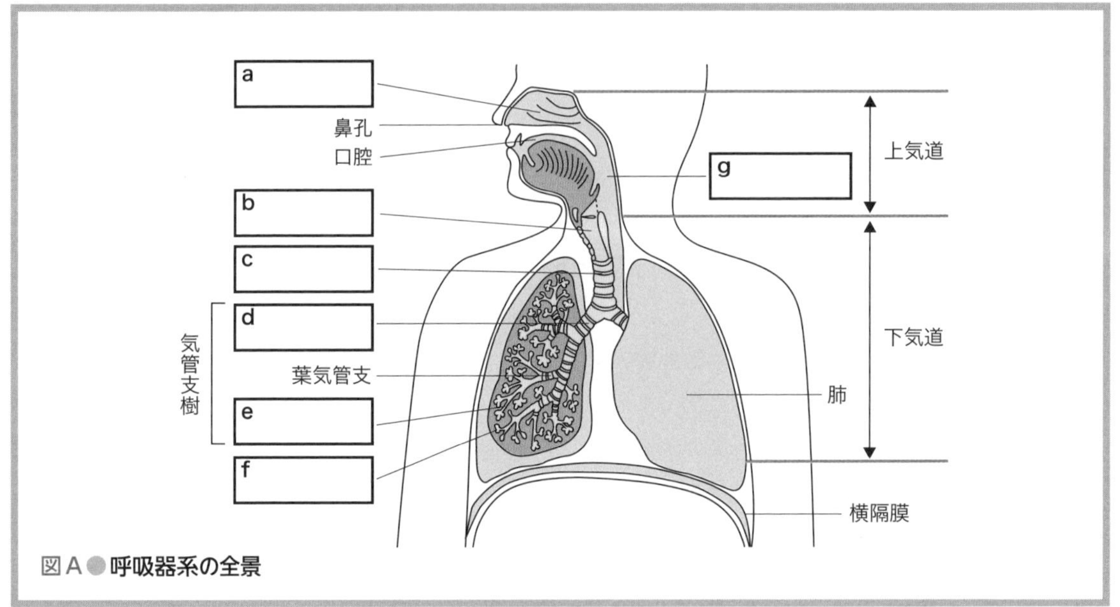

図A●呼吸器系の全景

［答え］a）鼻腔，b）喉頭，c）気管，d）右気管支，e）細気管支，f）肺胞，g）咽頭

要点整理問題

【　　　】に該当する語句を入れて学習しましょう

1 呼吸とは：内呼吸と外呼吸

Text p.112

- 外界から体内にO_2をとり入れて利用し，体内で生じたCO_2を外界に排出する過程を**呼吸**という．O_2やCO_2は，血液によって体中に運ばれる．O_2やCO_2のように，標準状態（0℃，1気圧，乾燥状態）で気体（ガス）である分子が，血液中に含まれている場合には**血液ガス**という．
- 呼吸は【01　　　】呼吸と【02　　　】呼吸に分けられる（図1）．

【01　　　】**呼吸**：細胞がO_2を電子受容体として利用して代謝を行い，生じたCO_2を細胞外に放出する過程．【03　　　】呼吸ともいう．

【02　　　】**呼吸**：外界からO_2を取り入れ，体内で生じたCO_2を外界に排出する過程，すなわち外気と血液との間のガス交換の過程．【04　　　】呼吸ともいう．

2 呼吸器系のあらまし

Text p.112

- 呼吸器系は【01　　　】呼吸にあずかる器官系で，【02　　　】と【03　　　】からなり，胸郭（後述）を含めることもある．気道は鼻腔，咽頭，喉頭，気管，気管支からなり，肺へと続く呼吸気の通り道で，鼻腔から喉頭までを【04　　　】，気管・気管支を【05　　　】という（図A）．肺ではその機能単位の肺胞でガス交換が行われる．

3 気道

Text p.113

A. 鼻腔（図2）

- 外鼻孔（鼻の穴）から【01　　　】鼻部までの腔所で，鼻中隔により左右2室に分かれている．外鼻孔直近の鼻前庭には鼻毛が生え，吸気中の細塵などをからめ取り，異物が下気道に入るのを防ぐ．鼻腔には上鼻甲介，中鼻甲介，下鼻甲介というひだ状の突起があり，表面積を増している．
- 鼻腔は粘膜で覆われており，その大部分を占めて呼吸気の通り道にあたる【02　　　】部と，嗅覚器がある鼻腔上部の【03　　　】部に分けられる．鼻腔の機能には，**吸気の**【04　　　】・【05　　　】，**発声時の**【06　　　】，嗅覚などがある．
- 外気の吸入は鼻からする【07　　　】が正常であるが，鼻閉（鼻づまり）などがあると口呼吸になる．【08　　　】は咽頭炎や口臭の原因になり，いびきにも密接にかかわる．

---

1 01 内　02 外　03 細胞　04 肺
2 01 外　02 気道　03 肺（02，03は順不同）　04 上気道　05 下気道
3 A 01 咽頭　02 呼吸　03 嗅　04 加湿　05 加温（04，05は順不同）　06 共鳴作用　07 鼻呼吸　08 口呼吸

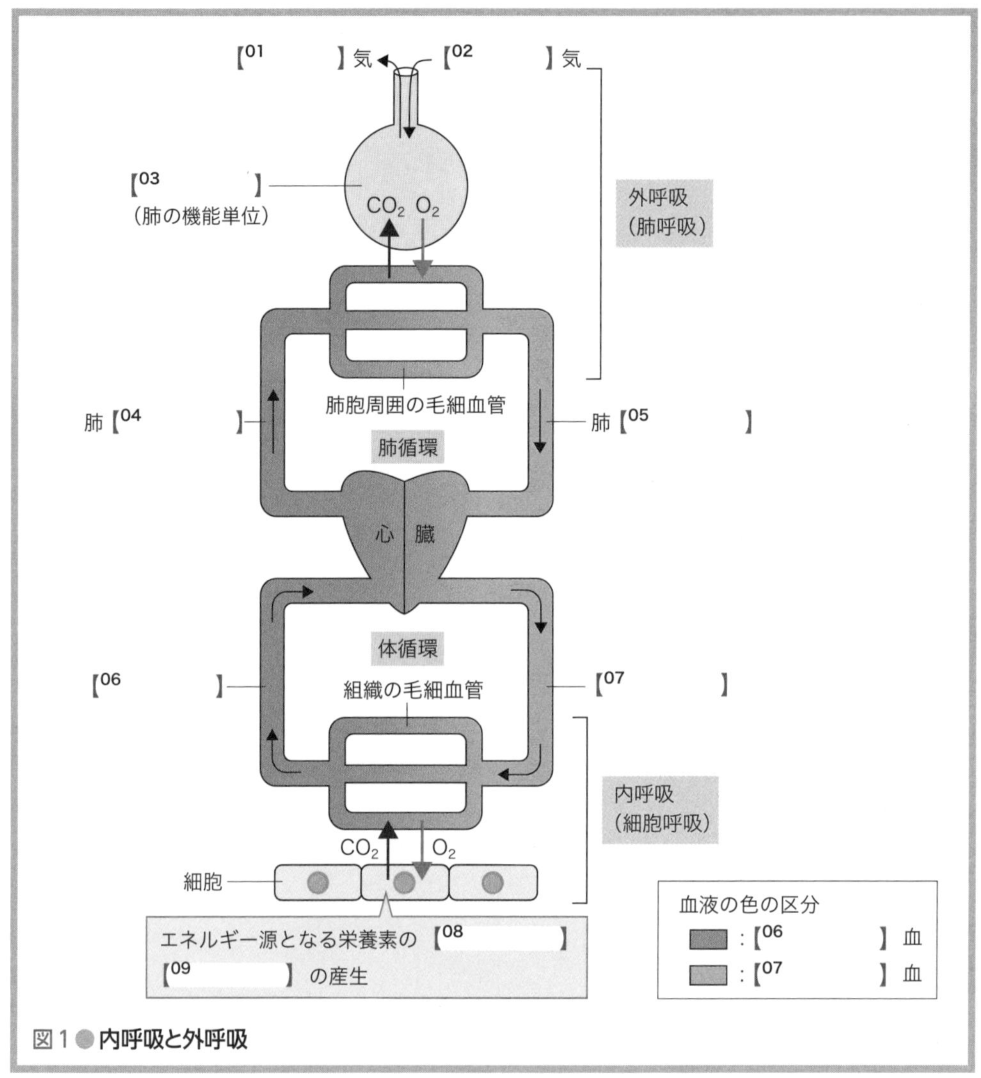

図1 ● **内呼吸と外呼吸**

B. 咽頭（図2）

● 喉頭とともに咽喉（いんこう）（のど）を構成する．鼻腔後方からはじまり，喉頭・食道の入り口まで続く長さ12～16 cmの管で，【01 】（上咽頭），【02 】（中咽頭），【03 】（下咽頭）に区分される．

● 咽頭【04 】は口を大きく開いたときに口腔の奥に見える部位である．咽頭【05 】はその上の直接には見えない部位で，口蓋垂（こうがいすい）および口蓋扁桃（こうがいへんとう）（いわゆる扁桃腺）の上後方の鼻腔の突き当たりに位置し，中耳まで伸びる耳管（じかん）が開口している．乳幼児期には，扁桃は外界から進入する細菌などに対する免疫防御の役割をもつ．

1 図1 01 呼　02 吸　03 肺胞　04 動脈　05 静脈　06 静脈　07 動脈　08 酸化　09 ATP
3 B 01 咽頭（いんとう）鼻部　02 咽頭口部　03 咽頭喉頭部　04 口部　05 鼻部

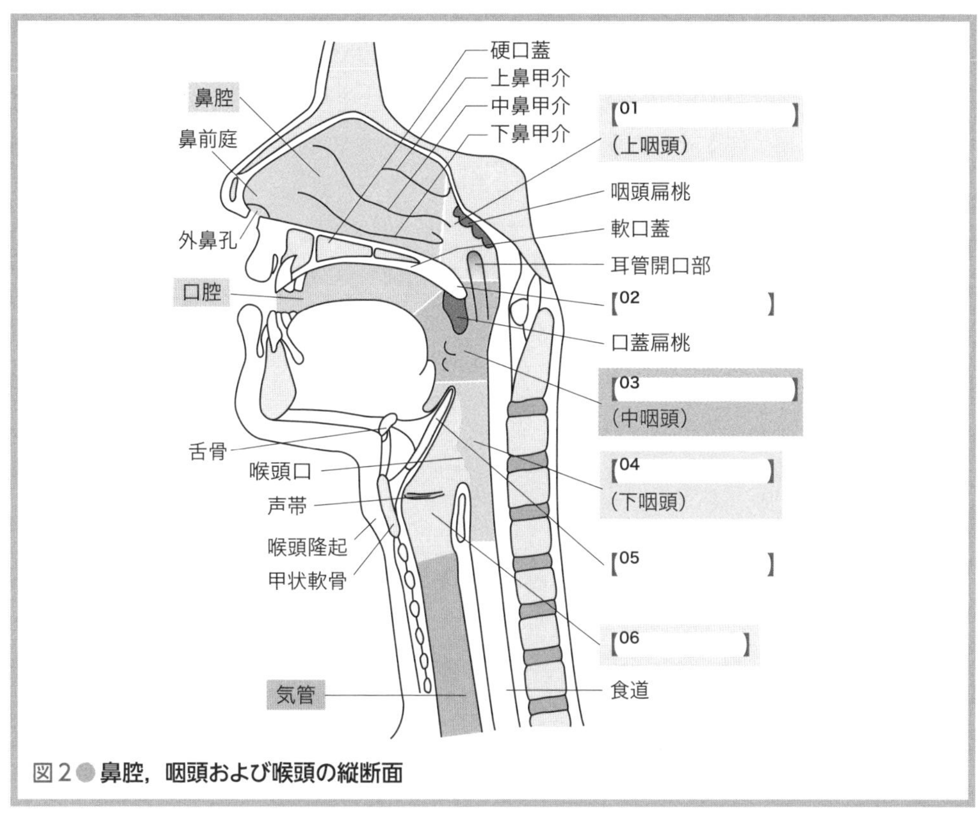

図2 ● 鼻腔，咽頭および喉頭の縦断面

- 【06　　　　　　】は咽頭口部の下方，食道や喉頭の入口付近に位置し，直接には見えない．
- 【07　　　　　　】は空気の通路であるとともに，飲食物の通路でもあり，飲食時は【08　　　　　　】をうまく行い，またはっきり発声するために重要である．
- 【09　　　　　　】は，咽頭鼻部と咽頭口部の間を開閉する扉の役割をもつ．その具合が悪いと，飲食物が鼻腔に流れ込んだり，発声の際に息が鼻に抜けて言葉がわかりにくくなったりする．

C. 喉頭 (図2)

- 喉頭は咽頭喉頭部の前面，気管の上部に位置し，靱帯や筋肉が付着した多くの【01　　　　　　】でつくられ，内腔は粘膜で覆われている．【02　　　　　　】は喉頭部で最大の軟骨で，喉頭隆起（のどぼとけ）を形成する．
- 【03　　　　　　】は，甲状軟骨の前上縁から後ろに突き出た喉頭蓋軟骨を粘膜が覆ってつくられ，その上側は舌根に付着している．
- 喉頭は【04　　　　　　】専用の通路であり，咽頭と連携して食物の気管内への流入を防ぐ重要な役割をもつ．食物を飲み込む【05　　　　　　】の際は，舌根が奥に動いて食物を食道

---

3 図2 01 咽頭鼻部　02 口蓋垂　03 咽頭口部　04 咽頭喉頭部　05 喉頭蓋　06 喉頭
B 06 咽頭喉頭部　07 咽頭口部　08 嚥下　09 軟口蓋（なんこうがい）　C 01 軟骨　02 甲状軟骨　03 喉頭蓋
04 呼吸気　05 嚥下

に送り込みつつ【06 】を押し下げる一方，喉頭が挙上し，喉頭の入り口に蓋をして【07 】を防ぐ（第2章参照）．

- 喉頭隆起のやや下には左右一対の声帯と，それにはさまれた声門裂（せいもんれつ）からなる声門がある（図3）．【08 】を通る呼気が声帯を振動させて生じる声は，【08 】自体の調節や，咽頭，口腔，鼻腔などによる修飾を受けて，母音や子音はじめさまざまな声となる．

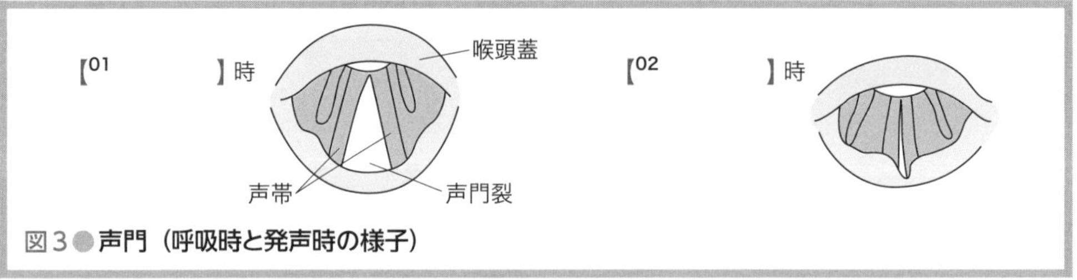

図3● 声門（呼吸時と発声時の様子）

D. 気管および気管支（図4）

- 【01 】は喉頭に続く直径約2 cm，長さ約10 cmの管で，【02 】に沿ってその前を下り，気管分岐部で左右の【03 】に分かれて肺に入り，さらに枝分かれをくり返す．
- 気管・気管支は空気を絶えず出し入れするので，内腔がつぶれると困る．そのため，外壁はC字型の【04 】（【05 】からなる）が多数積み重なり，軟骨のない後ろは【06 】でつながれた構造をしており，つぶれない強さを維持しつつ，頸部の動きに伴って屈曲できる柔軟性がある．
- 右気管支は左気管支よりも【07 **太く・細く**】，分岐角が【08 **大きい・小さい**】ので，気道に入った異物の多くは【09 】に入る．

4 肺

Text p.114

A. 肺の構造（図4）

- 胸部の内臓を入れる【01 】は，縦隔（じゅうかく）（心臓，気管，食道などによる中央の壁）で左右に分けられている．肺はこの縦隔の両側にあり，形は半円錐に近く，【02 】は上葉・中葉・下葉に，【03 】は上葉・下葉に区分される．
- 上端部を【04 】，横隔膜に接する底面を【05 】という．内側面のほぼ中央には【06 】があり，気管支，肺動脈・肺静脈，気管支動脈・気管支静脈，リンパ管，神経が出入りしている．

---

3 C 06 喉頭蓋　07 誤嚥（ごえん）　08 声門　**図3** 01 呼吸　02 発声　D 01 気管　02 食道　03 気管支　04 気管軟骨　05 硝子軟骨　06 平滑筋　07 太く　08 小さい　09 右気管支
4 A 01 胸腔　02 右肺　03 左肺　04 肺尖（はいせん）　05 肺底　06 肺門

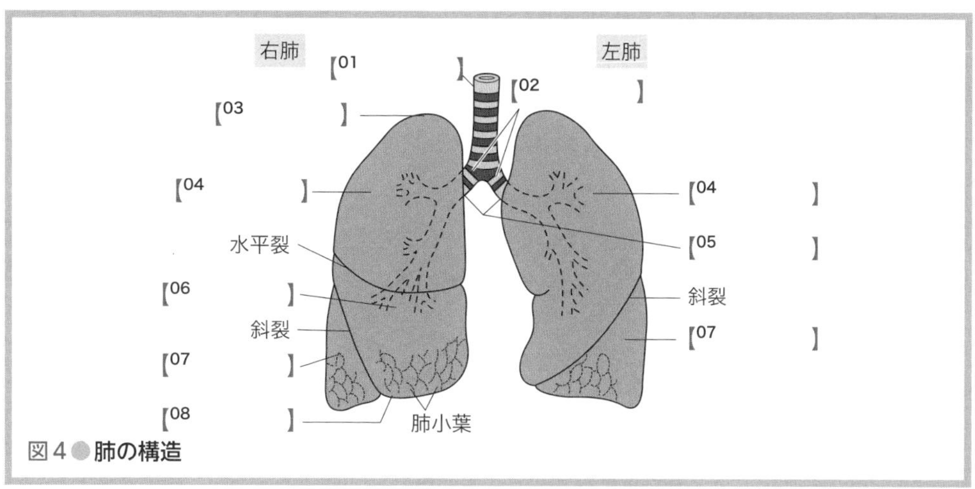

図4 ● 肺の構造

B. 肺内気管支

- 気管支は肺門に入る前の【01 】気管支と，入ったあとの【02 】気管支に分けられる．【02 】気管支はまず葉気管支（右肺【03 】本，左肺【04 】本）に分かれ，分枝をくり返して【05 】となる（図A）．
- 【05 】はさらに終末細気管支，呼吸細気管支，肺胞管を経て，袋状にふくらんだ【06 】に終わる．
- 気管壁の【07 】は細気管支に達すると消失し，【08 】や【09 】が豊富になる．【10 **交感神経・副交感神経** 】の興奮は平滑筋を【11 **弛緩・収縮** 】させることで細気管支の内径を【12 **拡張・縮小** 】させ，換気を促進する．【13 **交感神経・副交感神経** 】の興奮は平滑筋を【14 **弛緩・収縮** 】させることで内径を【15 **拡張・縮小** 】させ，換気を穏やかにする．
- 上気道から終末細気管支までの気道表面は，【16 】上皮とその上の粘液層で覆われている．この粘液は杯細胞や粘膜下腺から分泌され，気道に侵入した微粒子や微生物をからめ取り，【16 】のはたらきで咽頭方向へゆっくりと移動していく（【17 】エスカレーター）．最終的に，粘液は【18 】として喀出(かくしゅつ)されたり，嚥下される．
- 気管支喘息の発作時には，気管支平滑筋の過剰な【19 **弛緩・収縮** 】が生じ，また粘液の分泌が【20 **低下・亢進** 】して呼吸が困難となる．

C. 肺胞

- 外呼吸の主役の**肺胞**は，【01 】とこれを囲む【02 】からなり，【03 】気と毛細血管内の血液との間で【04 】を行う（図5）．
- 肺胞は直径100〜200 μmほどときわめて小さく，数は数億個にもなるので，ガス交換を行う総面積は体表面積の約30倍，およそ【05 】m^2に及ぶ．

---

4 図4 01 気管 02 気管支 03 肺尖 04 上葉 05 肺門 06 中葉 07 下葉 08 肺底 B 01 肺外 02 肺内 03 3 04 2 05 細気管支 06 肺胞 07 軟骨 08 平滑筋 09 弾性線維（08, 09は順不同） 10 交感神経 11 弛緩 12 拡張 13 副交感神経 14 収縮 15 縮小 16 線毛 17 粘液線毛 18 痰 19 収縮 20 亢進 C 01 肺胞腔 02 肺胞壁 03 肺胞 04 ガス交換 05 100

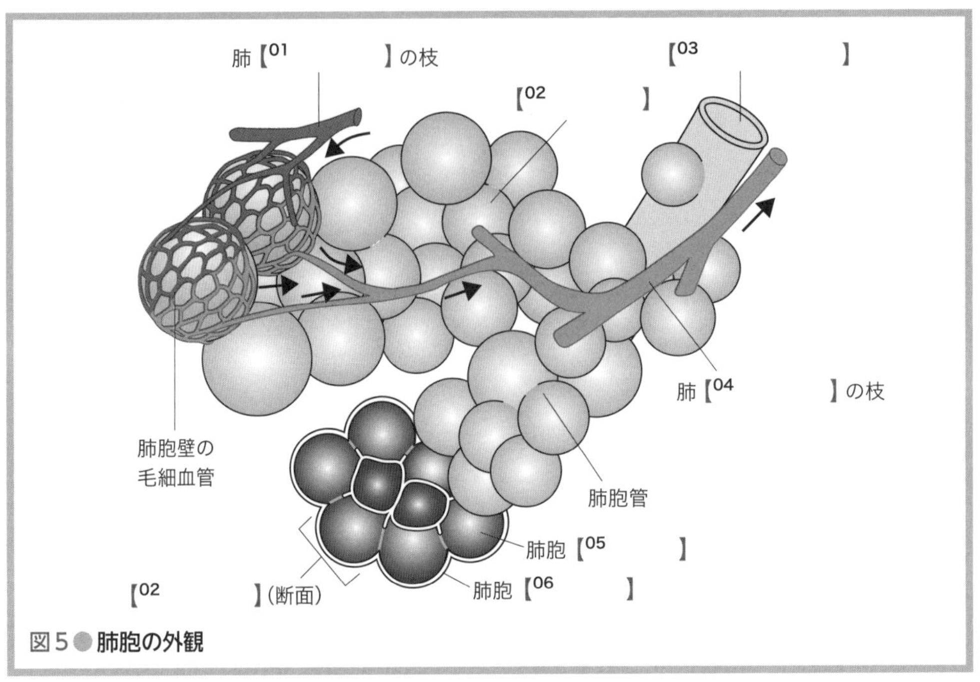

図5 ● **肺胞の外観**

- 肺胞壁の内腔面は【06 】上皮で覆われ，外側は肺【07 **動・静**】脈から枝分かれした毛細血管が網目状に取り囲んでいる．肺胞は毛細血管が体内で最も密に分布している部位であり，能率的にガス交換をするのに適している．
- 肺胞は中隔孔（肺胞孔）により互いに連絡している．肺胞上皮の95％以上は【08 **立方形の・扁平な**】Ⅰ型肺胞上皮細胞が占め，ところどころに【09 **立方形の・扁平な**】Ⅱ型肺胞上皮細胞（大肺胞上皮細胞）が散らばっている（図6）．
- 【10 **Ⅰ・Ⅱ**】型肺胞上皮細胞は，毛細血管内皮細胞や結合組織とともに【11 】関門（呼吸膜）を形成し，肺胞内と血液との間のガス交換を行う．
- 【12 **Ⅰ・Ⅱ**】型肺胞上皮細胞は，肺胞内面を覆う液体層をつくり，また【13 】という界面活性物質を分泌する．この物質はリン脂質と数種類のたんぱく質からなり，肺胞内面の表面張力を弱めて，呼気時に肺胞がつぶれるのを防ぐはたらきをしている．未熟児では肺サーファクタントの分泌が不十分なため，呼吸障害（【14 】）を起こしやすい．その治療に人工肺サーファクタントの【15 】注入が行われる．
- 呼吸細気管支および肺胞の内表面には【16 **べん毛・線毛・微絨毛**】がない．ここまで達した微粒子や微生物は，液体層に存在する【17 **形質細胞・マクロファージ・肥満細胞**】がその旺盛な食作用によって処理する．

---

4 図5 01 動脈　02 肺胞　03 呼吸細気管支　04 静脈　05 腔　06 壁　C 06 肺胞　07 動　08 扁平な　09 立方形の　10 Ⅰ　11 血液-空気　12 Ⅱ　13 肺サーファクタント　14 新生児呼吸窮（きゅうはく）迫症候群　15 気管内　16 線毛　17 マクロファージ

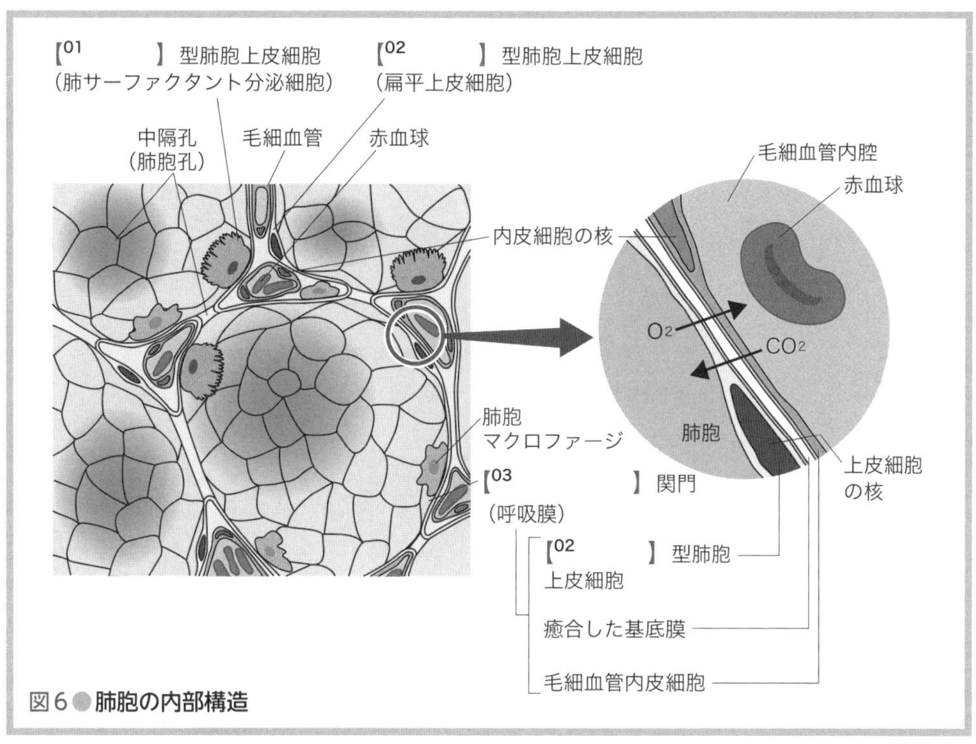

図6●肺胞の内部構造

5 胸郭と呼吸運動

Text p.115

A. 胸郭

- 胸郭は，胸部の内臓を入れている胸腔を取り囲む壁で，【01　　　】と【02　　　】からなる．
- 【01　　　】の前面には【03　　】骨，後面には【04　　　】があり，両者を【05　　】骨がつないでいる（第8章参照）．隣り合う上下の肋骨の間は【06　　　】筋で覆われている．
- 【02　　　】は，【07 **骨格・平滑**】筋と腱からなるシート状の中隔で，胸腔と腹腔を境している．【08　　　】は内臓を保護するとともに，**胸腔を拡張・縮小させる呼吸運動**を行っている．

B. 胸膜（図7）

- 胸郭内面と肺表面は，それぞれ【01　　　】胸膜と【02　　　】胸膜（肺胸膜）で覆われ，2つの胸膜は閉じた袋状につながっている．その狭いすき間を【03　　　】腔といい，ここを満たす少量の胸膜腔内液は，肺の動きを滑らかにする潤滑液の役目をしている．

---

4 図6 01 Ⅱ　02 Ⅰ　03 血液-空気
5 A 01 胸壁　02 横隔膜　03 胸　04 脊柱　05 肋　06 肋間　07 骨格　08 胸郭　B 01 壁側　02 臓側　03 胸膜

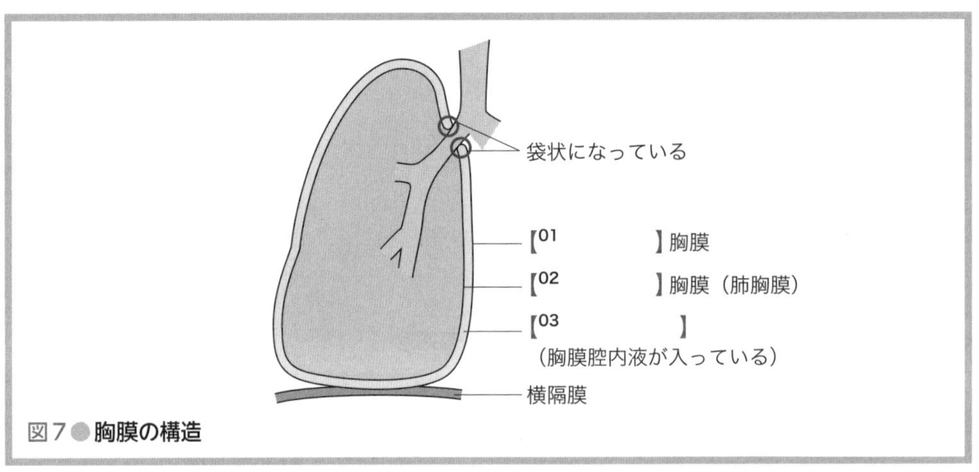

図7● **胸膜の構造**

- 胸膜腔の内圧は常に【04 **陽圧・陰圧**】となるように保たれているので，肺は組織自身の【05 　　　】で収縮しようとする性質に逆らって，絶えず引きのばされた状態にある．
- 肺が破れたり，胸壁に穴が開くと，胸膜腔内に空気が流入して【06 **陽圧・陰圧**】を保てなくなる．そのため，肺は自身の弾性で【07 **縮小・拡大**】する．これを【08 **肺気腫・気胸**(ききょう)】という．

C. 呼吸運動

- 肺は能動的に動くための筋をもたないが，胸腔容積を増減させる【01 　　　】の呼吸運動に伴って拡張・縮小し，吸息・呼息が行われる．
- 横隔膜の運動を主とする呼吸を【02 　　　】呼吸，肋間筋の運動を主とする呼吸を【03 　　　】呼吸というが，通常の呼吸は両者の共同による．
- **吸息時には横隔膜と外肋間筋（吸息筋）が**【04 **弛緩・収縮**】する．横隔膜が収縮・緊張してその面積が減ると，腹腔内臓器に圧迫されてドーム状に盛り上がっていた横隔膜は下に下がる．外肋間筋が収縮すると肋骨は上に上がる．その結果，胸郭の容積が【05 **増大・減少**】するので，胸膜腔内圧の陰圧が【06 **増し・減っ**】て，肺に吸気が流入する（図8）．
- **呼息時には横隔膜と外肋間筋は**【07 **弛緩・収縮**】する．横隔膜が弛緩してその面積が増えると，腹腔内臓器に圧迫されて横隔膜はドーム状に盛り上がる．外肋間筋が弛緩すると肋骨は下がる．その結果，胸郭の容積が【08 **増大・減少**】するので，胸腔内圧の陰圧が【09 **増し・減り**】，肺から呼気が流出する（図8）．努力して呼息する際は，胸郭の容積をさらに減少させるよう，内肋間筋や腹壁の筋が収縮する．

---

5 図7 01 壁側　02 臓側　03 胸膜腔　B 04 陰圧　05 弾性　06 陰圧　07 縮小　08 気胸
C 01 胸郭　02 腹式　03 胸式　04 収縮　05 増大　06 増し　07 弛緩　08 減少　09 減り

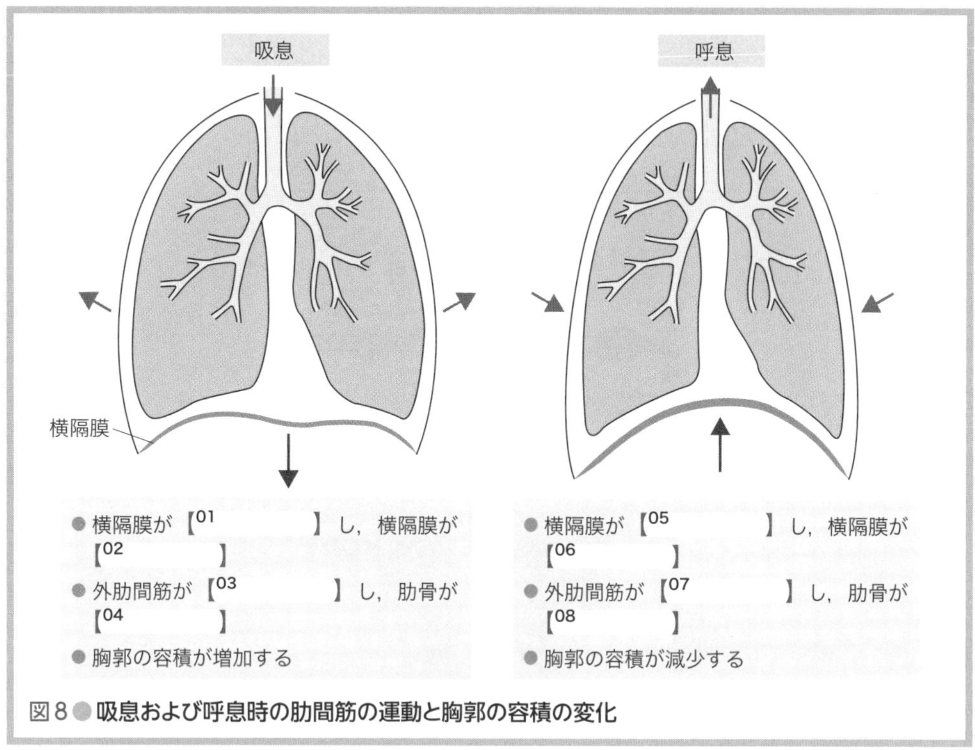

図8●吸息および呼息時の肋間筋の運動と胸郭の容積の変化

6 ガス交換および血液ガス

Text p.116

A. 吸気および呼気の性状

- 【01 **呼気・吸気** 】として気道内に入った空気は，水蒸気で飽和され，さらに気道内の空間（【02　　　　】）の気体と混ざって肺胞に達する．
- 肺胞気は血液との間でガス交換したあとに，その一部が【03 **呼気・吸気** 】となって吐き出される．吸気，呼気，肺胞気の組成を分圧で示すと，ほぼ**図9**のようになる．
- ある成分の分圧に差がある2つの相（例えば毛細血管と組織，肺胞と肺胞を囲む血管）が接しているとき，その成分は分圧勾配に沿って，すなわち分圧の高い方から低い方へと【04　　　　】して移動する．

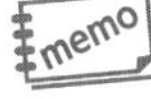

分圧とは，複数成分からなる混合気体の圧力（全圧）に対し，ある1つの成分がその混合気体と同じ体積を単独で占めるとした場合の圧力である．ある成分の分圧は，気体中でのその成分の濃度に比例する．生理学分野では圧力の単位として通常mmHgを用いる．これによると，標準大気の全圧は760 mmHg，O_2分圧は158 mmHg，CO_2分圧は0.3 mmHgとなる．

5 図8 01 収縮　02 下がる　03 収縮　04 上がる　05 弛緩　06 上がる　07 弛緩　08 下がる
6 A 01 吸気　02 死腔　03 呼気　04 拡散

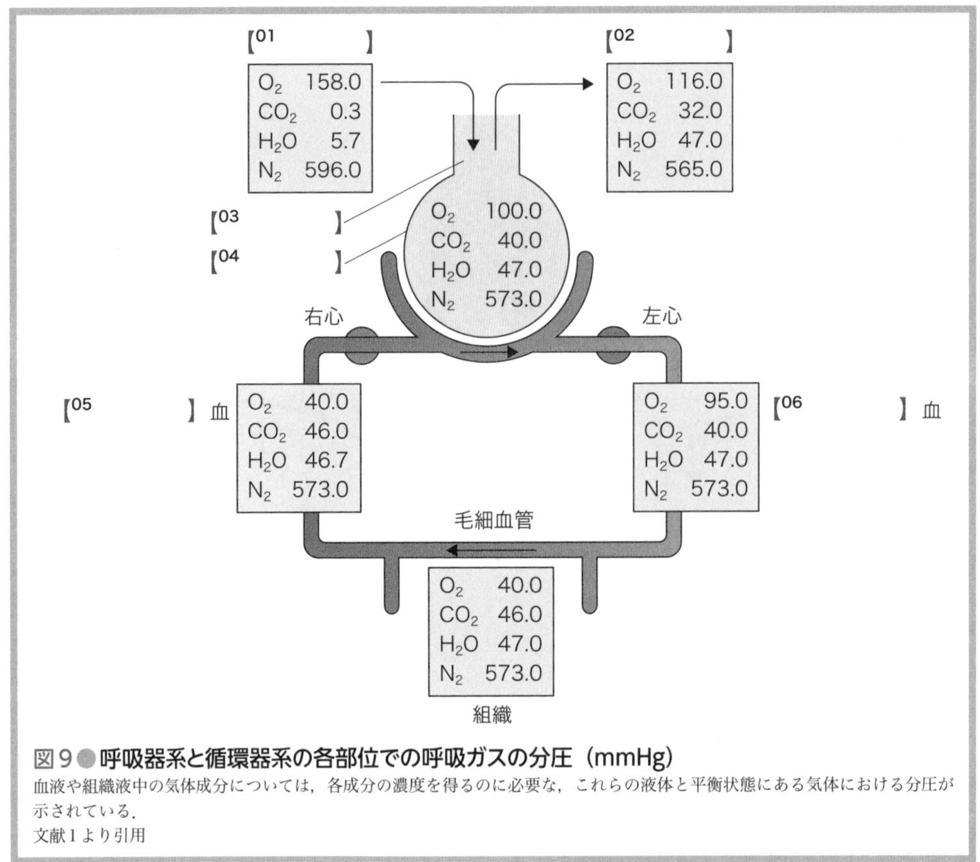

図9● 呼吸器系と循環器系の各部位での呼吸ガスの分圧（mmHg）
血液や組織液中の気体成分については，各成分の濃度を得るのに必要な，これらの液体と平衡状態にある気体における分圧が示されている．
文献1より引用

B. 肺胞でのガス交換

- 肺胞気と血液との間のガス交換の場である【01 】は，厚さが0.6 μmほどとごく薄く，気体成分が【02 **蒸発・拡散・浸透**】によって速やかに移動できる．また，肺胞の総表面積は非常に大きい（100 m^2ほど）ので，肺全体としてきわめて効率よくガス交換をすることができる．
- 肺胞でのガス交換は，肺胞気と肺胞周囲の毛細血管内の静脈血との間の気体成分の分圧差（【03 】）によって行われる．

C. 末梢組織でのガス交換

- 末梢組織での物質交換の場である【01 】は，ガス交換・物質交換に適した構造となっている．まず，その壁は1層の内皮細胞からなり，非常に薄い．また，内径は約5 μmで，直径約7 μmの【02 】1個が変形しつつ通るのがやっとであるが，高度に枝分かれしているために総断面積（輪切りにしたときの面積の総和）は0.45 m^2近く，総延長は10万kmに近い．

6 図9 01 吸気　02 呼気　03 死腔　04 肺胞　05 静脈　06 動脈　B 01 血液-空気関門　02 拡散　03 分圧勾配　C 01 毛細血管　02 赤血球

- 末梢組織では，O_2の大部分は【03　　　　　　　　】経路によるATPの産生のために消費される一方，エネルギー源となる栄養素の炭素骨格に由来するCO_2が生じる．その結果，O_2分圧，CO_2分圧は**図9**のようになっており，動脈血との間の分圧勾配にしたがってガス交換が行われる．

D. 血液ガスとその運搬

- 血液は，主要な血液ガスであるO_2やCO_2を【01　　　　　】溶解以外の方法でも保持できる．そのため，O_2やCO_2の血中濃度は，【01　　　　　】に溶解するだけのN_2に比べてはるかに高い．

1）O_2の場合

- 肺胞気から血液－空気関門を透過して血漿中に物理的に溶解したO_2は，赤血球内に拡散し，【02　　　　　　　】と結合する．【02　　　　　　　】とO_2の結合は【03　　　　　　】（PO_2）に依存している．すなわち，血液をPO_2の差がある空気と平衡に達するまで反応させ，血液中の全【02　　　　　　　】の何%がO_2と結合しているか（【04　　　　　　】）を調べると，**図10**のようなS字型の曲線（【05　　　　　　　】）となる．
- 肺胞内のPO_2は約100 mmHgなので，動脈血のヘモグロビンの酸素飽和度は97 %ほどになる．健康人の血液中には約15 g/100 mLのヘモグロビンが含まれており，動脈血100 mLあたり19.5 mLのO_2がヘモグロビンに結合している（**表**）．一方，物理的に溶解しているのは0.29 mLほどである．
- 組織では，PO_2は40 mmHgと低い．また，CO_2の影響によるpHの低下や，酸素への親和性を低下させる2,3-ビスホスホグリセリン酸が産生されるために，酸素解離曲線はわずかに右方向に移動する．そのため，ヘモグロビンの酸素飽和度は75 %ほどに下がる．

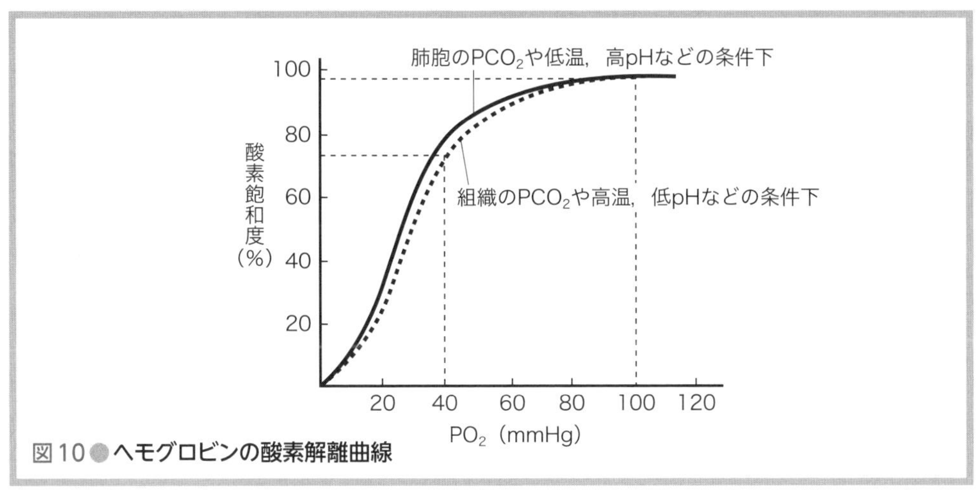

図10 ● ヘモグロビンの酸素解離曲線

6 C 03 酸化的リン酸化　D 01 物理的　02 ヘモグロビン（Hb）　03 酸素分圧　04 酸素飽和度　05 酸素解離曲線

表● 血液ガスの血中濃度［mL/100 mL］（ただしヘモグロビン濃度は15 g/100 mL）

	動脈血 PO_2：95 mmHg PCO_2：40 mmHg HbのO_2飽和度：97%		静脈血 PO_2：40 mmHg PCO_2：46 mmHg HbのO_2飽和度：75%	
ガス	A	B	A	B
O_2	0.29	19.5	0.12	15.1
CO_2	2.62	46.4	2.98	49.7
N_2	0.98	0	0.98	0

A：物理的な溶解の形で含まれるガス
B：物理的な溶解以外の形〔Hbへの結合など（O_2の場合），HCO_3^-の生成など（CO_2の場合）〕で含まれるガス

- O_2と結合したヘモグロビンを【06　　】といい，O_2と結合していないものを【07　　】という．【06　　】は【08　　】色，【07　　】は青味がかった【09　　】色をしている．一般に，血中のヘモグロビン量の3分の1が【07　　】になると，皮膚や粘膜が青紫色を呈する【10　　】が生じる．
- 【11　　】やシアン化水素は酸素よりもヘモグロビンとの親和性が高く，酸素運搬を阻害して毒性を発揮する．

2）CO_2の場合

a．組織における反応

- 組織で生じたCO_2は毛細管壁を透過して血漿中に物理的に溶解する．さらに赤血球内に拡散したあと，【12　　】の作用によってH_2CO_3（炭酸）を生じ，これが直ちにH^+とHCO_3^-（【13　　】）に解離する（式）．

$$CO_2 + H_2O \Leftrightarrow H_2CO_3 \Leftrightarrow H^+ + HCO_3^- \text{〔式〕}$$

- H^+はヘモグロビンと結合し（HHb），HCO_3^-の約70％は特異的な輸送体のはたらきで赤血球内から血漿へと出ていく．また，赤血球内のCO_2の一部はヘモグロビンと結合して【14　　】（$HHbCO_2$）を形成する（**図11A**）．
- H^+やHCO_3^-は赤血球内に蓄積しないように処理されるので，赤血球内での**式**の反応は右方向へどんどんと進む．つまり，炭酸脱水酵素などのたんぱく質のおかげで，二酸化炭素分圧（PCO_2）が46 mmHgである静脈血100 mLは，物理的溶解量（2.98 mL）に比べてはるかに多量のCO_2（49.7 mL）を物理的溶解以外の方法で運ぶことができる（**表**）．

b．肺における反応

- 組織でO_2を受け渡してCO_2を受け取った静脈血は，右心室から【15　　】を経て肺に送られる．肺胞では，PCO_2が静脈血の46 mmHgに比べて40 mmHgと低く，この分圧勾配に従ってCO_2は血液から肺胞腔へ出ていく．その結果，血液中のCO_2濃度が下がるの

---

6 D 06 オキシ（酸素化）ヘモグロビン　07 デオキシ（脱酸素化）ヘモグロビン　08 鮮紅　09 暗赤　10 チアノーゼ　11 一酸化炭素　12 炭酸脱水酵素　13 重炭酸イオン　14 カルバミノヘモグロビン　15 肺動脈

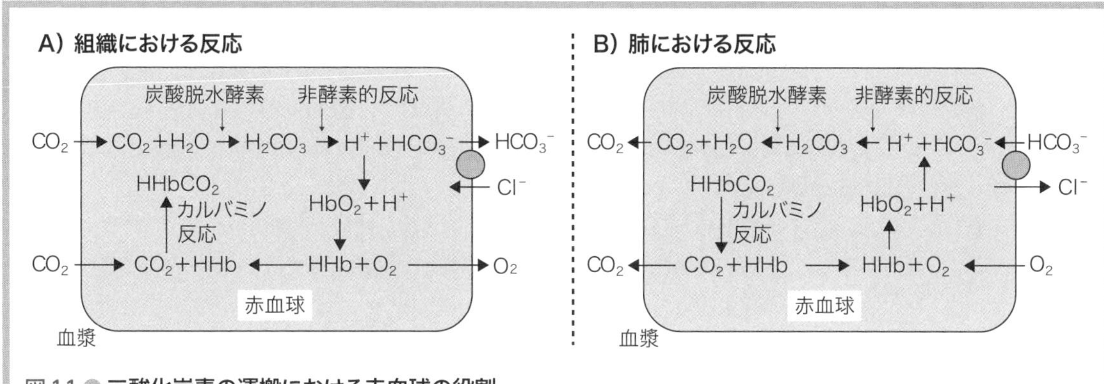

図11 ● 二酸化炭素の運搬における赤血球の役割

A）代謝が盛んな組織を血液が通る際，赤血球はO_2を放出するとともに，CO_2を摂取する．摂取されたCO_2は速やかにHCO_3^-に変換されて血漿に出ていくが，一部はカルバミノ反応によりヘモグロビンに結合し（HHb），カルバミノヘモグロビン（$HHbCO_2$）となる

B）肺を血液が通る際，赤血球はO_2を摂取するとともに，CO_2を放出する．炭酸脱水酵素は平衡のズレを補うために，CO_2を次々に産出する．その結果，血漿中のHCO_3^-が減少する

で，式の反応はCO_2を生じる左方向へと進み，CO_2の排出が能率よく行われる（図11B）.

3）二重標識水法を利用したエネルギー消費の算出

- 【16　　　　　　】による式の反応は可逆的であり，しかも生体内での化学反応のうち最も迅速に行われるものの代表である．よって，血中の【17　　　】分子の酸素原子は，結局は【18　　　】分子の酸素原子と置き換えられる．日常生活におけるエネルギー消費量の優れた測定法として知られる【19　　　　　】は，この事実を活用している．すなわち，まず水素原子および酸素原子の安定同位元素である重水素（D）および^{18}Oで標識した（置き換えた）二重標識水（$D_2{}^{18}O$）を被験者に投与する．その後，それぞれの同位元素の体内からの消失をモニターする．Dの消失は【18　　　】の出納だけを反映するのに対し，^{18}Oの消失は【18　　　】の出納および【17　　　】の排出の両者を反映する．したがって，その差から【17　　　】の排出量を求めることができる．多くの栄養学の教科書に記載されているように，エネルギー消費量は【17　　　】排出量から算出できるのである．

7 呼吸機能の指標

Text p.119

A. 呼吸数

- 成人の呼吸数は，安静時には【01 **15～20回/分・25～30回/分**】ほどであるが，運動時には持久的運動能力に優れた人では60回/分にも達する．新生児の呼吸数は【02 **多く・少なく**】，成長とともに【03 **多く・少なく**】なる．

6 D 16 炭酸脱水酵素　17 CO_2　18 水　19 二重標識水法
7 A 01 15～20回/分　02 多く　03 少なく

B. 肺機能検査

- 肺機能検査は肺の容積や換気機能を調べる検査であり，その結果から肺機能を評価する．測定には【01　　　　　　　】を用いるのが一般的で，図12のような【02　　　　　　　】が得られ，これから次のような肺気量分画（後述のカッコ内の容量は正常成人男性の場合）が求まる．

【03　　　　　　】：通常の1回の呼吸で肺に出入りする空気量（約500 mL）．このうち約150 mLは死腔の容量に由来し，気道を満たすだけで肺胞に到達せず，ガス交換に関与しない．

【04　　　　　　】：通常の（安静時の）吸息後，さらに最大限に努力して吸入できる空気量（約2～3 L）．

【05　　　　　　】：最大限に努力した際に吸入できる空気量で，1回換気量に予備吸気量を加えたもの（約2.5～3.5 L）．

【06　　　　　　】：通常の呼息後，さらに最大限に努力して呼出できる空気量（約1 L）．

【07　　　　　】：最大限に吸息したあと，最大限に呼出できる空気量．1回換気量，予備吸気量，予備呼気量の合計にあたる．

【08　　　　　】：最大限に呼息したあとに気道と肺胞に残っている空気量（約1～1.5 L）．特殊な方法を用いると【08　　　　　】を測定でき，これからさらに機能的残気量や全肺気量を算出できる．

【09　　　　　　　】：通常の呼気後に気道と肺胞に残っている空気量で，予備呼気量と残気量の合計．これにより，呼吸中に肺胞はつぶれずにすみ，またガス交換が継続的に行われる．

【10　　　　　】：残気量と肺活量の合計．

- 【07　　　　　】は年齢，身長，性で異なるが，健康な成人についてはこれらに基づいて標準的な値（予測肺活量）を算出できる．［**（実測肺活量÷予測肺活量）×100（%）**］を

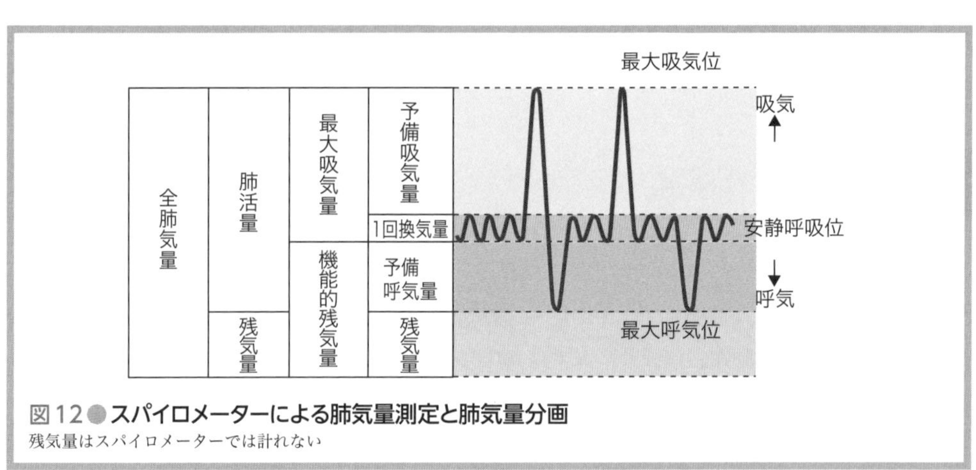

図12●スパイロメーターによる肺気量測定と肺気量分画
残気量はスパイロメーターでは計れない

7 B 01 スパイロメーター　02 スパイログラム　03 1回換気量　04 予備吸気量　05 最大吸気量　06 予備呼気量　07 肺活量　08 残気量　09 機能的残気量　10 全肺気量

【11　　　　　】といい，基準は80％以上である．

- 最大限に吸息したあと，一気に呼出した際の空気量を【12　　　　　】といい，実測肺活量の95％以上が基準である．さらに，その際，最初の1秒間で呼出された量を【13　　　　　】といい，実測肺活量に占める【13　　　　　】の割合を【14　　　　　】という．【14　　　　　】の基準は70％以上である．

C. 肺コンプライアンス

- 肺や胸郭は【01　　　　　】，すなわち外力で変形した物体が元の形に戻ろうとする性質をもち，この弾性に関する指標に【02　　　　　】がある．肺【02　　　　　】は，肺にはたらく圧の増し分ΔPに対する，肺容積の増し分ΔVの割合（ΔV/ΔP）で表され，肺のふくらみやすさを示す．肺【02　　　　　】の低下は肺の【03 **軟化・硬化**】を意味し，肺活量が減少して換気が低下する．逆に【02　　　　　】が増大すると肺が呼気時に容易に虚脱し，換気に関与しない残気量が増えて換気が低下する．肺【02　　　　　】の【04 **増加・低下**】は，肺気腫や老化，また【05 **増加・低下**】は，肺線維症，胸膜肥厚，肺炎，肺水腫などでみられる．

D. 動脈血酸素飽和度

- 動脈血の酸素飽和度は，97％以上なら正常，95％前後でやや低下，90％未満では呼吸不全の状態であり，酸素吸入の適応となる．正確な測定は動脈血の採血によるが，プローブを指先や耳などに付けて，非侵襲的に脈拍数と経皮的動脈血酸素飽和度をモニターする【01　　　　　】が普及している．

8 呼吸の調節

Text p.121

A. 呼吸リズムの形成

- 呼吸筋は【01　　　　　】であるが，誕生時から死に至るまで活動しつづけ，安静時には意識しなくても【02　　　　　】回/分ほどのリズムで周期的な吸息・呼息運動が行われている．しかし，このリズムの形成は呼吸筋自体ではなく，【03 **大脳皮質・視床下部・延髄**】に分布する呼吸の基本的リズムを産みだすしくみ（中枢呼吸リズム産生機構）によるとされる（図13）．
- 【04 **大脳皮質・視床下部・延髄**】には，呼吸のリズムによく合うリズムで自発的に活動電位を発生する2つのニューロン群がある．【05　　　　　】と【06　　　　　】である（図13）．前者は主に吸息を促進する吸息ニューロンで構成されている．後者は吸息ニューロンと呼息ニューロンで構成されており，背側呼吸ニューロンからの入力を受けている．

---

7 B 11 ％肺活量　12 努力性肺活量　13 1秒量　14 1秒率　C 01 弾性　02 コンプライアンス　03 硬化　04 増加　05 低下　D 01 パルスオキシメーター

8 A 01 骨格筋　02 15～20　03 延髄　04 延髄　05 背側呼吸ニューロン群　06 腹側呼吸ニューロン群（05，06は順不同）

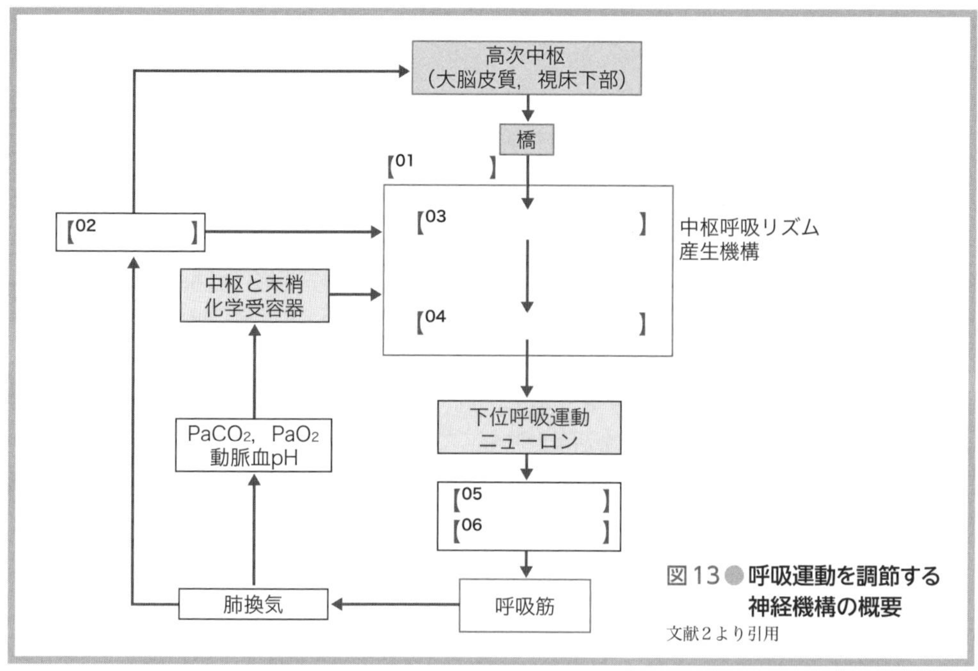

図13● **呼吸運動を調節する神経機構の概要**
文献2より引用

- これらのニューロン群の興奮は，【07　　　　　　　　】を経て，呼吸筋を支配する横隔神経や肋間神経に伝えられる．一方，両ニューロン群はいずれも，大脳皮質や橋などの高次中枢，また中枢と末梢の化学受容器などからさまざまな入力を受けている．

B. 呼吸の随意的調節

- 正常呼吸は【01　　　　　】に行われるが，呼吸の数や深さは随意的に変えることができる．話したり，歌ったり，泳いだり，深呼吸したりする際には，他の骨格筋に対すると同様に，大脳皮質による意識的な調節が呼吸筋に対して行われる．短時間なら呼吸を意識的に止めることもできるが，この息こらえ（【02　　　　　　】）をできる長さは動脈血のPCO_2の上昇によって制限される．

C. 呼吸の反射的調節

1）ヘーリング-ブロイエル反射

- 吸息により肺がふくらむと肺の気道平滑筋に分布する伸展受容器が興奮し，その情報が迷走神経を介して呼吸中枢に伝わり，吸息を【01 **促進・抑制**】し，吸息から呼息への切り替えを【02 **促進・抑制**】する．このヘーリング-ブロイエル反射は，過度に深い呼吸による肺胞の破裂を防ぐのに役立つ．

2）咳とくしゃみ

- 気道に分布する刺激物（イリタント）に対する受容器が刺激されると【03　　　】が誘発

8 図13 01 延髄　02 肺伸展受容器　03 背側呼吸ニューロン群　04 腹側呼吸ニューロン群　05 横隔神経　06 肋間神経　A 07 下位呼吸運動ニューロン　B 01 不随意的　02 自発的無呼吸　C 01 抑制　02 促進　03 咳

され，鼻粘膜への刺激ならば【04 】が起こる．どちらの場合も，深呼吸のあとに強制的にハイスピードの呼出が行われ，刺激物を口や鼻から出しやすくするのに役立つ．

3）嚥下

- 嚥下の際は，複雑な反射方式によって呼吸が抑制される．飲食物が咽頭口部に達すると，咽頭鼻部が閉じ，喉頭の入り口が閉じるとともに，呼吸が抑制されて誤嚥を防ぐ．飲食物が誤って気道内に入った場合は，上気道のイリタント受容器が刺激されて，【05 】が誘発される．

D. 呼吸に影響を与える因子

1）末梢化学受容器

- 大動脈弓近傍の【01 】や頸動脈洞近傍の【02 】は，動脈血の PO_2 低下に反応する化学受容器としてはたらく．PCO_2 上昇，pH低下にも反応するが，その作用は弱い．【01 】の生理的役割は，【02 】に比べて小さい．これらの受容器の興奮は呼吸中枢に伝えられ，呼吸運動を促進する．

2）中枢化学受容器

- 【03 大脳皮質・視床下部・延髄 】には，動脈血の PCO_2 の上昇に伴う脳脊髄液のpH低下に反応して興奮する化学受容器がある．この受容器の興奮は呼吸運動を促進する．

3）その他

- 体温上昇，運動，精神的興奮・感動，【04 交感神経・副交感神経 】の興奮などは，呼吸運動を促進する．

文　献

1）Ganong WF : Review of Medical Physiology 19th Edition, p629, Appletor and Lange, 1999
2）「オックスフォード生理学」（Pocock G & Richards CP/著，植村慶一/訳），丸善，p.313，2001

8 C 04 くしゃみ　05 咳反射　D 01 大動脈小体　02 頸動脈小体　03 延髄　04 交感神経

演習問題

該当するものを選択してください

STEP 1　基礎問題

Q1　次の記述のうち，正しいのはどれか．1つ選べ．

(1) 声門は，咽頭にある．
(2) 右肺の葉気管支は，2本である．
(3) 正常な呼吸方式は，口呼吸である．
(4) 肺動脈には，静脈血が流れている．
(5) 呼吸器系は，内呼吸および外呼吸を行う器官系である．

Q2　次の記述のうち，正しいのはどれか．1つ選べ．

(1) 嚥下の際は，軟口蓋が喉頭上部を閉鎖する．
(2) 喉頭は，気道であるとともに，食物を通す消化器系でもある．
(3) 気管は，リング状の線維軟骨が積み重なって構成されている．
(4) ガス交換にあずかる肺胞内面の上皮は，単層円柱上皮である．
(5) 安静時の呼息は，吸息筋の弛緩，および肺の弾性によるサイズの復元による．

重要 Q3　次の記述のうち，誤っているのはどれか．1つ選べ．

(1) 慢性閉塞性肺疾患の主因は，喫煙である．
(2) 気道表面の粘膜には，線毛上皮が存在する．
(3) 呼吸筋は，不随意的に調節される平滑筋である．
(4) 残気量は，スパイロメーターでは測定できない．
(5) Ⅱ型肺胞上皮細胞は，肺サーファクタントを分泌する．

STEP 2　応用問題

Q4　次の記述のうち，正しいのはどれか．1つ選べ．

(1) 1秒率の基準値は，30％である．
(2) 大脳皮質には，中枢呼吸リズム産生機構がある．
(3) 肺活量は，1回換気量と予備吸気量の和である．
(4) 肺は，コンプライアンスが低下すると拡張しにくくなる．
(5) テオフィリン（気管支拡張薬）は，副交感神経の作用を増強する．

重要 Q5　次の記述のうち，正しいのはどれか．1つ選べ．

(1) 頸動脈小体の活動は，血中のPO_2が低くなると抑制される．
(2) 炭酸脱水酵素は，二酸化炭素の血中運搬に不可欠である．
(3) チアノーゼは，血中のデオキシヘモグロビンが減少すると出現する．
(4) 呼吸による二酸化炭素の排出が亢進すると，呼吸性アシドーシスとなる．
(5) 酸素解離曲線が左方へシフト（移行）すると，組織が酸素を取り込みやすい．

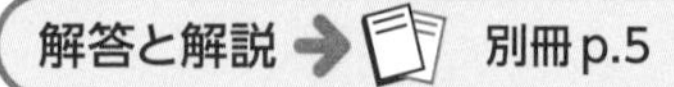
解答と解説 → 別冊 p.5

第6章 腎・尿路系

学習した日
年　月　日
年　月　日

学習のポイント

❶ 腎臓は尿を生成すると同時にホルモン分泌も行っていることを理解する

❷ 腎臓でつくられた尿は尿管を通り膀胱に一時蓄えられ，尿道を通って排泄されることを理解する

❸ 腎臓は多数のネフロンから構成されている．そこで血漿をもとに尿がつくられることを理解する

❹ 尿の組成について理解する

❺ 尿の生成（とその調節）を通して，老廃物の排泄と，体液の恒常性（ホメオスタシス）の維持が行われることを理解する

❻ 腎臓の障害の程度は，はたらいているネフロン数の減少を表す糸球体濾過量の低下と，フィルター機能の低下を表すたんぱく尿により評価されることを理解する

❼ 濾過，浸透圧，膠質浸透圧，透析について理解する

学習の前に

☐ 腎臓からは，レニン，エリスロポエチンと活性型ビタミンＤの３種類のホルモンが分泌される．

☐ ネフロンは，腎小体と尿細管からなる．腎小体には糸球体があり，そこで起こる血液の濾過（糸球体濾過）により原尿が生成される．

☐ 原尿は尿細管（近位尿細管，ヘンレ係蹄，遠位尿細管）から集合管を通る．原尿はこの間の物質の吸収や分泌により変化し，最終的な尿となる．

☐ 体液について：体重の約60％は水分で，そのうち3分の2（40％）は細胞内液で，3分の1（20％）は細胞外液である．細胞外液にはナトリウム（Na^+）が多く，細胞内液にはカリウム（K^+）が多い．

☐ バソプレシンは尿中への水排泄を低下させることにより，体液の浸透圧を調節している．

☐ レニン-アンジオテンシン-アルドステロン系は，細胞外液のナトリウムと水を保ち，血圧を維持する調節系である．

☐ 慢性の腎臓病の患者に適切な食事指導を行うためには，腎臓病の病態とその基礎となる腎臓のはたらきを理解することが不可欠である．

Keywords

● エリスロポエチン ● 活性型ビタミンD ● ネフロン ● 腎小体 ● 尿細管 ● 糸球体 ● 糸球体濾過 ● 原尿 ● 尿素 ● クレアチニン ● 細胞内液 ● 細胞外液 ● ナトリウム ● カリウム ● バソプレシン ● レニン-アンジオテンシン-アルドステロン系 ● 浸透圧 ● 膠質浸透圧 ● 透析 ● 慢性腎臓病

書いてみよう！

尿と血漿の組成の違いについて考え，_____の空欄を埋めてみましょう．

表A ● 正常成人の尿と血漿との成分濃度の比較（尿は24時間蓄尿の値）

	尿	血漿	単位
a _____	50～1,300	280	mOsm/L
b _____	5.0～7.0	7.40±0.05	
Na^+	50～130	140～150	mM
K^+	20～70	3.5～5	mM
Cl^-	50～130	100～110	mM
NH_4^+	30～50	0.005～0.02	mM
尿素	2.0	0.03	g/100 mL
c _____	0.075	0.001	g/100 mL
グルコース	d _____	0.1	g/100 mL
たんぱく質	e _____	7	g/100 mL

mOsm/L：ミリオスモル，1 Lの溶液がもつ浸透圧
mM：ミリモーラー，溶液1 L中の溶質のモル数
文献1を参照して作成

［答え］a）浸透圧，b）pH，c）クレアチニン，d）0，e）0

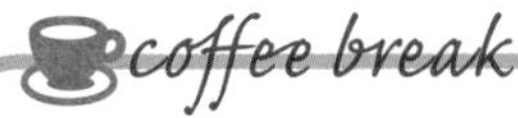

飲んだ水はどのくらいの時間で排泄されるか

運動などで発汗した後などの脱水状態でない限り，水を飲むと30分後くらいから尿量が増え，3時間以内に飲んだ水とほぼ同じ量の尿が排泄される．このように，バソプレシンの分泌低下とそれによる尿量増大はきわめて速やかな反応であり，生体は体液が濃くなったり薄くなったりするのをいかに早く修正しようとしているかがうかがわれて，興味深い．

要点整理問題

【　　　】に該当する語句を入れて学習しましょう

1 腎・尿路系の構成

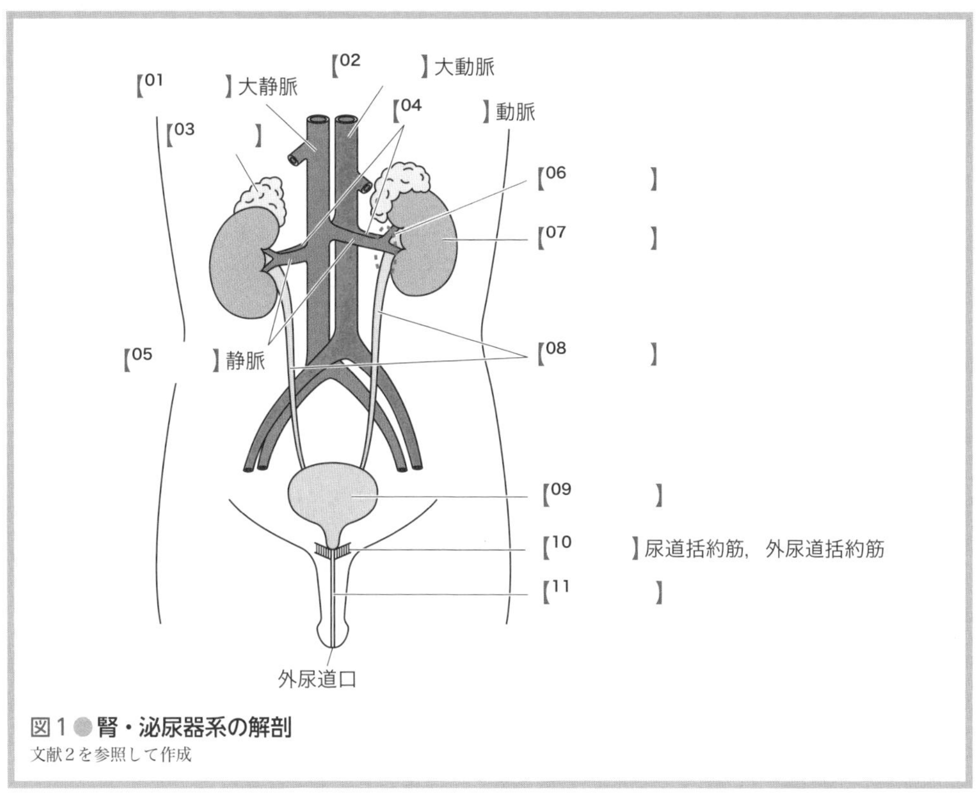

図1 ● 腎・泌尿器系の解剖
文献2を参照して作成

- 腎臓は，腹腔の【01 **前・後ろ**】の壁の中に1対向かいあって存在し，右側の腎臓の方が左側の腎臓より少し【02 **高い・低い**】位置にある（図1）．
- 骨盤内では前から【03　　　　】，次いで**子宮**（女性の場合のみ），最も後ろに**直腸**が位置している．
- 腎臓のくぼんだ内側中央部は【04　　　　】とよばれ，そこから腎動脈，腎静脈，尿管，神経などが出入りしている．
- 腎臓の断面を見ると，表面を覆うように取り巻く【05　　　　】と深部の**髄質**とに区別できる．
- 腎臓でつくられた尿はいったん腎盂に入り，そこから【06　　　　】へと流れ，最終的に膀胱に蓄積される．

---

1 図1 01 下　02 腹　03 副腎　04 腎　05 腎　06 腎門　07 腎臓　08 尿管　09 膀胱　10 内　11 尿道　**本文** 01 後ろ　02 低い　03 膀胱　04 腎門　05 皮質　06 尿管

- **尿管**と**膀胱**の内側表面は【07　　　　】上皮で覆われている．尿管と膀胱の壁は【08 **平滑・横紋**】筋でできている．
- **尿道**のはじまりの部分を【09 **平滑・横紋**】筋でできた**内尿道括約筋**と，その外側の【10 **平滑・横紋**】筋でできた**外尿道括約筋**が囲んでいる．
- 男性の尿道は女性の尿道に比べて【11 **長・短**】い．

2 腎臓の構成と機能

Text p.128

- 生体内に水が過剰な場合には【01 **薄い尿・濃い尿**】が大量に排泄され，不足する場合は【02 **薄い尿・濃い尿**】が少量排泄される．
- 【03　　　　　】，**カリウム**などの電解質や，【04　　　　　　】，**リン酸**などのミネラルも体内の過不足に応じて尿中排泄量が変化する．
- 尿中には【05　　　　　】【06　　　　　】【07　　　　　　　　】はほとんど排泄されない．
- 尿中に排泄される老廃物のうち，**尿素**は【08　　　　　】などに由来する窒素の代謝産物，**尿酸**は【09　　　　　】の代謝産物，**クレアチニン**は骨格筋中の【10　　　　　】の代謝産物である．
- 尿中への**尿素窒素**排泄量から食事による【11　　　　　】摂取量を推定することができる．
- 尿中の**アンモニウム**（NH_4^+）は，生体内で産生された余分な【12　　　　　】の排泄に関与している．
- 血液のpHは【13　　　】である．尿のpHは通常【14　　】性になっている．
- 腎臓の機能単位を【15　　　　】といい，【16　　　　】と【17　　　　】からなる（図2）．
- 腎小体は【18　　　　】とこれを包み込むボーマン嚢からなる．
- 糸球体は一種の【19　　　】血管である．
- ボーマン嚢内に入り糸球体毛細血管に枝分かれする1本の細動脈を【20　　　】細動脈といい，糸球体毛細血管が集まりボーマン嚢から出る1本の細動脈を【21　　　】細動脈という．
- 尿細管は，腎小体にはじまり【22　　　　　】，【23　　　　　】，遠位尿細管の順につながり，最後にいくつかの遠位尿細管が集合して太い【24　　　　】となる．
- 糸球体で血漿が濾過されて【25　　　】ができる．
- 原尿はボーマン嚢から【17　　　】に流れていく．
- 糸球体で濾過されたグルコース・アミノ酸・小さな血漿たんぱく質は【22　　　　　】より再吸収される．
- 薄い尿や濃い尿をつくるのに重要な役割を果たす尿細管の部位は【23　　　　　】と【24　　　　】である．

---

1 07 移行　08 平滑　09 平滑　10 横紋　11 長
2 01 薄い尿　02 濃い尿　03 ナトリウム　04 カルシウム　05 グルコース　06 アミノ酸　07 血漿たんぱく質（05～07順不同）　08 アミノ酸（たんぱく質）　09 プリン塩基（核酸）　10 クレアチン　11 たんぱく質　12 酸（H^+）　13 7.40　14 酸　15 ネフロン　16 腎小体　17 尿細管　18 糸球体　19 毛細　20 輸入　21 輸出　22 近位尿細管　23 ヘンレ係蹄（ヘンレループ）　24 集合管　25 原尿

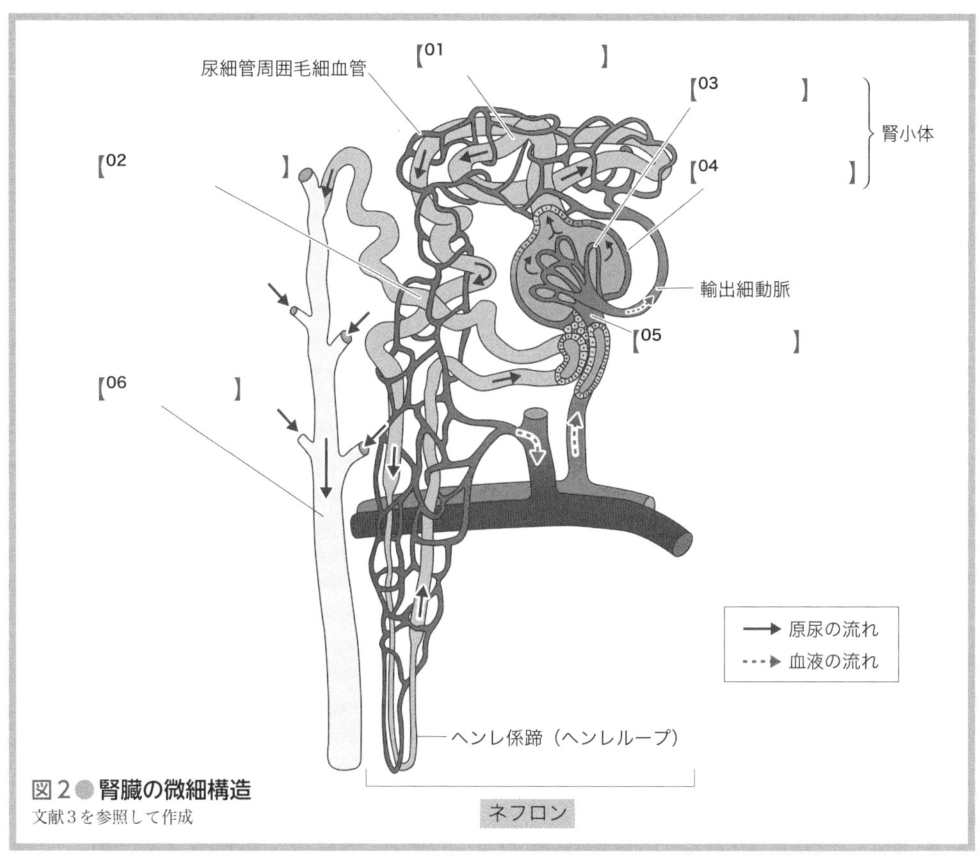

図2● 腎臓の微細構造
文献3を参照して作成

- カルシウムの再吸収を調節性に行う尿細管の部位は【26　　】である．
- 水・電解質の吸収や分泌および酸やアルカリの分泌を調節性に行う部位は【24　　】である．
- バソプレシンとアルドステロンの受容体のある部位は【24　　】である．
- 【27　　】は水の再吸収を増加させるホルモンで，【28　　】はナトリウムの再吸収を増加させるホルモンである．
- アルドステロンはさらに【29　　】の尿中排泄を刺激する．
- 糸球体濾過量を，英語の3文字で【30　　】ということがある．
- 糸球体濾過量は尿量と比較すると【31 **等しい・10倍ある・100倍ある**】．
- 糸球体濾過量の低下は腎機能の低下の指標と【32 **なる・はならない**】．

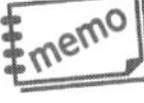

糸球体濾過量が多い理由：糸球体で濾過された原尿の99％は尿細管を通る間に再吸収される．一見無駄なようにみえるが，この大量の濾過量が老廃物をしっかりと排泄するのに必要なのである．

2 **図2** 01 近位尿細管　02 遠位尿細管　03 糸球体　04 ボーマン嚢（糸球体嚢）　05 輸入細動脈　06 集合管　**本文** 26 遠位尿細管　27 バソプレシン　28 アルドステロン　29 カリウム　30 GFR　31 100倍ある　32 なる

3 体液とその異常

- 体重の約【01　　　】%は水であり，そのうち細胞**外液**が3分の【02　　】で細胞**内液**が3分の【03　　】である．
- 体重あたりの水の割合は，乳児では【04 **高い・低い**】，また女性など体脂肪の割合の多い人では【05 **高い・低い**】．
- 細胞外液は細胞を直接取り囲む【06　　　】液と，血管内を流れる【07　　　】からなっている．
- **細胞外液**の主な電解質はナトリウムで，**細胞内液**は【08　　　　】が多い．これは細胞の膜にある【09　　　　　　】のはたらきによる．
- 細胞外液の【10　　　】が上昇すると，水が引きぬかれて細胞の容積は小さくなる．
- 体液という名称は，臨床においては多くの場合【11　　　】液を意味する．
- 腎臓の障害により，血漿たんぱく質，特に【12　　　　】が尿中に出ると血漿の【13　　　　】が低下し，血液から組織液に水分が移動する．この病態を【14　　　】という．
- 血液のpHは7.40±0.05に維持されている（**表A**）．この値より低下，すなわちより酸性に傾いた場合を【15　　　　】，上昇すなわちよりアルカリ性に傾いた場合を【16　　　】という．
- **糖尿病**が悪化すると，【17　　　】体が多く産生され，**アシドーシス**となる．

4 水・電解質の調節機構におけるホルモンと腎臓の役割

Text p.133

- 水分は，尿の他に，便，呼気，【01　　】の成分として排泄されている．
- 代謝の結果1日あたり約300 mLの水が体内で産出される．この水を【02　　　】という．
- 汗は低張性であるため，大量の発汗により体液の浸透圧は【03 **上昇・低下**】する．
- **バソプレシン**は【04　　　　】から分泌されるホルモンである（図3）．
- **バソプレシン**は腎臓の【05　　　】にはたらく．
- **レニン**は腎臓の【06　　　】細動脈の壁にある分泌細胞（傍糸球体細胞）から分泌される．
- **アンジオテンシノーゲン**は【07　　　】でつくられるたんぱく質である．
- 循環血液量の低下は，【08　　　】神経系の活性化と【09　　　】-【10　　　】-アルドステロン（RAA）系の活性化を引き起こす（図4）．
- **アンジオテンシンⅡ**は，【11　　　　】からの**アルドステロン**分泌と，血管の【12　　　】の2つの作用をもつ．
- **アルドステロン**は腎臓の【13 **近位尿細管・ヘンレ係蹄・遠位尿細管・集合管**】にはたらき，【14　　　　】の再吸収を増加させる．

---

3 01 60　02 1　03 2　04 高い　05 低い　06 組織（間質）　07 血漿　08 カリウム　09 Na^+, K^+-ATPase（ナトリウムポンプ）　10 浸透圧　11 細胞外　12 アルブミン　13 膠質浸透圧　14 浮腫　15 アシドーシス　16 アルカローシス　17 ケトン

4 01 汗　02 代謝水　03 上昇　04 下垂体後葉　05 集合管　06 輸入　07 肝臓　08 交感　09 レニン　10 アンジオテンシン　11 副腎皮質　12 収縮　13 集合管　14 ナトリウム

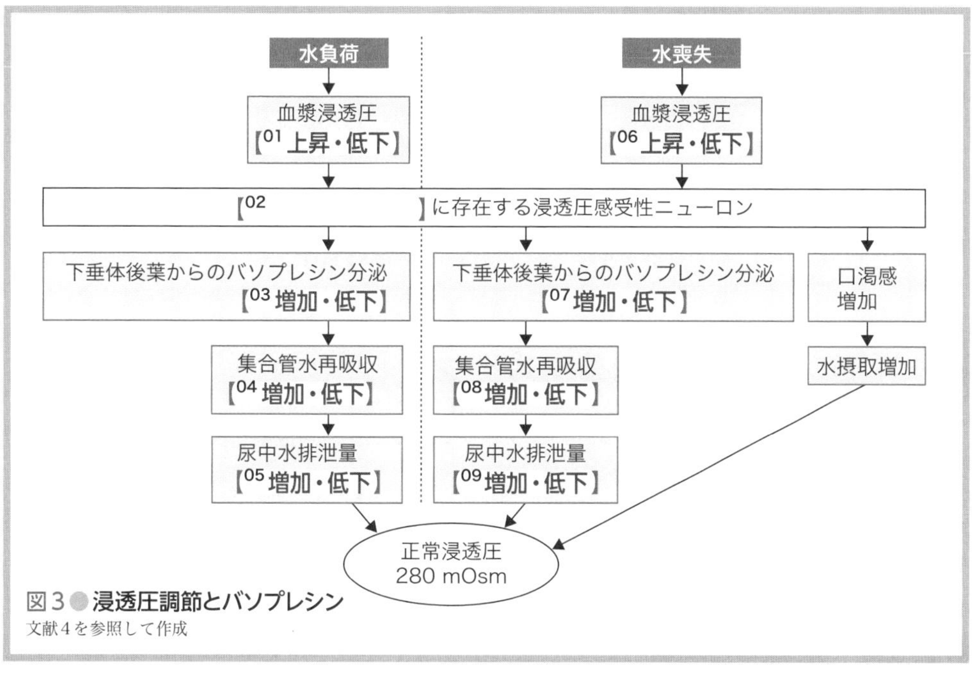

図3 ● **浸透圧調節とバソプレシン**
文献4を参照して作成

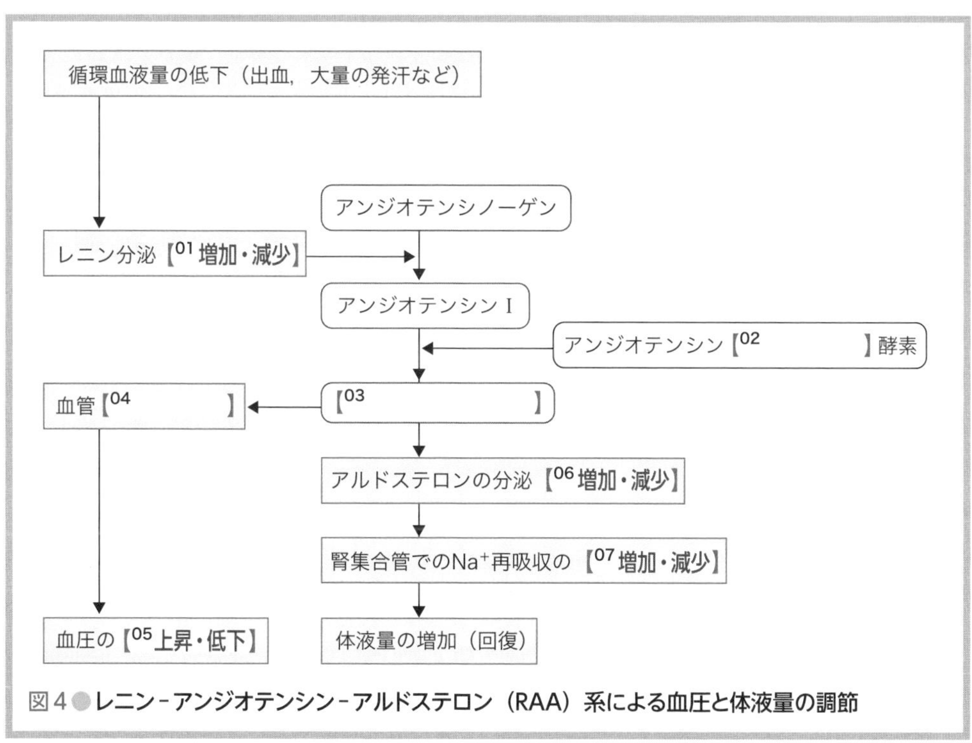

図4 ● **レニン-アンジオテンシン-アルドステロン（RAA）系による血圧と体液量の調節**

---

4 **図3** 01 低下　02 視床下部　03 低下　04 低下　05 増加　06 上昇　07 増加　08 増加　09 低下
図4 01 増加　02 変換　03 アンジオテンシンⅡ　04 収縮　05 上昇　06 増加　07 増加

- **アルドステロン**は腎臓の集合管での【15　　　　　　】分泌を増加させる.
- 【16　　　　　　】**ホルモン**は腎臓の尿細管にはたらきカルシウム再吸収を増加させる.
- 腎臓に活性型の**ビタミンD**を産生する酵素がある.
- 【17　　　　　　　　】は主として腸管でのカルシウム吸収を増加させる.
- 慢性腎臓病では，高【18　　　　　　】血症をきたしやすくなる.
- 慢性腎臓病では，血液中のリン濃度の【19 **上昇・低下**】がみられる.
- 慢性腎臓病では，副甲状腺ホルモンの分泌は【20 **増加・低下**】する.

5 腎臓から分泌されるホルモン

Text p.136

- 腎臓からは【01 **アルドステロン・バソプレシン・レニン・活性型ビタミンD・エリスロポエチン**】の3種のホルモンが分泌される.
- **エリスロポエチン**は，貧血や高地への移動などで血液中の酸素濃度が【02 **増加・低下**】すると分泌されるホルモンで，【03　　　　　】の分化成熟を促す.

6 腎・尿路系疾患

Text p.137

- 慢性腎不全（慢性腎臓病）では，糸球体濾過量（GFR）は【01 **増加・低下**】する.
- ネフローゼ症候群では【02 **糸球体・尿細管**】の障害により著明なたんぱく尿がみられる.
- 透析療法を受ける必要のある患者の原因のトップを占めるのは【03 **慢性糸球体腎炎・糖尿病性腎症**】である.
- 血液透析と【04　　　　　】透析の2種類の透析療法が行われている.
- 【05　　　　　　　】では，沈殿物が尿管を通るとき吐き気や冷や汗を伴う激痛が側腹部から背部にかけて発生する.

文　献

1)「新しい解剖生理学 改訂第11版」（山本敏行，他/著），p.303，南江堂，2005

2) 鈴木一永：腎・尿路系疾患．「栄養科学イラストレイテッド 臨床医学 疾病の成り立ち」（田中明，他/編），p.136-163，羊土社，2011

3)「人体の構造と機能」（エレイン N マリーブ/著，林正健二，他/訳），医学書院，2005

4)「ネオエスカ代謝栄養学」（横越英彦/著），同文書院，2005

---

4 15 カリウム　16 副甲状腺　17 活性型ビタミンD　18 カリウム　19 上昇　20 増加
5 01 レニン・活性型ビタミンD・エリスロポエチン　02 低下　03 赤血球
6 01 低下　02 糸球体　03 糖尿病性腎症　04 腹膜　05 尿路結石症

演習問題

該当するものを選択してください

STEP 1 基礎問題

重要 Q1 腎臓・尿路系の構成に関する問題である．正しいものの組み合わせはどれか．1つ選べ．

a．尿管と膀胱は，壁に平滑筋が存在するので収縮することができる．
b．腎小体は，糸球体とそれを包むボーマン嚢からなる．
c．尿道は男性よりも女性の方が長い．
d．腎小体でできた原尿は，近位尿細管，遠位尿細管，ヘンレ係蹄，集合管の順に流れていく．

(1) a, b (2) a, c (3) a, d (4) b, c (5) b, d

Q2 尿の組成に関する問題である．正しいものの組み合わせはどれか．1つ選べ．

a．尿素はアミノ酸の代謝産物である．
b．通常，尿はややアルカリ性である．
c．クレアチニンは，主に肝臓にあるクレアチンの代謝産物である．
d．正常な尿には，グルコースは含まれない．

(1) a, b (2) a, c (3) a, d (4) b, d (5) c, d

重要 Q3 体液に関する問題である．誤っているのはどれか．1つ選べ．

(1) 体液の浸透圧調節にあずかるホルモンはバソプレシンである．
(2) 血液のpHの正常値は7.4である．
(3) 血液のpHが異常に増加した場合をアルカローシスといい，低下した場合をアシドーシスという．
(4) 体重の約60％は水分で，そのうちの3分の2は細胞外液である．
(5) ナトリウムポンプは，ナトリウムイオンのくみ出しと同時にカリウムイオンの取り込みを起こす．

STEP 2 応用問題

Q4 腎臓の構造と機能に関する問題である．誤っているのはどれか．1つ選べ．

(1) 糸球体に血液を送る1本の血管を輸入細動脈という．
(2) 糸球体で濾過された原尿の水分量に対し，尿として排泄される量はその約50％である．
(3) 尿酸は尿路結石の原因になる．
(4) 尿中への尿素窒素排泄量から，1日あたりのたんぱく質の食事摂取量を推定することができる．
(5) 腎臓の内側中央部から血管，尿管，神経などが出入りする．そこを腎門という．

重要 Q5 腎臓とホルモンに関する問題である．誤っているのはどれか．1つ選べ．

(1) 腎臓で活性型ビタミンDがつくられる．
(2) 赤血球の分化成熟を促すエリスロポエチンは腎臓から分泌される．
(3) 大量の発汗は低張性の脱水を引き起こす危険性がある．
(4) バソプレシンは，集合管における水の再吸収を増加させる．
(5) アルドステロンは，集合管にはたらき，ナトリウム再吸収を高める．

Q6 **体液の調節に関与するホルモンに関する問題である．誤っているのはどれか．1つ選べ．**

(1) バソプレシンは，体液の浸透圧が上昇すると，下垂体から分泌される．
(2) 血圧低下が起こると，輸入細動脈の壁にある細胞からレニンが分泌される．
(3) アンジオテンシン変換酵素のはたらきにより，アンジオテンシンⅠはアンジオテンシンⅡに変換される．
(4) アルドステロンは，アンジオテンシンⅡの作用で，副腎皮質から分泌される．
(5) 血中のカルシウム濃度が低下すると，甲状腺ホルモンが分泌され，尿細管でのカルシウム再吸収が増加する．

Q7 **慢性腎不全が進行するとみられる血液の病態に関する問題である．誤っているのはどれか1つ選べ．**

(1) 高カリウム血症になる．
(2) 貧血になる．
(3) 低カルシウム血症になる．
(4) 代謝性アルカローシスになる．
(5) リン濃度が上昇する．

解答と解説 → 別冊 p.6

第7章 生殖器系

学習した日
年　月　日
年　月　日

学習のポイント

❶ 生殖器系は子どもをつくるための器官系である．男性の生殖器は精子をつくる精巣と精液を運ぶ精路が，女性では卵子をつくる卵巣と受精した卵を容れて胎児に育てる子宮が主体であることを理解する

❷ 卵子は，月経周期第14日に卵巣から腹膜腔に排出（排卵）される．卵管において精子と接合（受精）して子宮へ到達した後，子宮に着床すると妊娠が成立することを理解する

❸ 平均的な妊娠期間は，最終月経の開始日から280日間（約40週）である．妊娠の最終月になると子宮筋の強い収縮により陣痛が起こり，胎児，および胎盤を娩出（べんしゅつ）することを理解する

❹ 卵子，精子の形成から出生に至る全体像を理解する

❺ 女性の性周期および排卵の機序と，それぞれの時期にかかわっているホルモンを把握する

❻ 妊娠・出産時の母体の変化，胎児の変化を理解する

学習の前に

□ 男性の精子，女性の卵子のことを配偶子といい，これらが接合した卵のことを接合子という．

□ 生殖腺において卵子や精子をつくるための細胞分裂の段階で，染色体の数が，体細胞の半数となる細胞分裂のことを減数分裂という．受精により染色体数は2倍となり元へ戻る．

Keywords

● 精巣 ● 前立腺 ● 卵巣 ● 子宮 ● 排卵 ● 受精 ● 着床 ● 卵胞 ● 黄体 ● 子宮内膜 ● 胎盤 ● テストステロン ● エストロゲン ● プロゲステロン ● オキシトシン ● 卵胞刺激ホルモン（FSH）

書いてみよう！

□の空欄を埋めてみましょう．

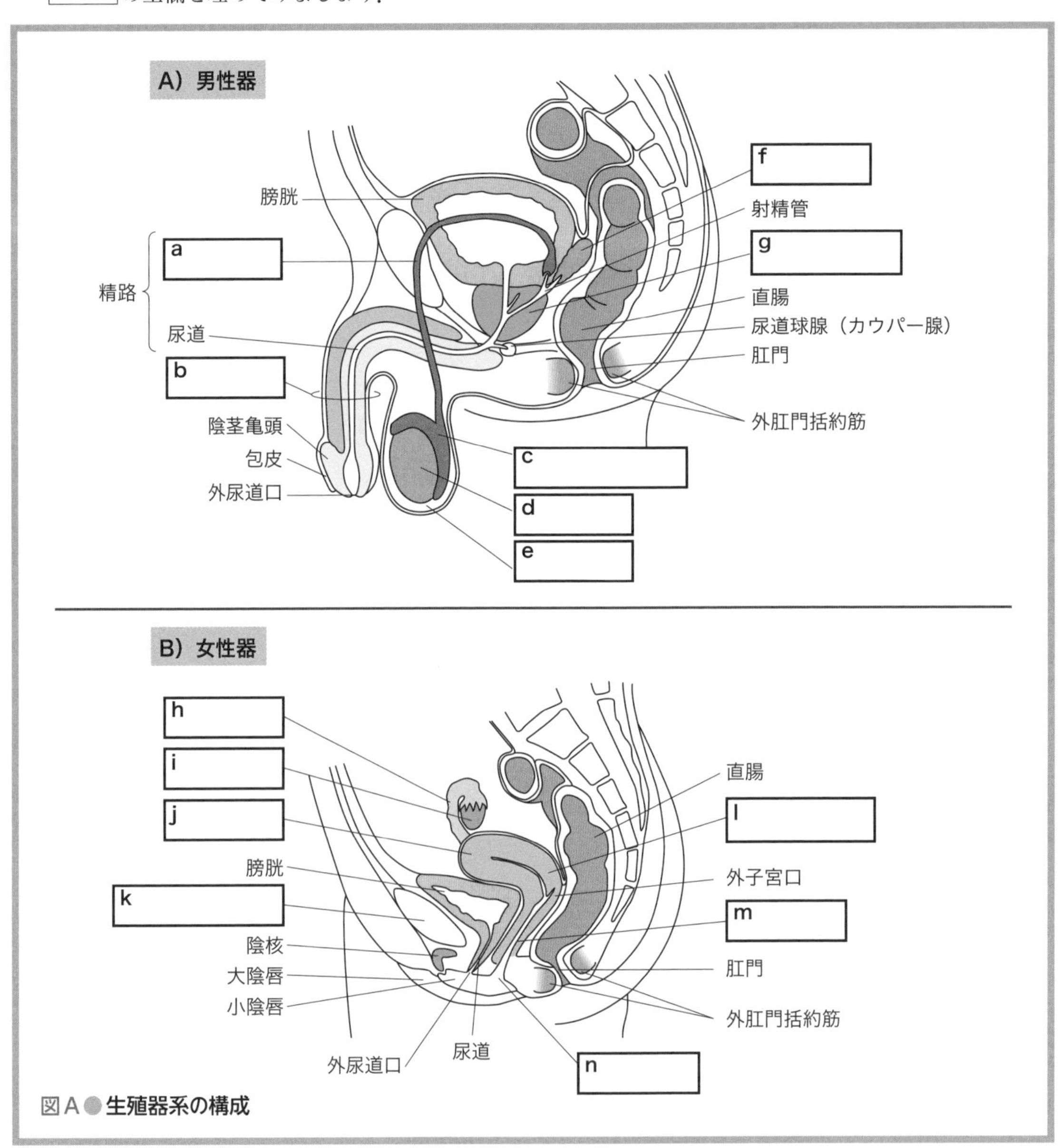

図A●生殖器系の構成

［答え］a）精管，b）陰茎，c）精巣上体，d）精巣（睾丸），e）陰嚢，f）精嚢，g）前立腺，h）卵管，i）卵巣，j）子宮，k）恥骨結合，l）子宮頸，m）膣，n）膣口

要点整理問題

【　　　】に該当する語句を入れて学習しましょう

1 生殖器系の構成と機能

Text p.140

A. 男性生殖器系の構成と機能

- 男性の生殖器は精子をつくる【01　　　】と精液を運ぶ精路（【02　　　】と尿道），精路に付属する大小の腺，交接器（陰茎）からなっている（図A）．
- 【01　　　】は陰嚢（いんのう）の中にある一対の縦に長く丸い器官である．【01　　　】の上後面に精巣上体がついており，その尾は次第に細くなって精管となる．
- 【01　　　】でつくられた【03　　　】は，主に精巣上体を構成する精巣上体管に蓄えられている．性的興奮が極点に達すると，内容物を射精管から尿道さらに体外へ放出する（射精）．

B. 女性生殖器系の構成と機能

- 卵子をつくる【01　　　】と，胎児を育てる【02　　　】が女性生殖器の主体で，交接器の腟と外陰部が付属している（図A）．
- 精巣と外観のよく似た細長く丸い器官である【01　　　】は，骨盤の上部の外側壁に腹膜のひだでつなぎとめられている．
- 卵巣から腹膜腔に排出（【03　　　】）された卵子は卵管を通り子宮へ到達する．その間に精子と接合（【04　　　】）すると，子宮に【05　　　】して妊娠が成立する．
- ヒトの妊娠期間は【04　　　】から数えて平均【06　　　】日（受胎前の最終月経の第1日目からは280日，約【07　　　】週）である．

C. 性の決定

- ヒトは【01　　　】個（【02　　　】対）の常染色体と，【03　　　】個（【04　　　】対）の性染色体をもつ．性染色体にはX染色体とY染色体があり，性はこの組み合わせで遺伝的に決まる．通常の細胞（体細胞）では，男性は性染色体【05　　　】をもち，女性では性染色体【06　　　】をもつ．
- 卵子は22個の常染色体と1個の【07　　　】染色体をもつが，精子は1個の【07　　　】染色体または1個の【08　　　】染色体をもつ．
- 卵子がX染色体をもつ精子と受精すると44個の常染色体と性染色体【09　　　】をもつ接合子を経て女性になる．一方，卵子が【08　　　】染色体をもつ精子と受精すると44個の常染色体と性染色体【10　　　】をもつ接合子になり男性となる．

---

1 A 01 精巣（睾丸（こうがん））　02 精管　03 精子　B 01 卵巣　02 子宮　03 排卵　04 受精　05 着床　06 270　07 40　C 01 44　02 22　03 2　04 1　05 XY　06 XX　07 X　08 Y　09 XX　10 XY

2 男性生殖器の発育過程・形態・機能

Text p.140

A. 男性生殖器の発育過程

- 発達中の胎児の内生殖器である【01　　　　】は，胎生第6週まで男女の差はなく，どちらの性でもウォルフ管とミュラー管をもつ（図1A）．7～8週になると男性ではY染色体にある精巣決定遺伝子によって精巣に発達し，【02　　　　】は精巣上体，精管，精嚢および前立腺となる．ミュラー管は退化する（図1A）．未分化の外生殖器も性分化が起こり，陰茎，陰嚢となる（図1B）．
- 男性の思春期は9～10歳にはじまり，精巣が大きくなる．精通，すなわち早朝尿における精子の出現は12～13歳で起こる．

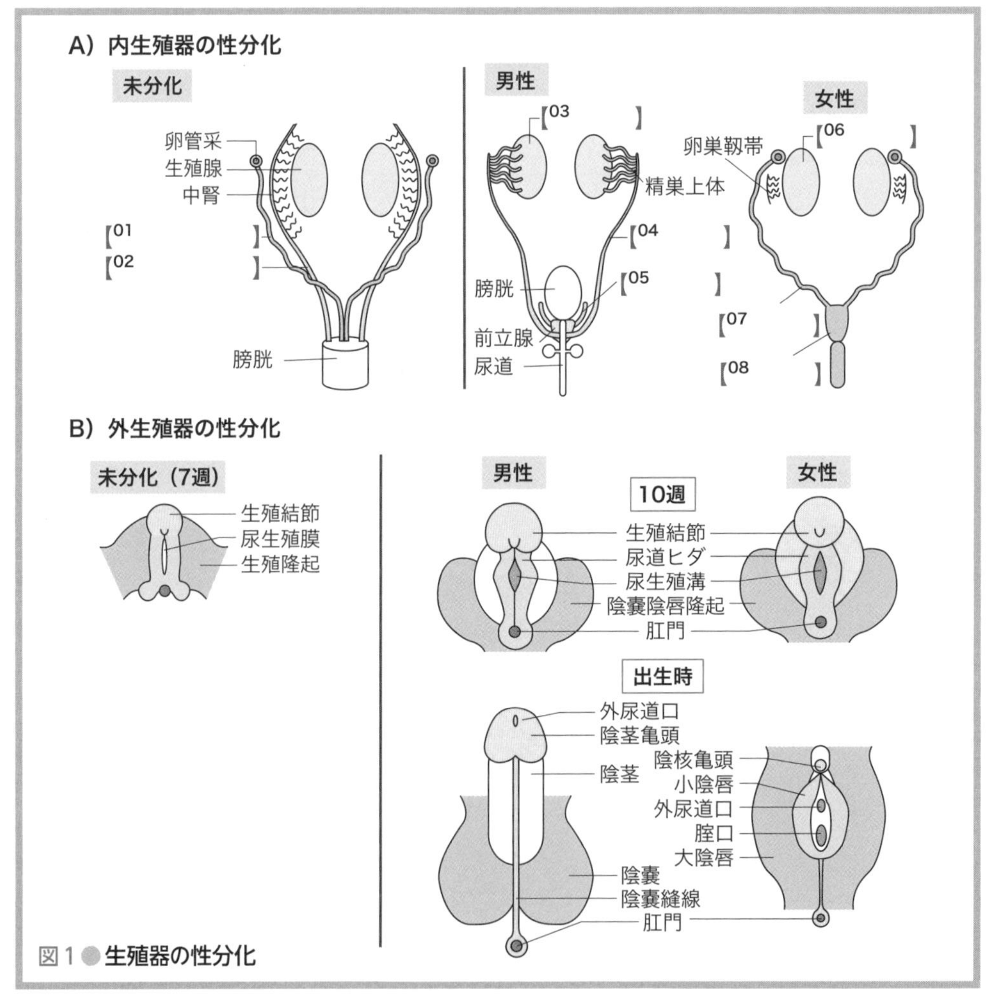

図1 ● 生殖器の性分化

---

2 A 01 生殖腺　02 ウォルフ管　図1 01 ミュラー管　02 ウォルフ管　03 精巣　04 精管　05 精嚢　06 卵巣　07 卵管　08 子宮

- 思春期における生殖機能の発達には【03　　　　　　　　】の分泌が重要であり，陰茎，前立腺，精囊などの副生殖器の成熟を促し，声変わりを惹起する．また，腋窩および恥部に発毛がみられる．

B. 男性生殖器の形態と機能

1）精巣における精子形成

- 精巣は精細管と，その間を満たす疎性結合組織（間質）からなる．間質にはライディッヒ細胞があり男性ホルモン（【01　　　　　　　　】）を分泌する．
- 精細管の壁は，【02　　　　　】といい，ここで精子が産生される．精原細胞（精祖細胞）から精母細胞，精子細胞などを経て，完成した【03　　　　】となる．
- 精子は核が頭をなし，細胞質の成分が長い尾をなす．尾はそのつけ根の部分にらせん状に巻きついた【04　　　　　　　　】で産生されるエネルギーを用いて，むちを振るように運動する（図2）．
- 精液は精子の他に精上皮や精路からの脱落細胞やその破片を含み，前立腺，精囊腺の分泌物，粘液腺の分泌物をまじえる．精液1 mLには約【05　　　　】個の精子が含まれる．

2）勃起と射精

- 陰茎亀頭や膀胱，前立腺，精囊などへの刺激により【06　　　　　　　】が興奮すると，陰茎を構成する海綿体に分布する小動脈が弛緩することで海綿体への血液の流入が増加し，同時に静脈灌流が妨げられる．その結果，陰茎の血液量が増え【07　　　　】が生じる．
- 射精は陰茎の触受容器からの刺激が脊髄の射精中枢に達し，【08　　　　　】により起こる．射精中枢から神経を介して精囊と輸精管の平滑筋が収縮し，輸精管や精囊からの分泌液と精子および前立腺液が尿道へ射出される．さらに海綿体筋および会陰の骨格筋の律動的な収縮が起こると，精液は尿道から体外に放出される．1度の射精では平均して2.5～3.5 mLの精液が射出される．

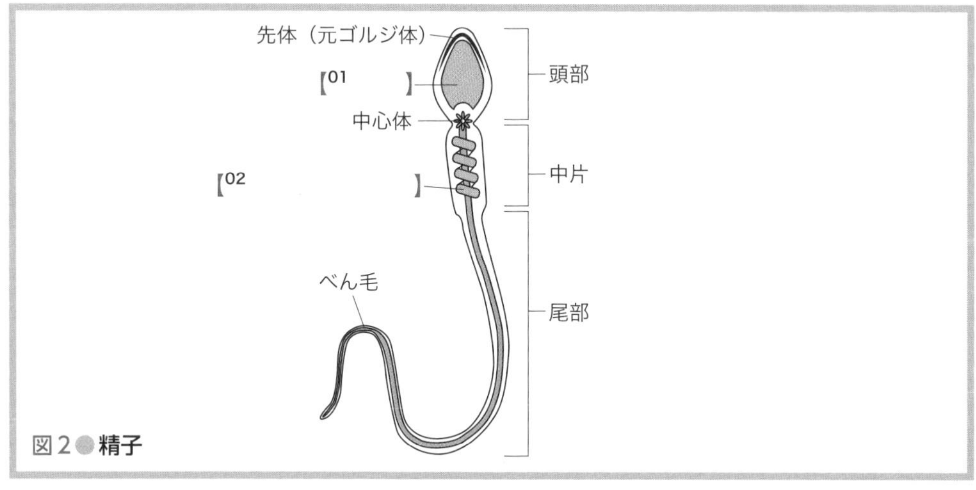

図2 ● 精子

---

2 A 03 男性ホルモン　B 01 テストステロン　02 精上皮　03 精子　04 ミトコンドリア　05 1億　06 副交感神経系　07 勃起　08 脊髄反射　図2 01 核　02 ミトコンドリア

3 女性生殖器の発育過程・形態・機能

Text p.142

A. 女性生殖器の発育過程

- 女性では内生殖器である生殖腺は【01　　　】に発達し，中腎および【02　　　】の両者は退化する．一方，ミュラー管が発達し，【03　　　】，【04　　　】および腟の上部3分の1になる（図1A）．未分化の外生殖器も性分化が起こり，陰核，小陰唇，大陰唇となる（図1B）．
- 女性の思春期では卵巣重量が増し，乳房が発達する．乳房の発達は，【05　　　】や【06　　　】などのホルモンの複雑な影響下で起こる．
- 女性ホルモンの影響下で，子宮および頸部の拡張，子宮腺数の増加，子宮内膜と実質の増殖が起こり，また副生殖器の発育が促される．陰毛が発毛し，やがて【07　　　】が認められる．

B. 女性生殖器の形態と機能

1）女性生殖器の形態（図3）

① 卵巣

- 卵巣の皮質には，卵子のもとになる【01　　　】と，その周囲をとりかこむ卵胞上皮細胞が【02　　　】を形成して存在している．卵胞は，最も未熟な原始卵胞から発育し，一次卵胞，二次卵胞を経て最終的な卵胞である【03　　　】となる（p.179，第10章 図13参照）．

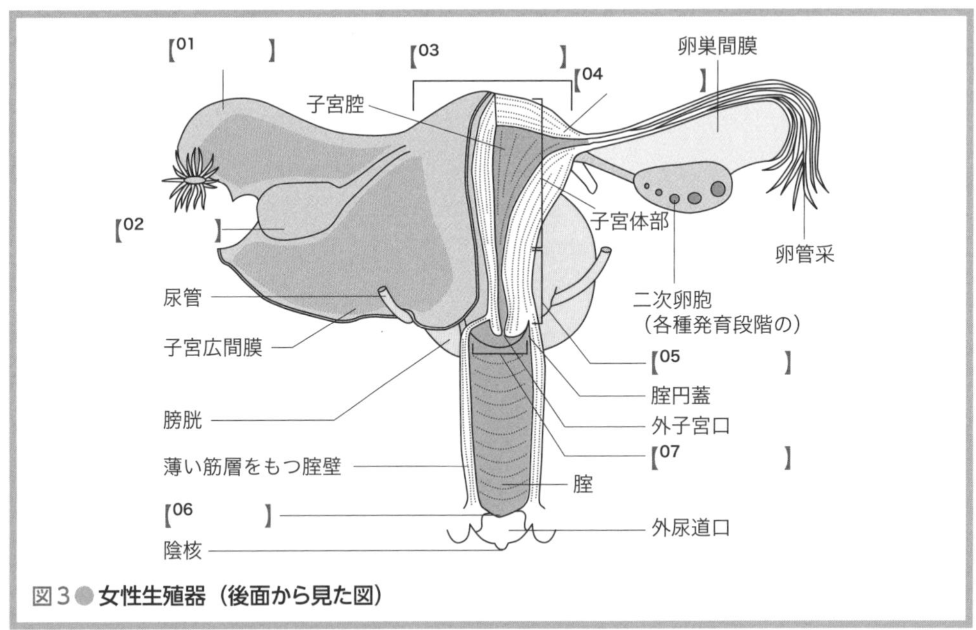

図3● 女性生殖器（後面から見た図）

---

3 A 01 卵巣　02 ウォルフ管　03 卵管　04 子宮（03，04は順不同）　05 性ホルモン　06 成長ホルモン（05，06は順不同）　07 初潮　B 01 卵母細胞　02 卵胞　03 グラーフ卵胞（成熟卵胞）　図3 01 卵管　02 卵巣　03 子宮底部　04 子宮壁　05 子宮頸　06 腟口　07 子宮腟部

- 思春期の卵巣には未成熟の【02 】が両側でおよそ40万あるが，【03 】にまで成熟するのは，生涯を通じ【04 】個ほどで，他は成熟途中で退化消失する．
- 【05 】は排卵によって卵巣から腹膜腔に放出された卵子を吸いとって子宮にまで運ぶ管（長さ11 cmほど）である．【05 】の先はヒラヒラした突起のついた縁をもつ漏斗をなし（卵管采（らんかんさい）），腹膜腔に開いている（図3）．

② 子宮

- 子宮は骨盤の中央に位置を占め，前後から圧しつぶされた形の器官である．子宮の上壁を【06 】といい，その両側端に【07 】がついている．
- 子宮の壁は粘膜と平滑筋層からなる．粘膜は【08 】とよばれ，円柱上皮細胞で覆われ，その下に多数の管状の子宮腺（粘液を分泌する）がある．【08 】は【09 】に応じて著しく厚さを変える（p.179，第10章 図13参照）．
- 子宮の下側は【10 】といい，その下端は丸く腟のなかに突出している．【11 】とよばれるこの部分は，腟から直接触診や視診ができるので臨床上重要である．
- 【12 】は子宮の下につづく前後におしつぶされた管（長さ8 cmほど）であり，尿道のうしろ，直腸の前にあって腟前庭に開いている．

2）女性の生殖機能

- 女性の生殖機能は，受精と妊娠のための準備となる日常的機能と，妊娠・分娩に大別される．
- 準備相では約【13 】日（25～32日）を1周期とする卵胞の成熟，排卵および子宮内膜の周期的変化がみられる．思春期より閉経期に至るまで，子宮内膜の機能層が周期的に脱落し【14 】として腟から排出される．
- 【15 】，すなわち月経周期の停止は，45～56歳の間で起こる．卵胞数の減少にはじまり，卵胞の喪失による【16 】産生の低下が閉経の主要因である．閉経に至る前の，規則的な月経周期がくり返される時期から，ホルモン分泌に変化が起こっている．

4 女性の性周期，排卵の機序（図4）

Text p.143

A. 性周期

1）卵巣の周期

- 思春期以降に排卵される卵胞は，成熟度に応じて【01 】期，【02 】期，【03 】期に分かれる．
- 【01 】**期**：月経周期とは無関係にいくつかの原始卵胞が大きくなり卵細胞の周囲に腔所を形成する（【04 】）．二次，三次卵胞を経て月経周期の第【05 】日

3 B 04 400　05 卵管　06 底部　07 卵管　08 子宮内膜　09 性周期　10 子宮頸　11 子宮腟部　12 腟　13 28　14 月経　15 閉経　16 エストロゲン

4 A 01 卵胞　02 排卵　03 黄体　04 一次卵胞　05 6

頃からその中の1個だけが急速に成長して成熟し，最終的にグラーフ卵胞となるが，他は退化する．

- 【02　　　　】期：第【06　　　　】日頃，グラーフ卵胞は破れて卵子は腹腔内に出る（【07　　　　】）．排卵日を【02　　　　】期といい，直ちに【03　　　　】期がはじまる．
- 【03　　　　】**期**：排卵後，卵胞に残った顆粒細胞とそれを包む卵胞膜細胞は急速に増殖し，黄色い脂質に富む黄体細胞となり，【08　　　　】を形成する．卵巣からは【09　　　　】（卵胞ホルモン），黄体からは【10　　　　】（黄体ホルモン）が分泌される．妊娠が成立すると【08　　　　】が存続し月経は起こらない．妊娠しない場合は次の月経のはじまる4日ほど前（第24日頃）から【08　　　　】は退化し，瘢痕（はんこん）化して白体となる（p.179，第10章 図13参照）．

2）子宮の周期

- 【11　　　　】は，卵巣の機能的周期により引き起こされる【12　　　　】の周期的変化である．子宮内膜の周期は，月経期，増殖期，および分泌期に分けられる．
- **月経期**：排卵後に妊娠が成立しないと黄体からの【13　　　　】の分泌が消退するため，子宮内膜は維持されず，組織脱落膜様に変化した子宮内膜組織の機能層は崩壊・脱落することにより【14　　　　】として排出される．月経時には月経血として個人差はあるが，約30 mLの血液と同量の分泌液が失われるが，【15　　　　】が溶解しているため非凝固性である．
- **増殖期**：月経開始後，第5日頃までに子宮内膜基底層の間質細胞は卵胞から分泌される【16　　　　】により，【17　　　　】として再生する．この時期以降，【18　　　　】までを増殖期という．

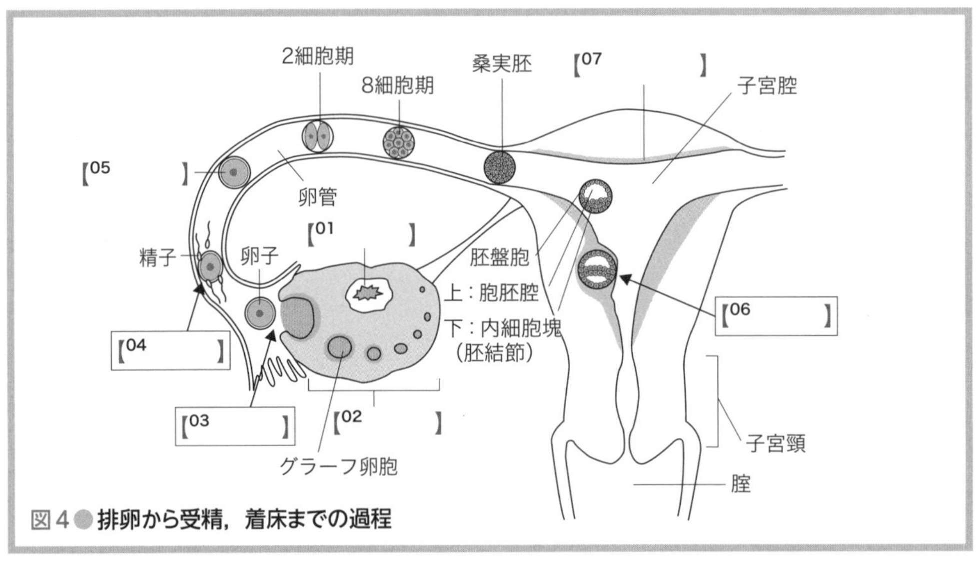

図4● **排卵から受精，着床までの過程**

---

4 A 06 14　07 排卵　08 黄体　09 エストロゲン　10 プロゲステロン　11 月経周期　12 子宮内膜　13 プロゲステロン　14 月経　15 フィブリノーゲン　16 エストロゲン　17 子宮内膜　18 排卵
図4 01 黄体　02 卵巣　03 排卵　04 受精　05 接合子　06 着床　07 子宮内膜

- **分泌期：**【18　　　】後，黄体からの【19　　　　】により【20　　　　】の子宮腺が発達して，内膜は肥厚し腺細胞の分泌活動が刺激され，妊娠の準備を行う．
- 【19　　　　】の分泌は基礎体温の上昇として認められる．この期間を分泌期という．中期から後期にかけて分泌活動はさらに刺激され，同時に間質も増殖して脱落膜細胞へと分化し，再び着床のための準備を行う．

B. 排卵の機序

- 視床下部–【01　　　　】–卵巣系の複雑な相互作用に伴う内分泌ホルモンにより調節されている．
- 思春期以降，【02　　　　】ホルモンおよび【03　　　　】の分泌が増加すると，卵胞の発育は著しく刺激され，常に一定数の原始卵胞が成熟を開始する．
- 卵子を囲む卵胞上皮細胞から【03　　　　】の原料であるテストステロンが分泌されるとさらに成熟が進み【04　　　　】となる．その結果，【04　　　　】は直径２～３ cmにも達し，卵胞の表面は膨張し薄くなる．二次卵胞および【04　　　　】からは大量のエストロゲンが分泌され，黄体形成ホルモンの大量分泌（LHサージ）も起こる．
- 【05　　　】期には卵胞液の膨張，内圧の上昇および卵胞膜の破裂が起こり，卵子が卵胞液とともに腹膜腔に放出される．卵子は開口する卵管采から卵管に入り，卵管の繊毛運動により卵管膨大部から子宮へと運ばれる．

5 妊娠と分娩

Text p.144

A. 妊娠（図４）

1）受精および着床

- 卵巣から放出された卵子は受精の起こる卵管膨大部へ向かって運ばれる．膣内に放出された精子のうち約50～100個が卵管膨大部にたどり着く．
- 卵子と精子の受精による【01　　　】の形成は，排卵から数時間後，遅くとも24時間以内に起こる．精子が，卵子に付着している卵胞細胞間をくぐり抜け，その頭部が卵母細胞内に入ると【02　　　】が形成される．ここまで到達できる精子は１つだけである．
- 【01　　　】は約３日間，卵管から子宮内腔へと移動しながら【03　　　】とよばれる有糸分裂をくり返して桑実胚にまで発達する．その後，桑実胚は子宮内腔で内腔を形成し，約３日で胚盤胞とよばれる段階に発達する．胚盤胞は，排卵から約１週間後に子宮内膜に【04　　　】し，妊娠が成立する．

2）胎盤

- 【04　　　】によって子宮内膜は肥大増殖し，脱落膜となる．受精卵の細胞栄養膜層が急速に増殖し，絨毛を生じて円盤状に脱落膜を侵食し，子宮内膜と血管による連絡をもつよ

---

4 A 19 プロゲステロン　20 子宮内膜　B 01 下垂体前葉　02 性腺刺激　03 エストロゲン　04 グラーフ卵胞　05 排卵
5 A 01 受精卵　02 接合子（受精卵）　03 卵割　04 着床

うになる.

- 胎児と子宮内膜の血管連結によって生じた連結組織が【05　　　　】である.【05　　　　】では酸素，栄養素などが母体から胎児に供給され，老廃物や二酸化炭素が母体側へ排出される．両者の血液は混合することはない.
- 出生後，新生児の体内循環経路は大きく変容する（第4章参照）.
- 子宮に着床した胎児の身長は，妊娠2カ月目には2 cm，妊娠6カ月目には35 cm，妊娠10カ月目では【06　　　　】cmと発育する.

3）母体の変化

- 母体には，循環器系，呼吸器系，エネルギー代謝，および栄養の面で，大きな変化が生じる.
- 母体の血液量は妊娠中期で急激に増加し，分娩間近では約50％も増加している．血液量の増加は，【07　　　　】および【08　　　　】の増加による.
- 妊娠時には，胎児，胎盤，子宮，および乳房の発達，さらに増加する母体血液のために，【09　　　　】を多く摂取する必要がある.
- 妊娠による胎盤および胎児，そして母体のヘモグロビン必要量を維持するために，妊娠期間の総計で800～1,000 mgの【10　　　　】が必要となる.

B. 分娩

- 平均的な妊娠期間は，最終月経の開始日から約【01　　　　】日間（約【02　　　　】週）である.
- 妊娠の最終月になると子宮は不規則で弱い収縮をはじめる．下垂体後葉からの【03　　　　】分泌の作用により，一連の規則的で強い収縮，すなわち【04　　　　】となり，胎児，および胎盤を娩出する．【03　　　　】による子宮収縮は，胎盤を娩出した後の止血効果にも役立つ.

C. 乳汁分泌

- 乳腺には多数の腺胞があり，腺胞から分泌される乳汁は乳管によって排出される．妊娠中には，【01　　　　】分泌が次第に増加して，【02　　　　】，【03　　　　】分泌とともに乳腺が発達する.
- 分娩後は，エストロゲン，プロゲステロン分泌が減少するが，【01　　　　】が乳腺からの乳汁分泌を促進し，【04　　　　】が排出を促す．哺乳時には，乳児の乳首吸引による刺激が反射性に【04　　　　】を分泌させ，乳管壁の筋細胞を収縮させて貯留した乳汁を乳頭から射出させる（射乳）.

文　献

1）「入門人体解剖学 改訂第4版」（藤田恒夫/著），南江堂，1999
2）「人体解剖学 改訂第42版」（藤田恒太郎/著），南江堂，2003
3）「生理学テキスト 第5版」（大地陸男/著），文光堂，2007
4）「標準生理学 第7版」（小澤瀞司，福田康一郎/総編集），医学書院，2009

5 A 05 胎盤　06 50　07 血漿　08 赤血球（07，08は順不同）　09 たんぱく質　10 鉄分
B 01 280　02 40　03 オキシトシン　04 陣痛　C 01 プロラクチン　02 エストロゲン
03 プロゲステロン（02，03は順不同）　04 オキシトシン

演習問題

該当するものを選択してください

STEP 1　基礎問題

重要 **Q1**　**生殖器の構造と機能に関する記述である．正しいのはどれか．1つ選べ．**

［2019年管理栄養士国家試験問題］

(1) 卵巣は，卵胞刺激ホルモンを分泌する．
(2) 子宮は，底部で腟と連続している．
(3) 子宮内膜の増殖は，エストロゲンで促進される．
(4) 前立腺は，内分泌腺である．
(5) 精子は，精嚢でつくられる．

Q2　**女性の生殖器に関する記述である．正しいのはどれか．1つ選べ．**

(1) 卵巣には種々の発達段階の卵胞がみられる．
(2) 卵子は腹腔内で受精すると，子宮に移動して着床する．
(3) 排卵後の卵胞は白体に変わり，プロゲステロンを分泌する．
(4) 子宮の壁は粘膜と横紋筋層からなる．
(5) 子宮内膜が崩壊・脱落した月経血は凝固する．

Q3　**男性の生殖器に関する記述である．正しいのはどれか．1つ選べ．**

(1) 精巣の精子から男性ホルモンが分泌される．
(2) 精子形成は精巣上体の中で行われる．
(3) 前立腺は射精管を通して尿道に開口する．
(4) 精液1 mLには約100個の精子を含む．
(5) 精管は，骨盤胎内に入らないようになっている．

STEP 2　応用問題

重要 **Q4**　**女性の性周期に関する記述である．正しいのはどれか．1つ選べ．**

(1) 排卵後の卵胞は，黄体へ退縮する．
(2) 排卵前には，黄体形成ホルモンの大量分泌が認められる．
(3) 卵胞期は，子宮内膜の分泌期に相当する．
(4) 卵胞期には，プロゲステロンの分泌が増加する．
(5) 卵胞刺激ホルモン(FSH) は，下垂体後葉から分泌される．

Q5　**妊娠と分娩に関する記述である．正しいのはどれか．1つ選べ．**

(1) 平均的な妊娠期間は約300日間である．
(2) 受精卵は排卵から約3日で子宮内膜に着床する．
(3) 母体の血液量は妊娠期では一定である．
(4) 子宮収縮による陣痛は，プロラクチンの作用である．
(5) 妊娠高血圧症候群は妊娠20週以降に起こる．

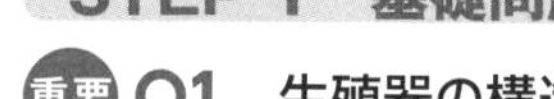

解答と解説 ➔ 別冊 p.7

骨格系

学習した日
年　月　日
年　月　日

学習のポイント

❶ 主要骨格を分類し，種類を知る
❷ 軟骨，関節，靱帯（じんたい）のはたらきを知る
❸ 骨の発生過程を理解する
❹ 骨吸収と骨形成をくり返す骨のリモデリングを理解する

学習の前に

- □ 新生児の骨の本数は約350個であるが，成人になると約200個に減少する.
- □ 骨は身体の支持組織・ミネラルの貯蔵庫・運動器官であり，造血・血中カルシウム濃度調節にはたらく.
- □ 無機成分であるミネラルは骨全体の40～60％を占める．主な有機成分はコラーゲンたんぱく質であり，骨全体の約40％を占める．骨は網目状に張り巡らされたコラーゲン線維の分子間にミネラルを石灰化させることから，コラーゲンは鉄筋，ミネラルはコンクリートに例えられる.

Keywords

● 頭蓋骨　● 脊柱　● 胸郭　● 骨盤　● 大腿骨　● 縫合　● 泉門　● 膜性骨化　● 軟骨内骨化　● ハバース管　● フォルクマン管　● 海綿骨　● 皮質（緻密）骨　● 骨梁　● 破骨細胞　● 骨芽細胞　● 骨吸収　● 骨形成　● 骨リモデリング

coffee break

骨粗鬆症と骨軟化症の違いは？

よく混同されるので，覚えておこう．骨粗鬆症ではコラーゲンなどの骨基質もカルシウム，リン，マグネシウムなどのミネラル量（骨塩量）も減少するが，ビタミンD欠乏に起因する骨軟化症（くる病）では，骨基質は正常で，ミネラル量のみが減少し，石灰化が不十分なまま軟らかい骨が形成される疾患である.

書いてみよう！

□の空欄を埋めてみましょう．

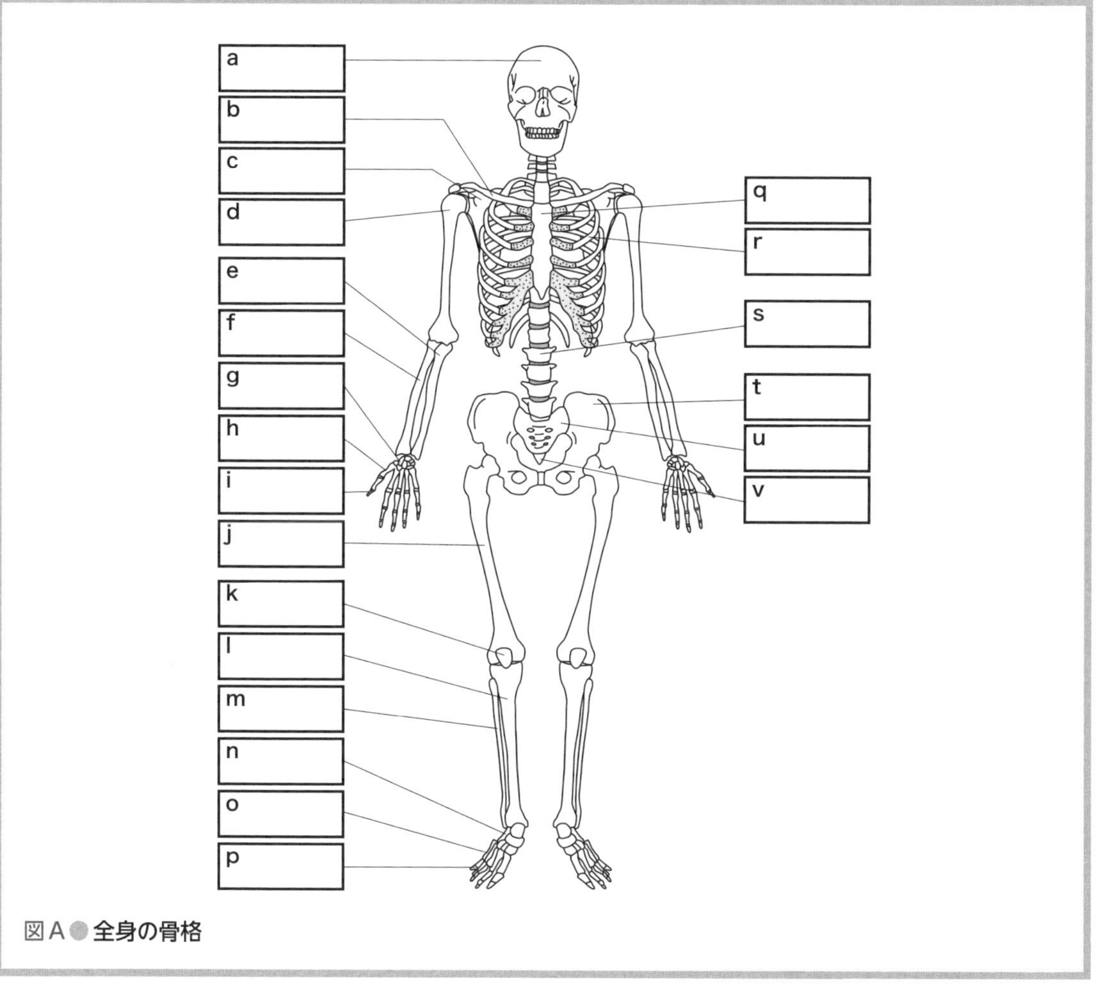

図A● 全身の骨格

［答え］a）頭蓋骨，b）鎖骨，c）肩甲骨，d）上腕骨，e）尺骨，f）橈骨，g）手根骨，h）中手骨，i）指骨，j）大腿骨，k）膝蓋骨，l）脛骨，m）腓骨，n）足根骨，o）中足骨，p）足指骨，q）胸骨，r）肋骨，s）椎骨，t）寛骨，u）仙骨，v）尾骨

coffee break

存在場所が近くても作用は真逆？

カルシトニンは甲状腺から，副甲状腺ホルモン（PTH）は副甲状腺から分泌される．カルシトニンは血中Ca濃度の上昇を素早く感知し，一定濃度まで低下させるため，血中のCaを骨に沈着させ（骨吸収抑制），腸管からのCa吸収および腎臓からのCaの再吸収は抑制する．PTHは逆に血中Ca濃度の低下を感知し，濃度を上昇させるため，カルシトニンと真逆の作用を促進する（骨吸収促進）．甲状腺と副甲状腺のように近隣に位置しながら，逆作用を示す．このような2つのホルモンを分泌する組織は膵臓のランゲルハンス島にも存在し，α細胞からはグルカゴン（血糖値上昇）がβ細胞からはインスリン（血糖値低下）が分泌されている（**第10章参照**）．

要点整理問題

【　　　】に該当する語句を入れて学習しましょう

1 骨格系の構成と機能（図A）

Text p.149

A. 骨格系の構成

- **頭蓋骨**：脳を収納する**脳頭蓋**として，前頭骨，【01　　　　】，【02　　　　】，後頭骨，蝶形骨，篩骨があり，顔面をつくる**顔面頭蓋**として，下鼻甲介，涙骨，【03　　　　】，鋤骨，【04　　　　】，口蓋骨，頬骨，【05　　　　】，舌骨がある．
- **体幹骨**：体幹骨は**椎骨**，**胸骨**，**肋骨**に分けられる．椎骨は【06　　　　】（7個），胸椎（12個），【07　　　　】（5個），仙骨，尾骨からなり，胸骨は胸骨柄，胸骨体，【08　　　　】からなる．肋骨は12対で胸椎と【09　　　　】に連結する．
- **上肢骨と下肢骨**：上肢骨は【10　　　　】，自由上肢骨，下肢骨は【11　　　　】，自由下肢骨に分けられる．
- **胸郭**：胸郭は【12　　　　】，【13　　　　】，**肋骨**からなり，胸部内臓を保護している．肋骨は後方で【12　　　　】に連結し，前方10番目までの肋骨は【14　　　　】を介して胸骨に連結している．
- **骨盤**：骨盤は**寛骨**，【15　　　　】，【16　　　　】から構成される．男性では膀胱，直腸の他に前立腺が入る．女性では膀胱，直腸のほかに，子宮，卵巣，卵管が入るため【17　　　　】が広く，**形態上**，【18　　　　】**が最も大きい骨格**である．

B. 骨の機能

- 骨の主なはたらきとして，①身体各部を支える，②骨格の中に【01　　　　】を入れて保護する，③カルシウムなどの【02　　　　】の貯蔵庫（全身のカルシウムの99％近くが骨に存在する）であり，血中カルシウム濃度の調節に関与する，④関節を支点として骨に付着した筋肉とともに運動を行う，⑤骨内部に骨髄があり，【03　　　　】に関与する，があげられる．

C. 骨組織の基本構成

- 骨組織は各種の骨構成細胞とその間隙にある細胞間基質からできている．細胞間基質に存在する水分，リン酸カルシウム，フッ素，【01　　　　】，ナトリウム，カリウム，【02　　　　】，鉄などのミネラルは骨全体の40～60％を占める．
- 有機成分は主として【03　　　　】たんぱく質であり，骨全体の約40％の割合で存在する．骨は【03　　　　】線維を網目状に張り巡らし，その線維分子間にミネラルを【04　　　　】させている．

---

1 A 01 側頭骨　02 頭頂骨（01, 02は順不同）　03 鼻骨　04 上顎骨　05 下顎骨（03～05は順不同）　06 頸椎　07 腰椎　08 剣状突起　09 胸骨　10 上肢帯　11 下肢帯　12 胸椎　13 胸骨　14 肋軟骨　15 仙骨　16 尾骨（15，16は順不同）　17 骨盤腔　18 性差　B 01 臓器　02 ミネラル　03 造血　C 01 マグネシウム　02 亜鉛（01，02は順不同）　03 コラーゲン　04 石灰化

2 骨・軟骨・関節・靱帯の構造と機能

Text p.149

A. 骨

1）形状と種類（図1）

- **長管骨**：両端部は【01　　　】，支柱となる中央部は【02　　　】とよばれる．【02　　　】は皮質骨で囲まれ，内部には髄腔が存在する．発育中の骨では，これらの間に骨端軟骨（成長板）が存在するが，発育が終わると骨端軟骨は消失し，【03　　　】が残る．
- **短骨**：手首や足首の関節をつくる手根骨や【04　　　】に代表され，長さと幅がほぼ等しく箱型で短い骨である．骨表面は【05　　　】で覆われ，内部構造は長管骨と類似している．
- **扁平骨**：胸骨，【06　　　】，【07　　　】などに代表され，板状で強度がある．
- **不規則骨**：背骨を構成する【08　　　】や上顎骨に代表される．骨表面に隆起や突起をもち，複雑な構造をしている．
- **種子骨**：【09　　　】（膝の皿）のように腱の中に形成されたものをいう．
- **含気骨**：【10　　　】のように内部に空洞があるものをいう．

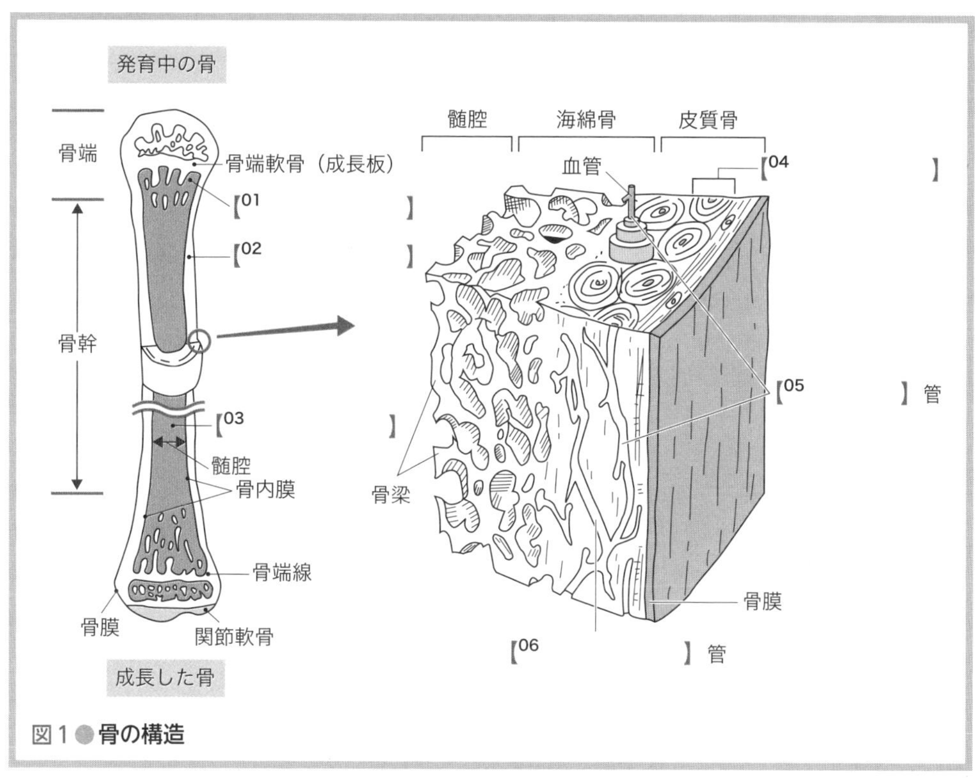

図1 骨の構造

2 A 01 骨端　02 骨幹　03 骨端線　04 足根骨　05 皮質骨　06 肋骨　07 頭蓋骨（06，07は順不同）　08 椎骨　09 膝蓋骨　10 顔面骨　**図1** 01 海綿骨　02 皮質骨　03 骨髄　04 骨単位　05 ハバース　06 フォルクマン

2）構造と組織（図1）

- 骨組織は組織学的に【11　　　】骨と【12　　　】骨に大別される．【11　　　】骨は骨の外側に存在する硬く緻密な骨質（緻密質）である．【12　　　】骨は骨の内部に認められ，網状の【13　　　】により構成される．
- 骨内部の髄腔（ずいくう）や【12　　　】骨の隙間は骨髄で満たされている．
- 骨膜は線維性の結合組織で，その中には血管と神経が走っている．
- 皮質骨には**ハバース層板**が同心円上に配列し，【14　　　】を形成している．ハバース層板の中心には【15　　　】が位置している．【15　　　】は，骨幹を横走もしくは斜走する【16　　　】に連絡している．これらにも神経や血管が走行している．

3）主要骨格

① 頭蓋骨（図2）

i．脳頭蓋

- 前頭骨（1個），頭頂骨（左右あわせて2個），後頭骨（1個），側頭骨（左右あわせて2個），【17　　　】（1個），篩骨（1個）から構成される．脳頭蓋の天井はドーム型をしており，これを【18　　　】，底を頭蓋底，脳の収まる腔部を頭蓋腔という．
- **頭蓋骨**は，成人の場合，矢状縫合（しじょうほうごう）（左右の頭頂骨間），【19　　　】（前頭骨と頭頂骨間），【20　　　】（頭頂骨と後頭骨間），鱗状縫合（りんじょう）（側頭骨と頭頂骨間）で連結されている（図2）．
- 新生児，乳幼児期の頭蓋骨には一部膜状の結合組織が広がっており，ここを【21　　　】という（図2赤色の部分）．成人の冠状縫合の位置にあるものを【22　　　】といい，菱形をしており，生後1年半～2年で閉鎖し骨化する．【23　　　】は成人のラムダ縫合の位置にあり，生後6カ月～1年後に閉鎖する（図2）．
- 【24　　　】は前方から前頭蓋窩（ぜんとうがいか），中頭蓋窩，後頭蓋窩に分けられる．

ii．顔面頭蓋

- 鼻骨（2個），鋤骨（1個），涙骨（2個），【25　　　】（2個），上顎骨（2個），頬骨（2個），【26　　　】（2個），下顎骨（1個），【27　　　】（1個）で構成され，顔面を形成する（図2）．
- 顔面中央部には**鼻孔**が開口しており，鼻骨と【28　　　】で囲まれている．鼻腔は鼻中隔（びちゅうかく）（篩骨と鋤骨で構成）で左右に仕切られ，3つの鼻甲介（びこうかい）で上・中・下鼻道に細分される．鼻腔（びくう）周辺の骨には多数の空洞（【29　　　】）があり，鼻腔に開口し，鼻粘膜で覆われている．
- **眼窩**（がんか）は，【30　　　】，眼筋，【31　　　】が入る空間で，前頭骨，頬骨，上顎骨，蝶形骨，涙骨（眼窩の鼻側に位置する），篩骨（鼻腔，脳頭蓋，眼窩を隔てる），口蓋骨から構成されている．**口蓋骨**は口腔の天井に相当し，【32　　　】との境界になる．眼窩の奥には【33　　　】，上（じょう）・下眼窩裂（かがんかれつ）があり，いずれも頭蓋腔へ通じている．

---

2 A 11 皮質　12 海綿（かいめん）　13 骨梁（こつりょう）　14 骨単位（オステオン）　15 ハバース管　16 フォルクマン管　17 蝶形骨　18 頭蓋冠　19 冠状縫合　20 ラムダ縫合　21 頭蓋泉門（せんもん）　22 大泉門　23 小泉門　24 内頭蓋底　25 下鼻甲介　26 口蓋骨（25，26は順不同）　27 舌骨　28 上顎骨　29 副鼻腔　30 眼球　31 涙腺（30，31は順不同）　32 鼻腔　33 視神経管

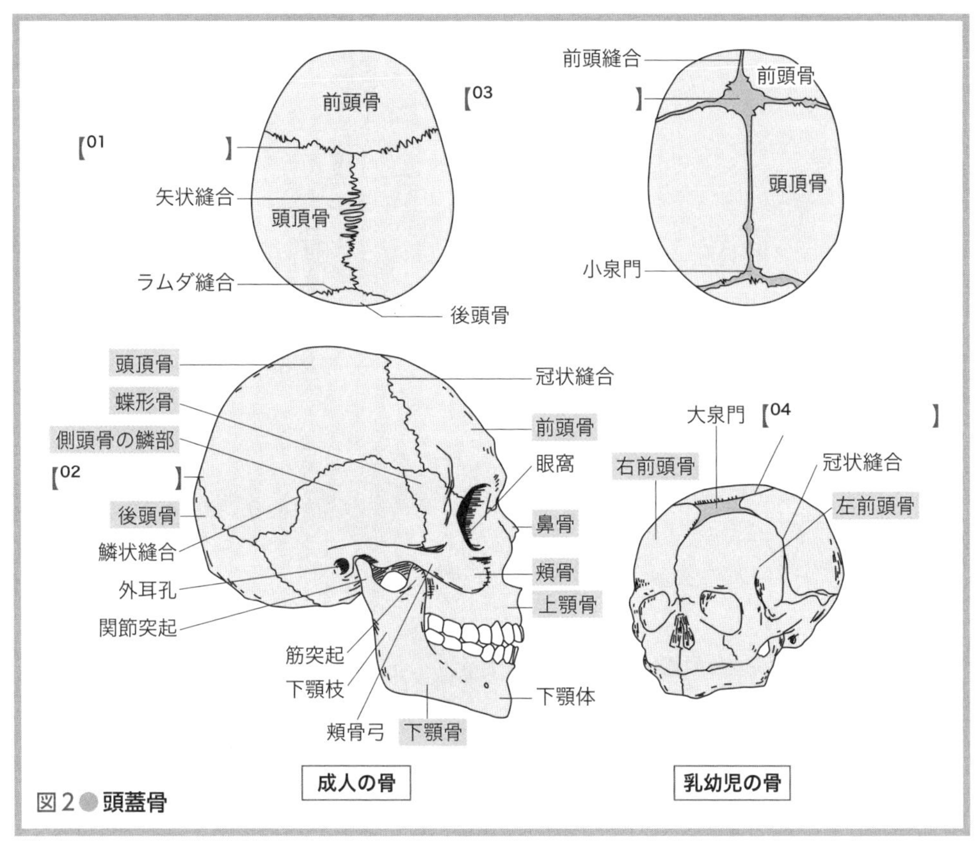

図2● **頭蓋骨**

② **脊柱**（図3，4）

- **椎骨**（24個），**仙骨**（1個），**尾骨**（1個）で構成される．椎骨は上から【34　　】（7個），【35　　】（12個），【36　　】（5個）の3部位に分けられる．仙骨と尾骨は仙椎5個と【37　　】3～5個が成人でそれぞれ1つに融合したものである（図3）．
- 椎骨は前方の【38　　】，後方の椎弓，両者間に挟まる椎孔から構成される．椎弓は棘突起（後方），【39　　】突起（側方），上・下方の【40　　】突起をもつ（図4）．椎孔は上下に連なり**脊柱管**をつくり，中に【41　　】を収める．各椎体は軟骨性で弾力のある【42　　】で連絡しあい，衝撃を吸収し，体重を支える．上下の椎体と椎弓の境界に椎間孔があり，【43　　】神経，血管，リンパ管の出入り口となっている．

③ **胸郭**（図5）

- **胸骨**（1個），**肋骨**（12対），**胸椎**（12個）で構成され，**胸部内臓を保護**し，【44　　】運動に関係している．上方が狭く下方が広い樽状骨格であり，下方に突出して肋骨弓をなす．肋骨は後方で【45　　】に連結し，前方では上から10番目までの各肋骨が【46　　】を介して胸骨に連結している．

---

2 図2 01 冠状縫合　02 ラムダ縫合　03 大泉門　04 矢状縫合　A 34 頸椎　35 胸椎　36 腰椎　37 尾椎　38 椎体　39 横　40 関節　41 脊髄　42 椎間円板　43 脊髄　44 呼吸　45 胸椎　46 肋軟骨

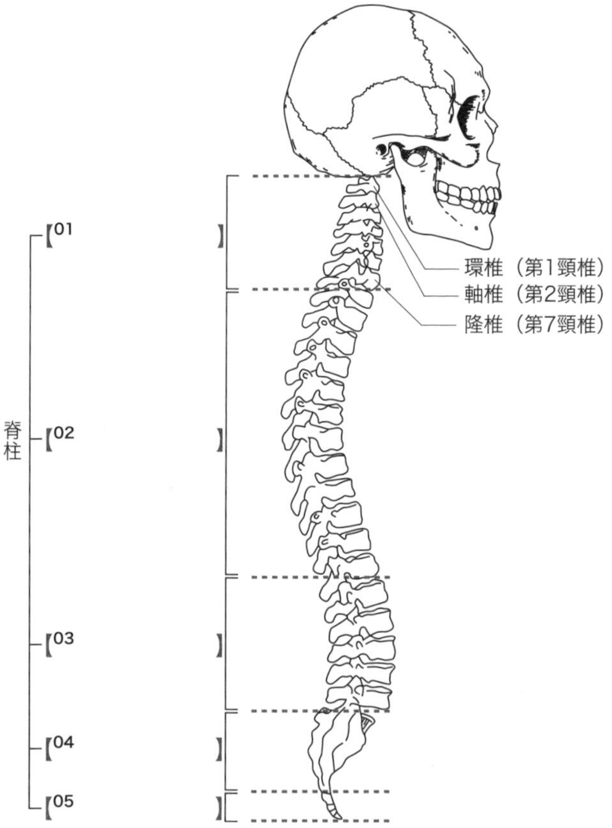

脊柱
【01　　　　】
【02　　　　】
【03　　　　】
【04　　　　】
【05　　　　】

環椎（第1頸椎）
軸椎（第2頸椎）
隆椎（第7頸椎）

図3 ● **脊柱**

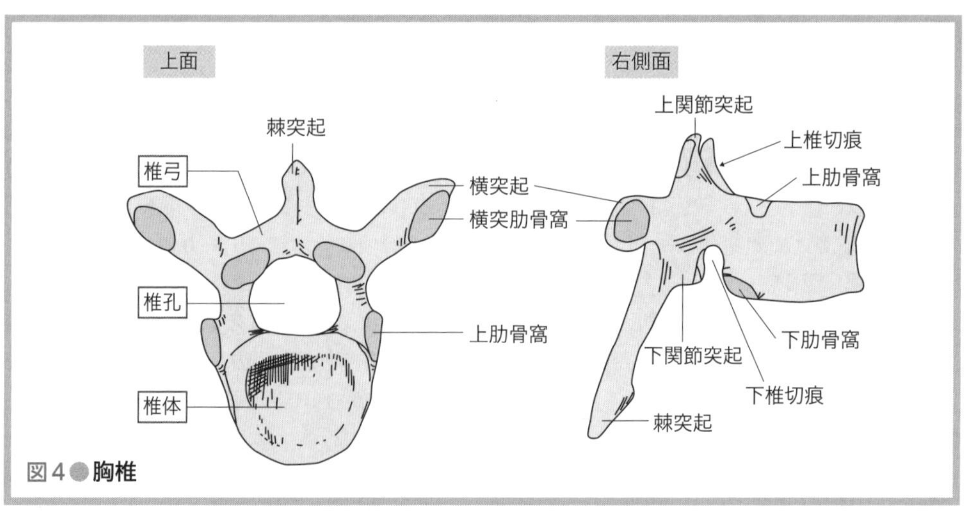

図4 ● **胸椎**

---

2 **図3** 01 頸椎　02 胸椎　03 腰椎　04 仙骨　05 尾骨

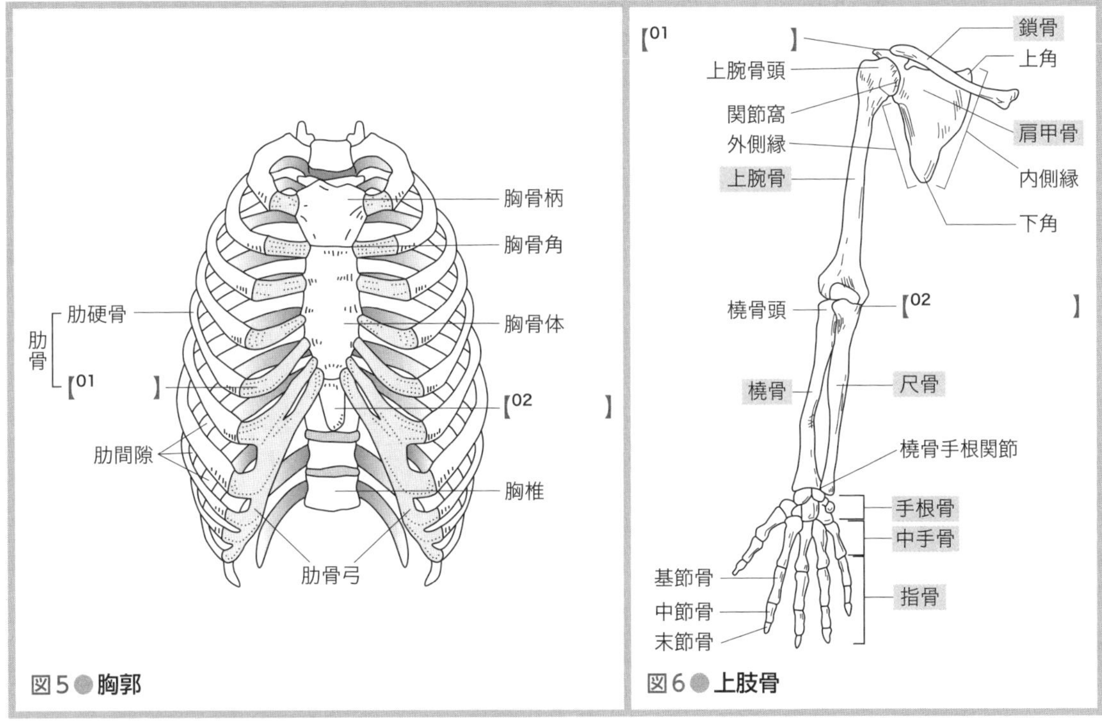

図5 胸郭　図6 上肢骨

④ **上肢骨**（図6）

i．**上肢帯の骨（肩甲骨・鎖骨）**

- **肩甲骨**は胸郭の背面にある逆三角形の扁平骨である．外側縁に関節窩というくぼみがあり，上腕骨頭と【47 】をつくる．
- 【48 】は頸部と胸部の境を水平に走る扁平な長骨であり，一方は肩峰（けんぽう）と連結し，もう一方は胸骨柄と連結して胸鎖関節をつくっている．

ii．**自由上肢帯骨（上腕骨・前腕骨・手の骨）**

- **上腕骨**は骨頭部分が肩甲骨の関節窩と連結しており，【49 】関節を形成する．上腕骨の遠位端には前腕骨の**橈骨**（とうこつ）と**尺骨**（しゃっこつ）が連結して【50 】関節をつくり，前腕の運動を行う．
  - 前腕骨のうち母指側に橈骨，小指側に【51 】が存在する．橈骨は手根骨との間に**橈骨手根関節**をつくり，【52 】の運動を行う．
  - 手の付け根には【53 】（8個）が縦4列横2段に並び，掌には中手骨（5個）があり，【53 】と指骨（しこつ）を連結している．
  - 【54 】は近位端から基節骨（きせつこつ），中節骨（ちゅうせつこつ），末節骨（まっせつこつ）の3節から，母指は基節骨と末節骨の2節からなる．

---

2 図5 01 肋軟骨　02 剣状突起　図6 01 肩峰　02 肘関節　A 47 肩関節　48 鎖骨　49 肩　50 肘　51 尺骨　52 手首　53 手根骨　54 指骨

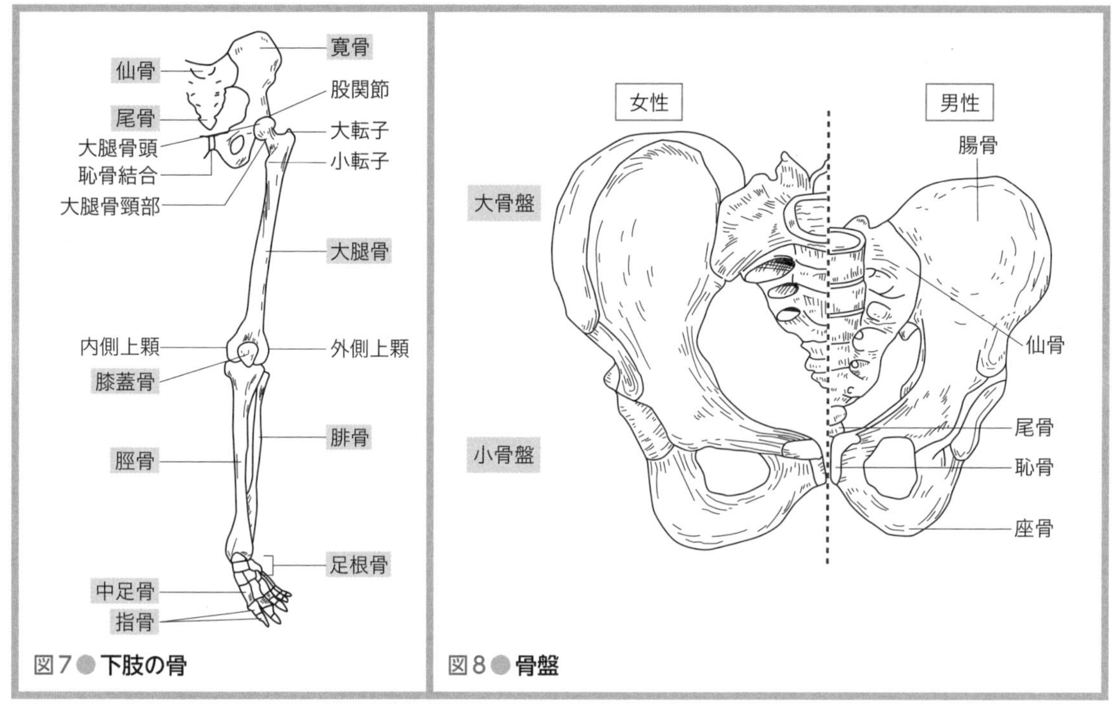

図7● 下肢の骨

図8● 骨盤

⑤ **下肢骨**（図7，8）

i．**下肢帯の骨**

● **寛骨**は扁平な8の字形をした人体で最大の骨であり，【55 　　　】（上半部），**恥骨**（前下部），【56 　　　】（後下部）が発生途中で融合して1つの骨になっている．半円形の大きな関節窩（**寛骨臼**）は大腿骨との間に【57 　　　】関節をつくり，下肢（大腿）の運動を行う（図7）．

● **骨盤**は左右の寛骨と【58 　　　】，【59 　　　】から形成されているすり鉢状で底のない骨格である（図8）．左右の寛骨は前方で恥骨結合，後方では仙骨と仙腸関節で連結している．骨盤腔は上部が大骨盤，下部が小骨盤に分けられ，大骨盤には腹部臓器，小骨盤には【60 　　　】，膀胱，直腸などが入る．

• 形は女性で円筒状，男性では漏斗状である．上部の形状は女性で楕円形，男性ではハート形である．骨盤の大きさのうち，内径は女性の【61 　　　】時に重要であり，仙骨の岬角から恥骨結合までの距離を【62 　　　】結合線という．

ii．**自由下肢骨**

● **大腿骨**は人体で最も長い長骨であり，身長の約4分の1を占める．大腿骨頭と寛骨臼は靱帯で連結している．骨頭頸部の【63 　　　】（外側），【64 　　　】（内側）には寛骨と連結した筋が付着している（近位）．遠位では膝蓋骨と膝蓋大腿関節を，【65 　　　】とは膝関節を形成する．**大腿骨頭の**【66 　　　】は高齢者が骨折すると，寝たきりの原

2 **A** 55 腸骨　56 座骨　57 股　58 仙骨　59 尾骨　60 生殖器　61 分娩　62 産科（真）
63 大転子　64 小転子　65 脛骨　66 頸部

因となる確率が高い．

- **下腿骨**は内側にある【65　　　　】と外側に繋がる腓骨（ひこつ）からなる．【65　　　　】の近位端は大腿骨と【67　　　　】を形成する．
- **足の骨**は【68　　　　】，【69　　　　】，指骨に分けられる．

4）骨の連結（図9）

- **不動性結合**：骨同士が不動的に結合した構造で，頭蓋骨で骨化の進んだ骨同士が線状に連結した縫合，椎間板や恥骨結合のように骨間に線維状の軟骨が介在する【70　　　　】，仙骨のように数個の骨が融合した骨結合などがある．
- **可動性結合**：【71　　　　】を介した複数の骨による結合である（詳細は本項Cを参照）．

B. 軟骨

- 軟骨組織は軟骨細胞と細胞間基質（軟骨基質）で構成され，【01　　　　】，【02　　　　】を含まない．
- **硝子軟骨**：典型的な軟骨組織で，量は最も多い．胎生期の骨格原基，【03　　　　】，**肋軟骨**，【04　　　　】，**喉頭軟骨**，【05　　　　】に代表される．線維質に乏しく，半透明で均質な軟骨である．軟骨膜に覆われている．
- **弾性軟骨**：弾性軟骨の基質には【06　　　　】，コラーゲンの他，【07　　　　】が豊富に含まれる．他の軟骨とは異なり，黄色で不透明である．**耳介**と**喉頭蓋**にみられる．軟骨膜に覆われている．
- **線維軟骨**：【08　　　　】を含む軟骨基質からなる．軟骨細胞は比較的小さく，線維芽細胞様で，線維間および軟骨細胞周囲にはプロテオグリカンが存在する．【09　　　　】，**関節円板**，**恥骨結合**にみられる．可動性に乏しい．軟骨膜はない．

C. 関節

- 関節は連結する骨の関節面に関節軟骨をもち，その軟骨間には関節包（かんせつほう）で覆われた関節腔がある．関節腔は【01　　　　】で満たされている．関節包の外側は【02　　　　】で，内側には【02　　　　】はなく，滑膜（かつまく）で裏打ちされている．
- 連結する2つの骨端は凹凸になっており，凸側は【03　　　　】，凹側は関節窩とよばれる．関節は【03　　　　】と関節窩の形状により分類される．運動の方向が一軸の【04　　　　】**関節**（例：膝関節）および**車軸関節**（例：環軸関節），二軸の**鞍関節**（あん）（例：手根中手関節）および【05　　　　】**関節**（例：橈骨手根関節），多軸の【06　　　　】**関節**（例：肩関節），**平面関節**（例：椎間関節）がある（図9）．

D. 靭帯

- 骨格の各部の連結により，関節の運動の促進または制限にはたらく．弾性の強い線維性の組織である．**関節内靭帯**（じんたい）は【01　　　　】関節（大腿骨頭靭帯）や【02　　　　】関節（前・後十字靭帯）内にあり，脱臼を防ぐ．【03　　　　】は関節包を外側から補強する．

---

2 A 67 膝関節　68 足根骨　69 中足骨（68，69は順不同）　70 軟骨結合　71 関節　B 01 血管　02 神経（01，02は順不同）　03 骨端軟骨　04 気管軟骨　05 関節軟骨（03～05は順不同）　06 プロテオグリカン　07 エラスチン　08 Ⅰ型コラーゲン　09 椎間円板　C 01 滑液（かつえき）　02 骨膜　03 関節頭　04 蝶番（ちょうばん）　05 楕円　06 球　D 01 股　02 膝　03 関節外靭帯

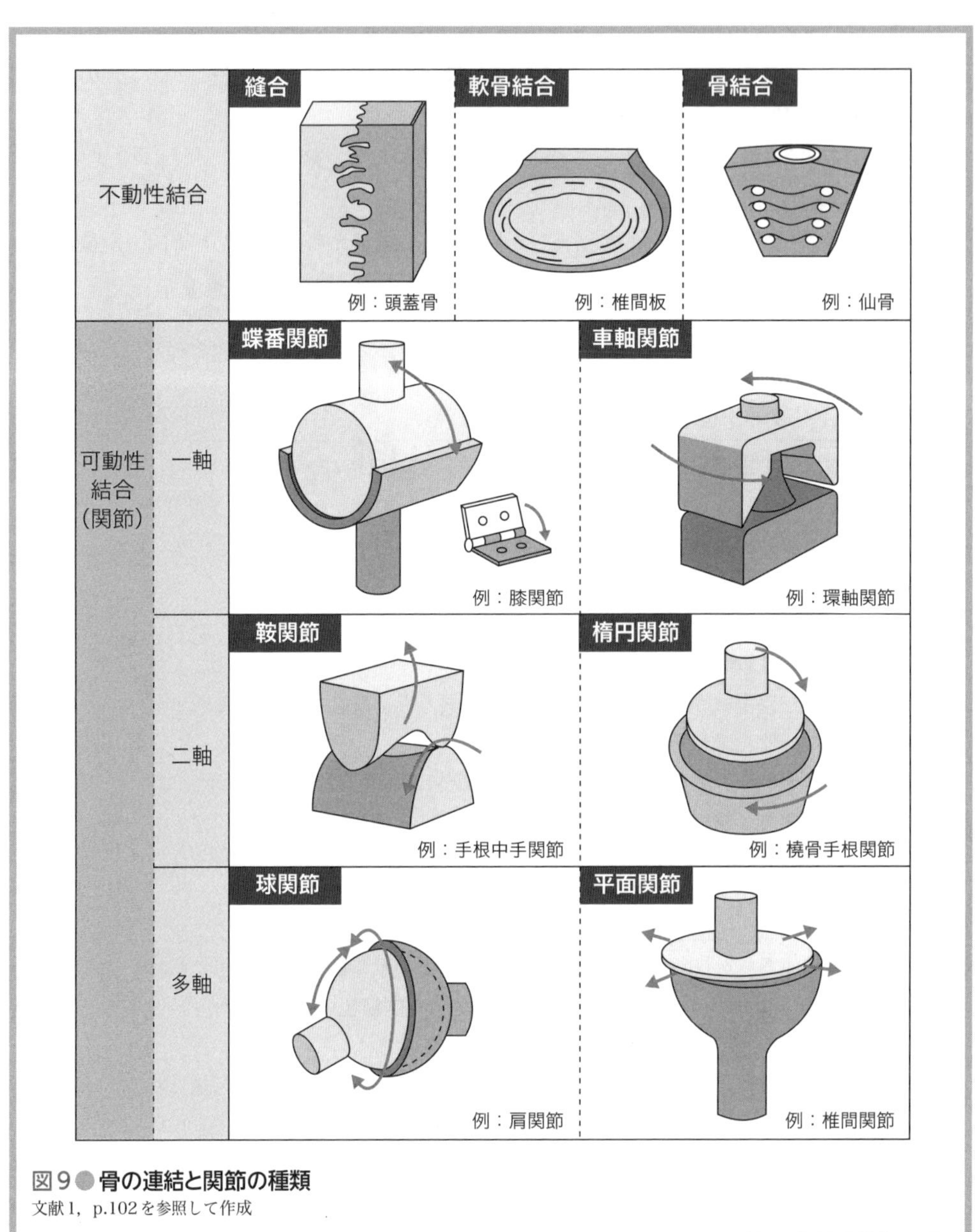

図9● 骨の連結と関節の種類
文献1，p.102を参照して作成

3 骨の成長

Text p.156

A. 骨の発生

- 【01　　　】**骨化**により形成される骨組織は，頭蓋の前頭骨，頭頂骨，後頭骨，側頭骨，上顎骨と下顎骨の一部，鎖骨などである．【01　　　】骨化は血管の発達した間葉組織で起こる．血管に近接した間葉系細胞は【02　　　】細胞へと分化し，【03　　　】骨を形成する．そこで石灰化が生じることにより骨組織がつくられる．
- 【04　　　】**骨化**は，【05　　　】軟骨を経て骨組織へと置換するもので，四肢骨，頭蓋底部の骨，椎骨，【06　　　】などでみられる．

B. 骨の成長および維持機構

- 【01　　　】は成長期に起こるもので，基本的な形状変化を伴わず，骨格は大きさを増す．
- 既存の骨が吸収され，その部位に新しい骨が形成され，元の形状が維持される現象を【02　　　】という．【02　　　】は活性型ビタミンD，【03　　　】，カルシトニンなどのカルシウム調節ホルモンや炎症性サイトカイン，骨局所に加わる力学負荷因子などにより調節されている．

4 骨形成・骨吸収（図10）

Text p.156

A. 骨形成サイクル

- 破骨細胞は，マクロファージ様造血幹細胞から分化した前駆細胞が，さらに分化・活性化することにより【01　　　】細胞となったものである．
- 骨吸収も骨形成も行われていない**静止相**では，bone lining cell とよばれる扁平な【02　　　】に覆われている．
- **活性化相**では，【03　　　】（炎症性サイトカインのTNF-αなど）により破骨細胞前駆細胞が分化・融合・活性化される．

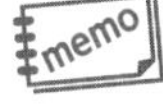

炎症性サイトカイン：炎症を引き起こす情報伝達物質で，インターロイキン（IL）ファミリーや腫瘍壊死因子であるTNF-αなどがあげられる．

- **吸収相**では，【04　　　】が骨基質表面に密着し，水素イオン（H^+）分泌により骨基質のミネラルを溶解し，たんぱく質分解酵素の分泌により，骨基質の【05　　　】などを分解する．約2週間で30～40 μmの深さの骨が削られ，吸収窩を形成する（**骨吸収**）．
- **逆転相**では，骨表面にマクロファージが現れ，吸収窩の残渣を吸収する．

---

3 A 01 膜性　02 骨芽　03 類　04 軟骨内　05 硝子　06 骨盤　B 01 モデリング　02 リモデリング（再構築）　03 副甲状腺ホルモン（PTH）

4 A 01 多核　02 骨芽細胞　03 骨吸収促進因子　04 破骨細胞　05 コラーゲン

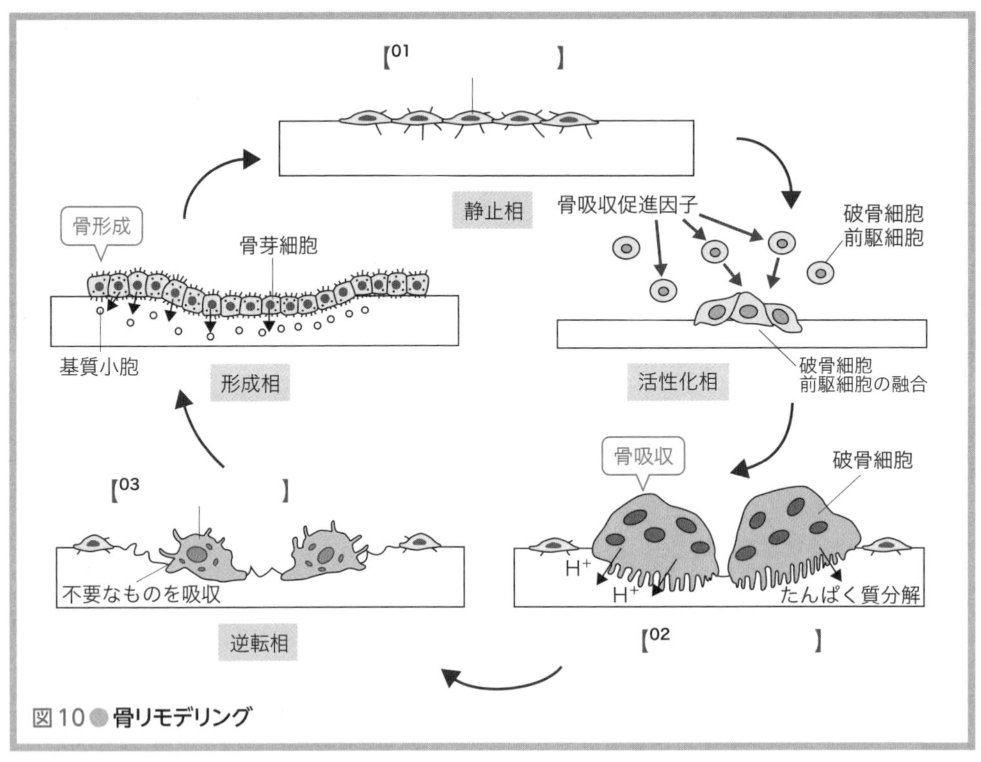

図10●骨リモデリング

- **形成相**では，間葉系幹細胞から分化した骨芽細胞がⅠ型コラーゲンや【06　　】，オステオポンチンといった骨基質たんぱく質と【07　　】を含む基質小胞を吸収窩に分泌する．この小胞中で【08　　】の結晶が成長し，数カ月かけて【09　　】化を行う（**骨形成**）．その後骨芽細胞の一部は骨基質中に包まれて骨細胞になり，その他は骨表面に残り，bone linging cellとなる．

B. ライフサイクルと骨量

- **骨量**は思春期に急増し，【01　　】が【02　　】を上回っている．成人期には【01　　】・【02　　】のバランスがとれていて（カップリング），骨量は安定している．その後，特に，女性は更年期で閉経による女性ホルモン（エストロゲン）の減少により骨量が急激に低下する．これは【01　　】・【02　　】ともに亢進するが，【03　　】が【04　　】を上回る（【05　　】回転型骨量減少）ことによる．閉経後10年以上の女性や高齢期の男性では，【01　　】・【02　　】のいずれも低下するが，やはり【03　　】が【04　　】を上回るため，【06　　】回転型の骨量減少が引き起こされる．

4 図10 01 bone lining cell　02 吸収相　03 マクロファージ　A 06 オステオカルシン　07 リン酸カルシウム　08 ハイドロキシアパタイト　09 石灰　B 01 骨形成　02 骨吸収　03 骨吸収　04 骨形成　05 高　06 低

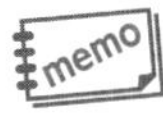

どう違うの？　骨量・骨塩量・骨密度・骨梁

骨量（bone mass）：骨の芯となるコラーゲンなどの有機質と，その間隙を埋めるカルシウムやリンなどのミネラルとの総和.

骨塩量（BMC）：カルシウムなどのミネラルの総量のこと.

骨密度（BMD）：骨塩量を骨の面積（cm^2），あるいは体積（cm^3）で割った値.

骨梁：海綿骨領域に網の目のように縦横にはりめぐらされている組織．栄養状態の変化を受けやすい.

（BMC：bone mineral contents，BMD：bone mineral density）

文　献

1）「骨単～語源から覚える解剖学英単語集～」（河合良訓/監），エヌ・ティー・エス，2008

2）「硬組織研究ハンドブック」（松本歯科大学大学院硬組織研究グループ/監・著），松本歯科大学出版会，2005

3）「〈普及版〉図説・ヒトのからだ」（中野昭一/編），医歯薬出版，2002

4）「人体の構造と機能－解剖生理学」（林正健二/編），メディカ出版，2004

5）「人体の構造と機能及び疾病の成り立ち　各論Ⅱ」（国立健康・栄養研究所/監），南江堂，2005

演習問題

該当するものを選択してください

STEP 1　基礎問題

Q1　骨構造についての記述である．正しいのはどれか．1つ選べ．

(1)　椎骨は長骨に分類される．
(2)　骨端と骨幹の境界にある成長板は海綿骨でできている．
(3)　皮質骨では，フォルクマン管を同心円状に骨層板が取り囲んでいる．
(4)　前頭骨と頭頂骨の間の縫合を冠状縫合という．
(5)　胸郭は12対の胸椎と12対の肋骨および1個の胸骨からなる．

Q2　骨格系に関する記述である．正しいものの組み合わせはどれか．1つ選べ．

a．脊髄は上下に連なった椎弓により形成された脊柱管の中に存在する．
b．頭蓋の小泉門は成人のラムダ縫合の位置にあり，生後6カ月～1年で閉鎖する．
c．頭蓋骨は既存の軟骨組織より骨化がはじまったものである．
d．腰椎のうち下部3個は，成人では融合して1つの仙骨となっている．
e．大腿骨頭の頸部は高齢者が骨折しやすい部位である．

(1)　aとc　(2)　aとd　(3)　bとd　(4)　bとe　(5)　dとe

重要 Q3　軟骨と関節に関する記述である．正しいのはどれか．1つ選べ．

(1)　骨の関節面は骨膜で覆われている．
(2)　肘と膝の関節はいずれも球関節でできている．
(3)　関節軟骨にはコラーゲンが豊富に存在する．
(4)　関節液の主成分はハイドロキシアパタイトである．
(5)　椎間円板は硝子軟骨である．

STEP 2　応用問題

重要 Q4　骨リモデリングおよび骨粗鬆症に関する記述である．正しいものの組み合わせはどれか．1つ選べ．

a．エストロゲンは骨吸収を促進する．
b．副甲状腺ホルモン（PTH）は骨吸収を促進する．
c．カルシトニンは骨吸収を促進する．
d．骨組織は破骨細胞で壊され，骨芽細胞でつくり直されている．
e．骨粗鬆症では，骨塩量のみが減少し，骨基質は正常である．

(1)　aとb　(2)　aとc　(3)　bとd　(4)　cとe　(5)　dとe

重要 Q5　骨格系疾患についての記述である．正しいものの組み合わせはどれか．1つ選べ．

a．小児ではビタミンK欠乏によりくる病が起こる．
b．変形性関節症は関節軟骨の変性を伴い，中・高年男性に好発する．
c．閉経後女性の骨粗鬆症は低回転型である．
d．骨軟化症は骨端軟骨の閉鎖以後に発症する．
e．副腎皮質ホルモン（ステロイド）長期投与により続発性骨粗鬆症が起こりやすくなる．

(1)　aとb　(2)　aとc　(3)　bとd　(4)　cとe　(5)　dとe

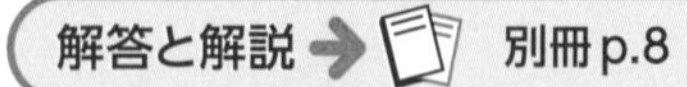
解答と解説 → 別冊 p.8

第9章 筋肉系と運動機能

学習した日
年　月　日
年　月　日

学習のポイント

❶ 筋肉には，骨格筋，心筋，平滑筋があることを理解する
❷ 骨格筋線維には，速筋線維と遅筋線維があることを理解する
❸ 骨格筋線維が収縮するしくみを理解する
❹ 骨格筋が血糖を取り込むしくみについて理解する
❺ 骨格筋におけるエネルギー代謝を理解する
❻ 骨格筋と生活習慣病・老化の関係を把握する

学習の前に

□ 人間を含めて動物が摂取した食物は消化管内で消化されて低分子の栄養素となり，小腸から吸収される．このような食物由来の栄養素と肺呼吸によって取り込まれた酸素は血液に溶け込み，血液循環によって身体に約60兆個存在する細胞に分配される．

□ 細胞は細胞膜によって包まれ，内部には核・ミトコンドリア・ゴルジ体など，一定のはたらきをもつ構造体があるが，ミトコンドリアで酸素と栄養素を用いてATPが合成される．ATPは，アデニンという塩基とリボースという糖が結合したアデノシンに3個のリン酸が結合した物質で，正式名称をアデノシン三リン酸という（本章**図8**）．リン酸とリン酸をつなぐ結合（高エネルギーリン酸結合）にエネルギーが蓄えられているが，この結合が加水分解するときに放出されるエネルギーが細胞の生命活動に利用される．したがって，ATPは“エネルギーの通貨”にも例えられる．

coffee break

スポーツの才能

骨格筋を構成する速筋線維と遅筋線維の割合は遺伝的に決定されており，トレーニングしてもほとんど変化しない．したがって，生まれつき遅筋線維の占める割合が多い人がいくら努力しても一流のスプリンター（陸上競技の短距離選手）にはなれない．しかし，持久性トレーニングを行うことによって速筋線維の瞬発性はそのまま維持しながら，ミトコンドリアや毛細血管を発達させることはできる．生まれつき速筋線維の占める割合が多い人は持久性トレーニングを積むことによって瞬発性と持久性を兼ね備えた優れた長距離ランナーに育つ可能性がある．

Keywords

● 横紋筋 ● アクチンフィラメント ● ミオシンフィラメント ● 赤筋 ● 白筋 ● カルシウムイオン

書いてみよう！

筋原線維の収縮後の構造を書いてみましょう．

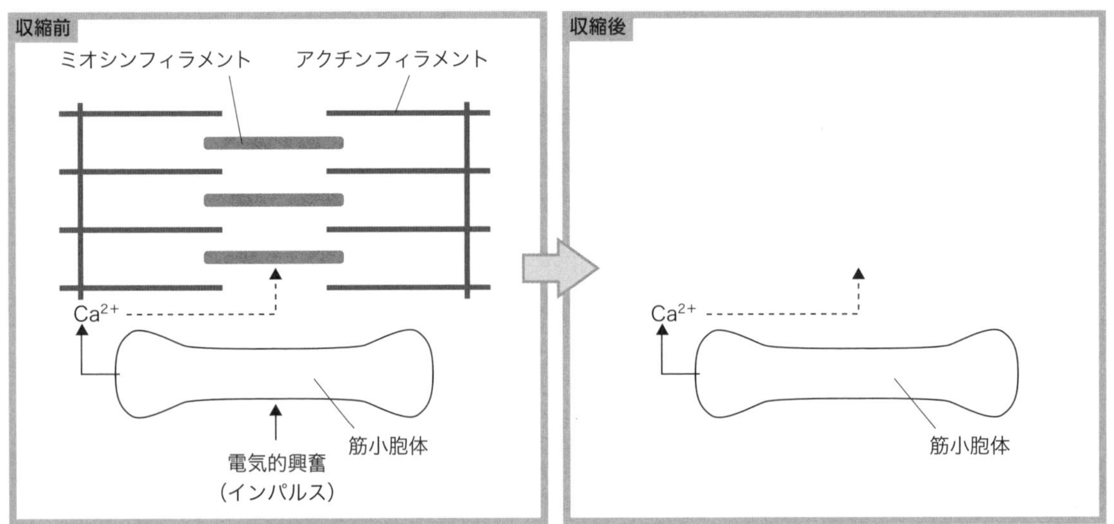

［答え］アクチンフィラメントがミオシンフィラメントの間に滑り込む（本章図4参照）

□の空欄を埋めてみましょう．

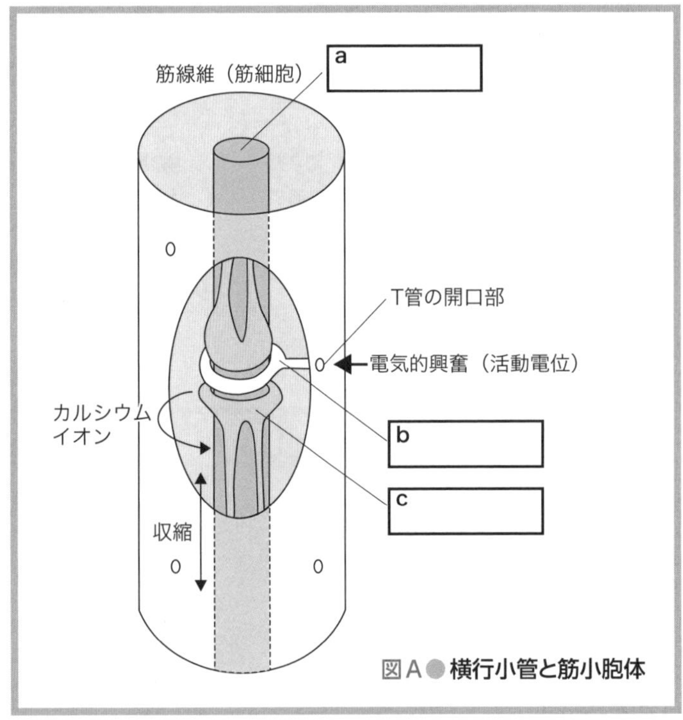

図A● 横行小管と筋小胞体

［答え］a）筋原線維，b）横行小管（T管），
c）筋小胞体（SR）

要点整理問題

【　　　】に該当する語句を入れて学習しましょう

1 筋肉系の構成と機能

A. 筋肉の種類と機能

- 筋肉は**骨格筋**，**心筋**，**平滑筋**の３種類に分けられる（表）．
- 【01　　　　】の収縮によって身体運動が引き起こされる．
- 【02　　　　】は心臓の壁をつくる筋肉であり，心臓が収縮することによって全身に血液が送り出される．
- 【03　　　　】は内臓や血管の壁をつくる筋肉であり，**消化管の蠕動運動**は【03　　　　】の収縮によって引き起こされる．また，血圧は，主に細動脈の壁にある【03　　　　】の収縮によって上昇する．
- 骨格筋は【04　　　　】神経の支配を受けており，大脳皮質からの命令により意識的に収縮させることができる随意筋である．
- 一方，心筋と平滑筋は意識的に動かすことはできない【05　　　　】であり，【06　　　　】神経の支配を受けて収縮・弛緩する．
- 骨格筋や心筋は顕微鏡で拡大観察すると横縞が見えるので【07　　　　】とよばれる．平滑筋には横縞模様は観察されない．

表 ● 筋の種類と特徴

	骨格筋	心筋	平滑筋
体内の所在	骨に付着	心臓の壁	内臓（心臓以外）や血管の壁
筋線維	横紋筋	横紋筋	平滑筋
細胞の形態	細長く単一円柱状	細長い細胞が枝分かれして，隣接する細胞と吻合	紡錘形
核	多核	単核	単核
収縮の調節	随意	不随意 ペースメーカーあり	不随意
神経支配	運動神経	自律神経	自律神経

文献1，p.304を参照して作成

1 A 01 骨格筋　02 心筋　03 平滑筋　04 運動　05 不随意筋　06 自律　07 横紋筋

B. 骨格筋の構成

- 人体には約400個の骨格筋が存在し，**体重の40％前後**を占めている．
- 頭頸部には下顎骨を動かす**咀嚼筋**（そしゃくきん）（【01　　　　】，【02　　　　】，内側翼突筋（ないそくよくとつきん），外側翼突筋（がいそくよくとつきん））（**図1**）と顔の皮膚を動かす**表情筋**がある．
- 胸部の深層には呼吸を司る**肋間筋**や**横隔膜**が存在する．
- 下肢の大腿部前面には膝関節を伸展させる【03　　　　】が存在する（**図2**）．
- 下腿部後面には【04　　　　】（**腓腹筋**（ひふくきん），**ヒラメ筋**）があり，この筋の腱（けん）は【05　　　　】である（**図3**）．

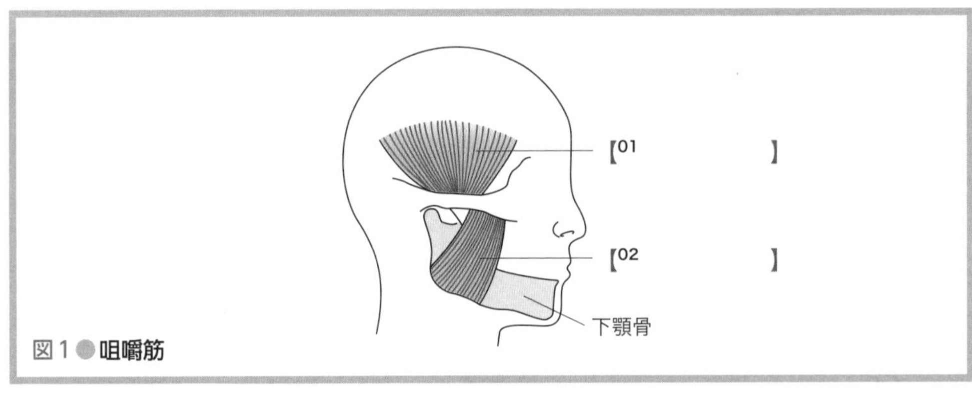

図1 ● **咀嚼筋**

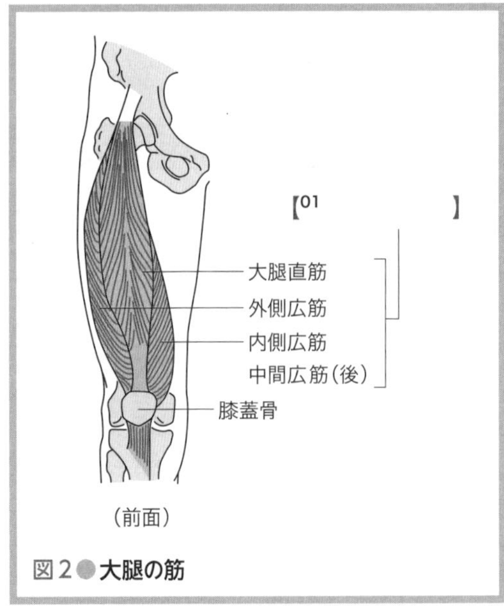

図2 ● **大腿の筋**

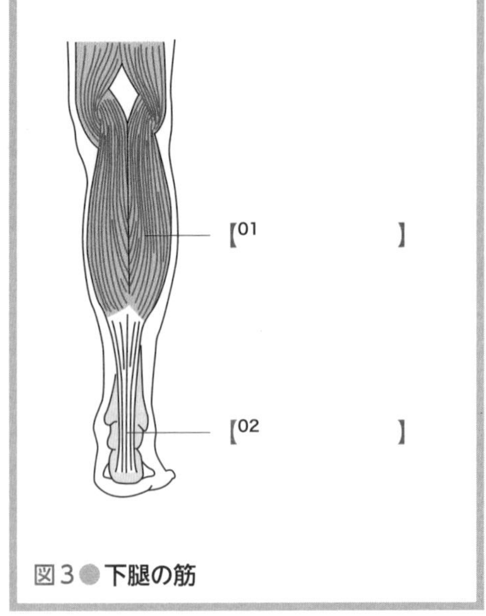

図3 ● **下腿の筋**

---

1 **B** 01 側頭筋　02 咬筋（こうきん）（01，02は順不同）　03 大腿四頭筋（だいたいしとうきん）　04 下腿三頭筋（かたいさんとうきん）　05 アキレス腱
図1 01 側頭筋　02 咬筋　**図2** 01 大腿四頭筋　**図3** 01 下腿三頭筋　02 アキレス腱（踵骨腱）

2 骨格筋の構造と機能

Text p.162

A. 骨格筋の構造

- 骨格筋は**筋線維**の束である．
- **筋線維**は筋原線維（きんげんせんい）で満たされている．
- **筋原線維**は【01　　　　】とよばれるたんぱく質の細いフィラメント，ならびに，【02　　　　】とよばれるたんぱく質の太いフィラメントから成り立っている．
- アクチンとミオシンが重なった部分が濃く見えるので，骨格筋は全体的に横縞模様になって見える（図4）．
- 筋原線維を取り囲むように袋状の【03　　　　】が存在する．そして，筋線維の表面から内部の【03　　　　】に達するように，【04　　　　】が存在する（図5）．

B. 骨格筋が収縮するしくみ

- 随意的な筋収縮を引き起こす活動電位（電気的興奮）は**大脳皮質運動野**から発せられる．
- 大脳皮質運動野から発せられた活動電位は神経線維を伝わって【01　　　　】の**運動神経細胞体**に達する．この経路を【02　　　　】という．
- 1個の運動神経細胞体から出た神経線維はいくつにも分枝して複数の筋線維につながっている．
- 運動神経が興奮すると末端から神経伝達物質である【03　　　　】が放出され，筋線維表面の細胞膜へ興奮が伝えられる（図6）．
- 細胞膜に伝わった電気的興奮は【04　　　　】を通って筋線維内部の【05　　　　】へ伝わる．
- 電気的興奮が【05　　　　】に伝えられると，【05　　　　】は**カルシウムイオン**（Ca^{2+}）を筋線維内に放出する．
- 放出された**カルシウムイオン**が**トロポニン**と結合することにより，【06　　　　】が【07　　　　】の間に滑り込むことで筋線維が収縮する．
- **カルシウムイオン**が再び筋小胞体内部へ取り込まれることにより筋は弛緩する．
- 神経と筋の連動による一連の筋収縮システムは【08　　　　】とよばれる．

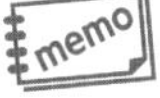

1本の筋線維は1個の細胞と考えられ筋細胞ともよばれる．筋線維を取り囲む細胞膜にはぷつぷつと小さな孔があいているが，これは横行小管の開口部である．横行小管は筋線維内部で筋小胞体という袋状の構造と接している．運動神経からの刺激によって細胞膜に発生した電気的興奮（活動電位）は横行小管を通って筋小胞体に伝えられ，筋小胞体内部に蓄えられているカルシウムイオンの放出を促す．これを合図としてアクチンフィラメントとミオシンフィラメントの相互作用が生じ，筋収縮が起こる．

---

2 **A** 01 アクチン　02 ミオシン　03 筋小胞体（SR）　04 横行小管（T管）　**B** 01 脊髄前角　02 錐体路系　03 アセチルコリン（ACh）　04 横行小管（T管）　05 筋小胞体（SR）　06 アクチンフィラメント　07 ミオシンフィラメント　08 興奮収縮連関

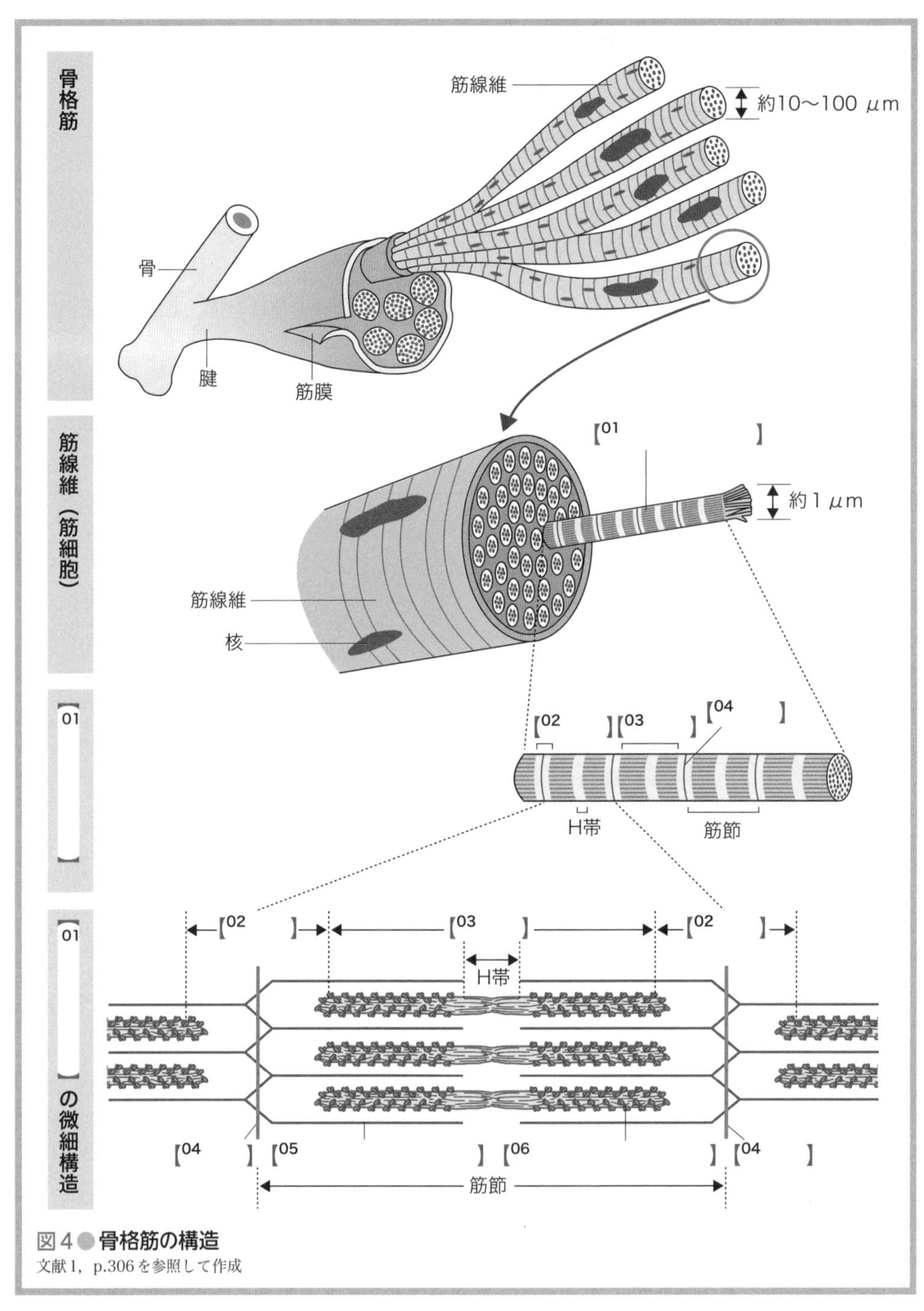

図4●骨格筋の構造

文献1，p.306を参照して作成

2 図4 01 筋原線維　02 I帯　03 A帯　04 Z線　05 アクチンフィラメント　06 ミオシンフィラメント

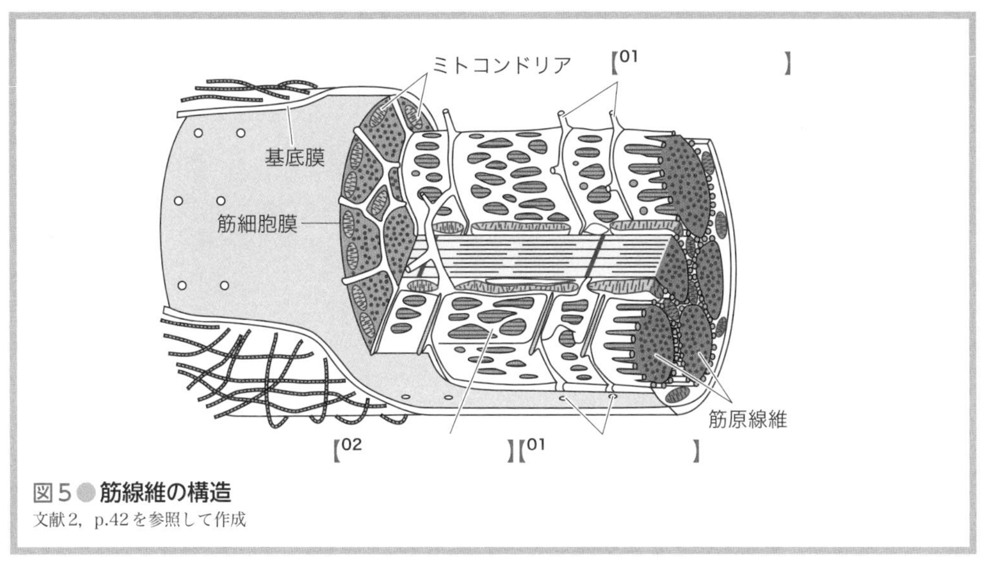

図5● 筋線維の構造
文献2，p.42を参照して作成

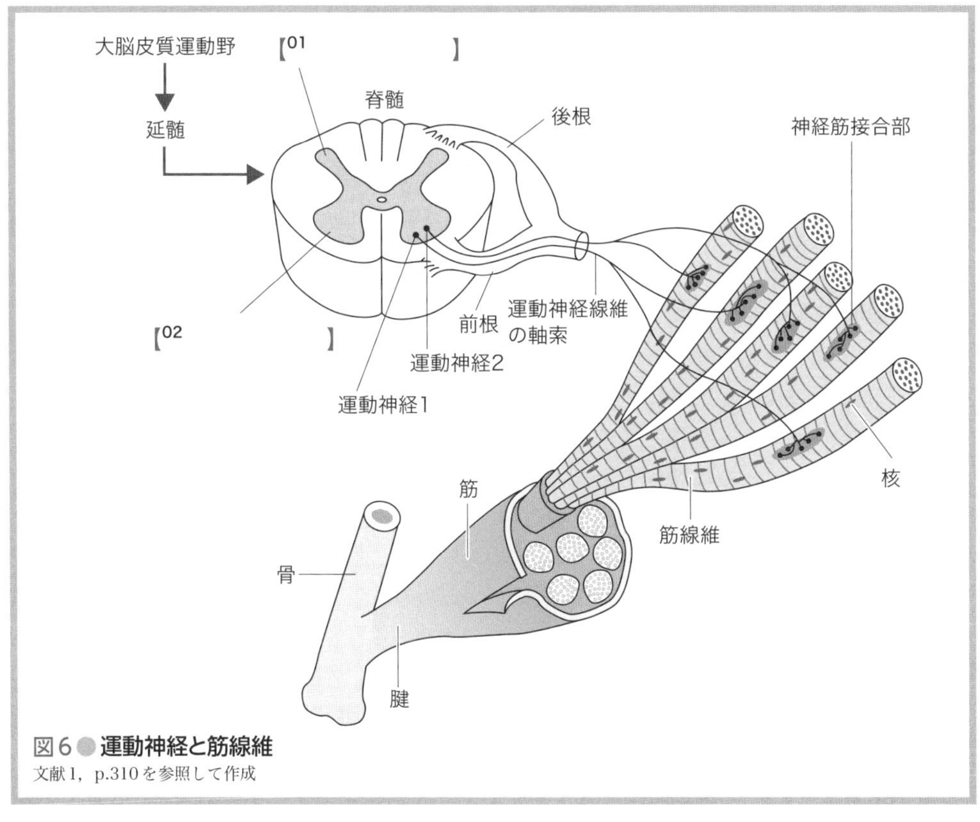

図6● 運動神経と筋線維
文献1，p.310を参照して作成

2 **図5** 01 横行小管（T管）　02 筋小胞体（SR）　**図6** 01 脊髄後角　02 脊髄前角

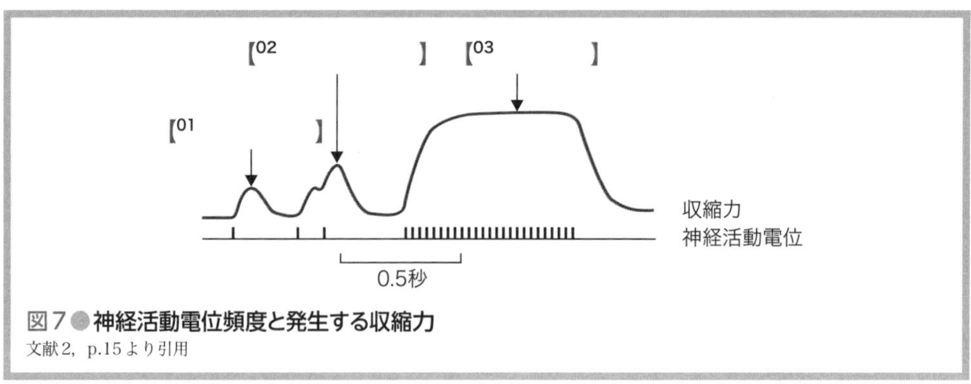

図7● 神経活動電位頻度と発生する収縮力
文献2，p.15より引用

C. 単収縮と強縮

- 刺激が一定の閾値に達さなければ筋線維の収縮は全く起こらない．しかし，閾値（いきち）以上の刺激では一様に収縮する．これを【01 】という．
- 筋線維はただ1回の活動電位刺激を受けると，1回だけ収縮して力を発揮して弛緩する．これを【02 】という（**図7**）．
- 刺激を数回くり返して受けると，筋線維は十分に弛緩することができずに単収縮の効果が重なるために収縮力が増す．これを【03 】という（**図7**）．
- 運動神経からの刺激頻度がさらに増すと，単収縮はいっそう密に重なり合い，より大きな収縮力が起こるが，これを【04 】という（**図7**）．
- われわれの意思による運動（随意運動）は，すべて【05 】か【06 】によるものである．

D. 骨格筋のエネルギー源

- 筋収縮の直接的なエネルギー源は【01 】である（**図8**）．
- われわれの身体は食事から摂取した**糖質**や**脂質**を身体内に貯蔵しており，それらを分解して得られたエネルギーを【01 】の再合成のために用いている．
- 糖質は**骨格筋**や**肝臓**に【02 】として貯蔵される．
- 骨格筋は【03 】を分解してATP再合成のためのエネルギーを得ている．
- 【04 】は，**グルコース**に分解されて**血液中**に放出される．**血中グルコース（血糖）**は筋に取り込まれてATP再合成のためのエネルギー源として使用されるか，あるいは，【03 】合成の材料に用いられる．
- 脂質は皮下や内臓の脂肪組織に【05 】として貯蔵されている．【05 】は，**脂肪酸**に分解されて**血液中**に放出される．**血中脂肪酸**は筋に取り込まれてATP再合成のためのエネルギー源として利用される．
- 骨格筋は，低強度の運動時には【06 】を主なエネルギー源として用い，激しい運動時には主に【07 】をエネルギー源として用いる（**図9**）．

---

2 **図7** 01 単収縮（たんしゅうしゅく） 02 不完全強縮（ふかんぜんきょうしゅく） 03 強縮（きょうしゅく） **C** 01 全か無かの法則 02 単収縮 03 不完全強縮 04 強縮 05 不完全強縮 06 強縮（05，06は順不同） **D** 01 アデノシン三リン酸（ATP） 02 グリコーゲン 03 筋グリコーゲン 04 肝グリコーゲン 05 中性脂肪 06 脂質 07 糖質

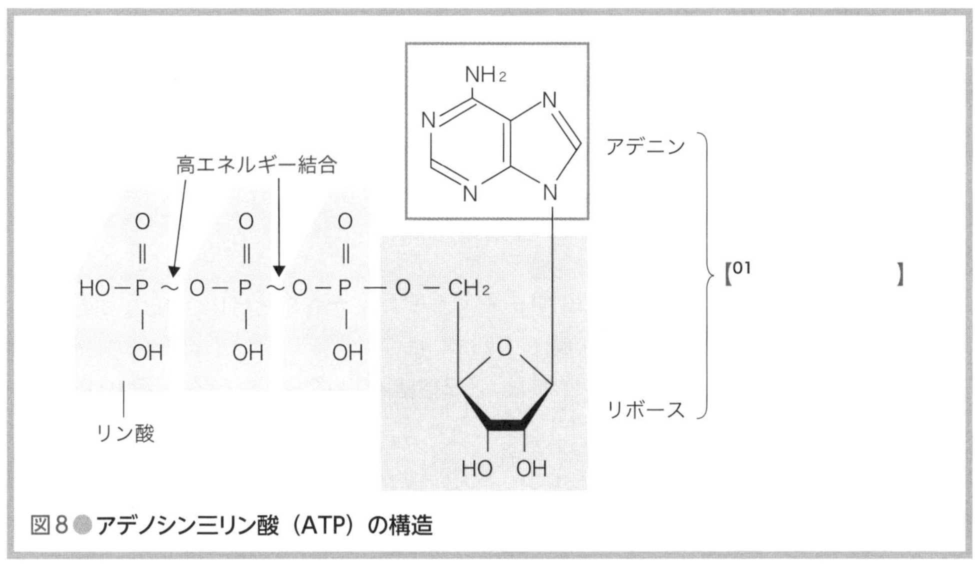

図８●アデノシン三リン酸（ATP）の構造

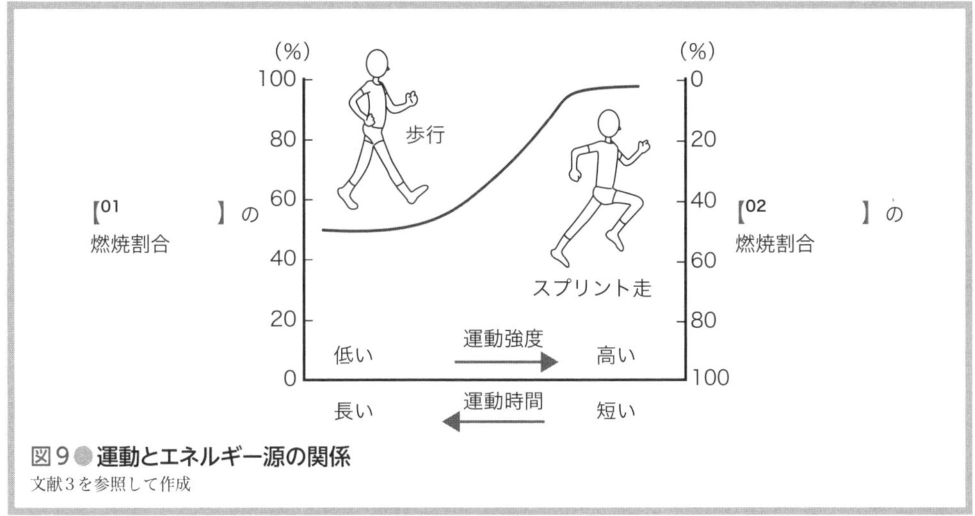

図９●運動とエネルギー源の関係
文献３を参照して作成

- 長時間にわたる激しい運動を行うと筋グリコーゲンが枯渇して，疲労が生じる．運動前に大量のグリコーゲンを筋内に貯蔵できれば，疲労を防止できる．そのための処方として，【08　　　　　　　　】がある．【08　　　　　　　　】の方法は，いったん筋グリコーゲンを完全に枯渇させたあとに，３日間，高糖質食を食べ続けるというものである．
- 骨格筋は，特に高強度の短時間全力運動の際には，筋グリコーゲンとともに【09　　　　　　　　】をエネルギー源とする．

2 図８ 01 アデノシン　図９ 01 糖質　02 脂質　D 08 グリコーゲンローディング（カーボローディング）09 クレアチンリン酸（CrP）

E. 骨格筋と糖尿病

- 血糖の80％以上は骨格筋によって取り込まれており，骨格筋は血糖調節に重要な役目を担う．
  - 膵臓から分泌される【01　　　　　】は骨格筋に作用して**血糖取り込み**を促進させる．
- 【01　　　　　】が筋線維膜上の受容体に結合すると，普段，筋線維内部に存在する【02　　　　　】とよばれる糖輸送体が筋線維膜表面へ移動（トランスロケーション）する．これによって**血糖取り込み**が亢進する．
  - 肥満や運動不足によって骨格筋は【01　　　　　】の作用に対して血糖をうまく取り込むことができなくなる．この状態は【03　　　　　】とよばれる．筋における【03　　　　　】が長期間続くと2型糖尿病の発症につながる（**第10章参照**）．

3 赤筋と白筋

Text p.169

A. 筋線維の種類

- 筋線維には大きく分けて**速筋線維**（そっきんせんい）と**遅筋線維**（ちきんせんい）の2種類が存在する．
  - 【01　　　　　】は収縮速度が**速く**瞬発性に優れている．しかし，**疲労しやすい**．
  - 【02　　　　　】は収縮速度が**遅く**瞬発性に劣るが，**疲労しにくく**持久性に優れている．
- 日常生活活動や軽運動時には主に【02　　　　　】が用いられる．
  - スポーツなど激しい運動時には【02　　　　　】に加えて【01　　　　　】が用いられる．
  - 【01　　　　　】が使用されると**乳酸**の生成が生じる．**乳酸**の生成は疲労の原因となる．
- 【02　　　　　】が多く含まれる筋は**赤筋**（せっきん），【01　　　　　】が多く含まれる筋は**白筋**（はっきん）とよばれる．

B. 筋線維組成

- 筋に含まれる【01　　　　　】と【02　　　　　】の比率を**筋線維組成**という．姿勢保持のために常に使用されているヒラメ筋などの**抗重力筋**は【02　　　　　】の占める割合が大きい．
- 同一の筋であっても【03　　　　　】には個人差が大きい．
- きわめて素早い動きが要求されるスプリンター（陸上競技の短距離選手）は骨格筋に占める【04　　　　　】の割合が多い．素早い動きは必要がないが持久力が要求されるマラソンランナーの筋は【05　　　　　】の占める割合が多い．

---

2 E 01 インスリン　02 GLUT4　03 インスリン抵抗性
3 A 01 速筋線維　02 遅筋線維　B 01 速筋線維　02 遅筋線維　03 筋線維組成　04 速筋線維
05 遅筋線維

4 老化と筋肉の衰え

Text p.171

- 老化に伴い**筋線維**の**萎縮**と**アポトーシス**が生じる．このような筋減弱症を【01 】とよぶ．
- 老化に伴う**筋線維**の**萎縮**と**アポトーシス**は，特に，【02 】に選択的に生じる．【03 】しか動員できない散歩などの軽運動だけでなく，筋力トレーニングを取り入れて【02 】を動員することが【01 】予防に有効である．

5 内臓脂肪型肥満と骨格筋のインスリン抵抗性

Text p.171

- 脂肪細胞はさまざまな種類の生理活性物質（サイトカイン）を分泌しており，これらは総称して【01 】とよばれる．
- 善玉アディポカインである【02 】が骨格筋に作用すると，インスリンによるGLUT4トランスロケーションが**促進**される．
- 悪玉アディポカインである【03 】が骨格筋に作用すると，インスリンによるGLUT4トランスロケーションが**抑制**される．
- 内臓脂肪型肥満に伴って脂肪細胞が肥大すると【02 】の分泌量は減少し，【03 】の分泌量は増大する．この状態は骨格筋の【04 】を引き起こすので，血中インスリンレベルが【05 】する．

文　献

1）「ナーシング・グラフィカ①人体の構造と機能 解剖生理学」（林正健二/編），メディカ出版，2008
2）「筋肉」（山本啓一，丸山工作/共著），化学同人，1986
3）「選手とコーチのためのスポーツ生理学」（エドワード・フォックス/著，渡部和彦/訳），大修館書店，1982

4 01 サルコペニア　02 速筋線維　03 遅筋線維
5 01 アディポサイトカイン　02 アディポネクチン　03 TNF-α　04 インスリン抵抗性　05 上昇

演習問題

該当するものを選択してください

STEP 1　基礎問題

Q1　次の記述のうち，正しいのはどれか．1つ選べ．

(1)　胃の外縦走筋は横紋筋である．
(2)　横隔膜は膜状の筋であり，平滑筋である．
(3)　内肛門括約筋は横紋筋であり，自分の意思で収縮させることができる．
(4)　平滑筋は自律神経にのみ支配される不随意筋である．
(5)　心筋は平滑筋である．

Q2　次の記述のうち，正しいものの組み合わせはどれか．1つ選べ．

a．赤筋は瞬発力を必要とする運動に適している．
b．遅筋線維には，鉄を含む色素たんぱく質であるヘモグロビンが多く含まれているため赤色を呈する．
c．姿勢を保つはたらきをする骨格筋は赤筋であり遅筋線維が多く含まれている．
d．大腿四頭筋は伸筋である．

(1) aとb　(2) aとc　(3) aとd　(4) bとc　(5) bとd　(6) cとd

Q3　次の記述のうち，正しいのはどれか．1つ選べ．

(1)　運動ニューロンの神経線維は分枝せずに，1本の筋線維に接合する．
(2)　運動ニューロンの神経線維末端から放出されたノルアドレナリンにより，筋線維は興奮する．
(3)　重症筋無力症は自律神経系の異常によって起こる筋肉の麻痺である．
(4)　筋細胞が興奮すると細胞内のカルシウムイオン濃度が上昇する．
(5)　筋小胞体から放出されたカルシウムイオンは細胞外に排出される．

STEP 2　応用問題

Q4　次の記述のうち，正しいものの組み合わせはどれか．1つ選べ．

a．筋収縮はアクチンとミオシンの相互作用によるものであるが，これにはATPが必要である．
b．筋収縮に必要なATPは主にたんぱく質を分解することによって再合成される．
c．激しい運動の際の骨格筋における主要なエネルギー源は筋グリコーゲンであるが，このときケトン体が生成される．
d．運動前に骨格筋におけるグリコーゲン貯蔵量を増やしておくことは持久力向上をもたらす．

(1) aとb　(2) aとc　(3) aとd　(4) bとc　(5) bとd　(6) cとd

Q5　次の記述のうち，正しいものの組み合わせはどれか．1つ選べ．

a．骨格筋の収縮にはエネルギーが消費されるが，この際に副産物として熱が発生することはない．
b．激しい筋運動によって骨格筋内に乳酸が蓄積するが，その結果，筋疲労が生じる．
c．インスリンは骨格筋に作用すると筋グリコーゲンの分解を引き起こす．
d．加齢とともに骨格筋量は減少する．

(1) aとb　(2) aとc　(3) aとd　(4) bとc　(5) bとd　(6) cとd

解答と解説 → 別冊 p.9

第10章 内分泌系

学習した日
年　月　日
年　月　日

学習のポイント

❶ 全身の内分泌臓器とそれぞれが分泌するホルモンを覚える
❷ ホルモンの種類と受容体のしくみを知る
❸ ホルモンのフィードバックシステムの基本概念を理解する
❹ 主要なホルモンについて，フィードバック制御が図示できるようになる
❺ 下垂体前葉のホルモンを，それぞれに対応する視床下部ホルモンや下位の内分泌腺あるいはホルモンとの関係において理解する
❻ 下垂体後葉，甲状腺，副甲状腺，副腎皮質，副腎髄質，膵臓，性腺の簡単な構造とそれぞれが分泌するホルモンの役割と調節のしくみを理解して覚える

学習の前に

□ 内分泌臓器はいずれも小さく，全身に散らばって存在するので，それぞれの解剖学的な位置を確認しておこう（**図A**）.

Keywords

● ホルモン ● 受容体（レセプター） ● フィードバックシステム ● 視床下部ホルモン
● 下垂体前葉ホルモン ● 抗利尿ホルモン ● 甲状腺ホルモン ● 副甲状腺ホルモン
● ミネラルコルチコイド（主にアルドステロン） ● グルココルチコイド（主にコルチゾール）
● レニン－アンジオテンシン－アルドステロン系 ● カテコールアミン ● ランゲルハンス島
● グルカゴン ● インスリン ● テストステロン ● エストロゲン ● プロゲステロン

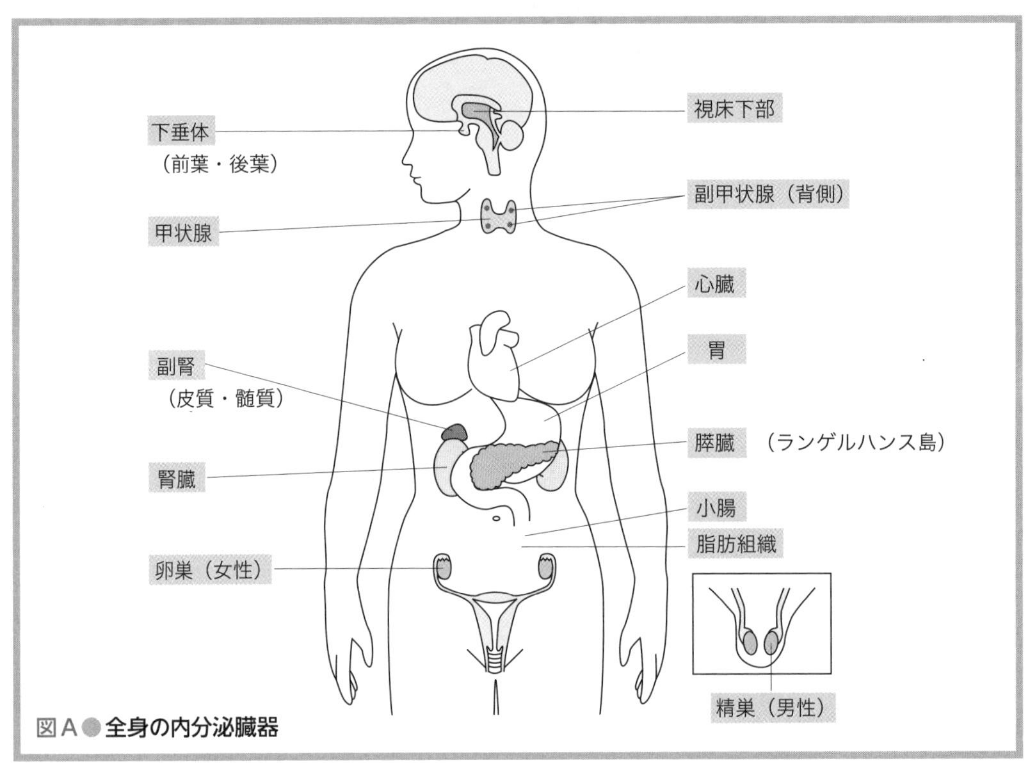

図A●全身の内分泌臓器

書いてみよう！

□の空欄を埋めてみましょう．

① 基本的なフィードバックシステムのしくみ（図B）

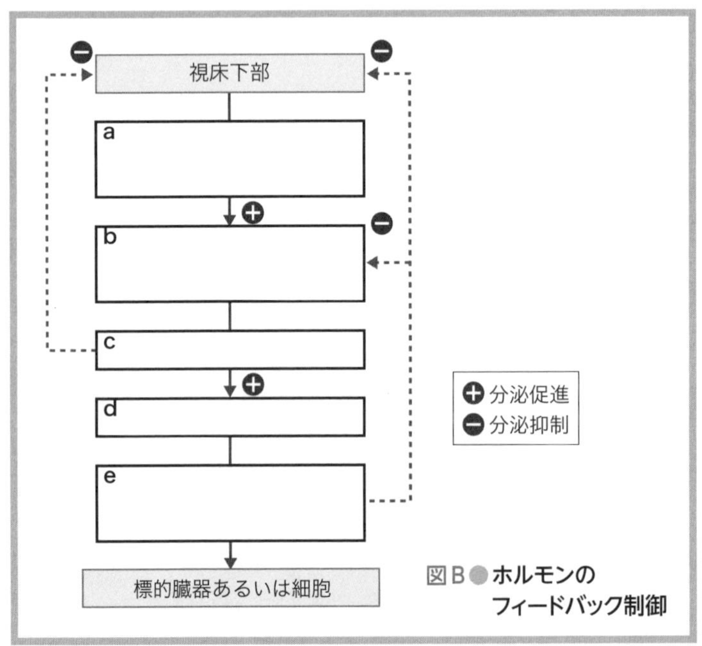

図B●ホルモンのフィードバック制御

［答え］a）視床下部ホルモン（例：CRH）
b）下垂体前葉
c）下垂体前葉ホルモン（例：ACTH）
d）末梢の内分泌腺
e）各種ホルモン（例：コルチゾール）

② 下垂体のしくみとホルモンの産生・分泌（図C）

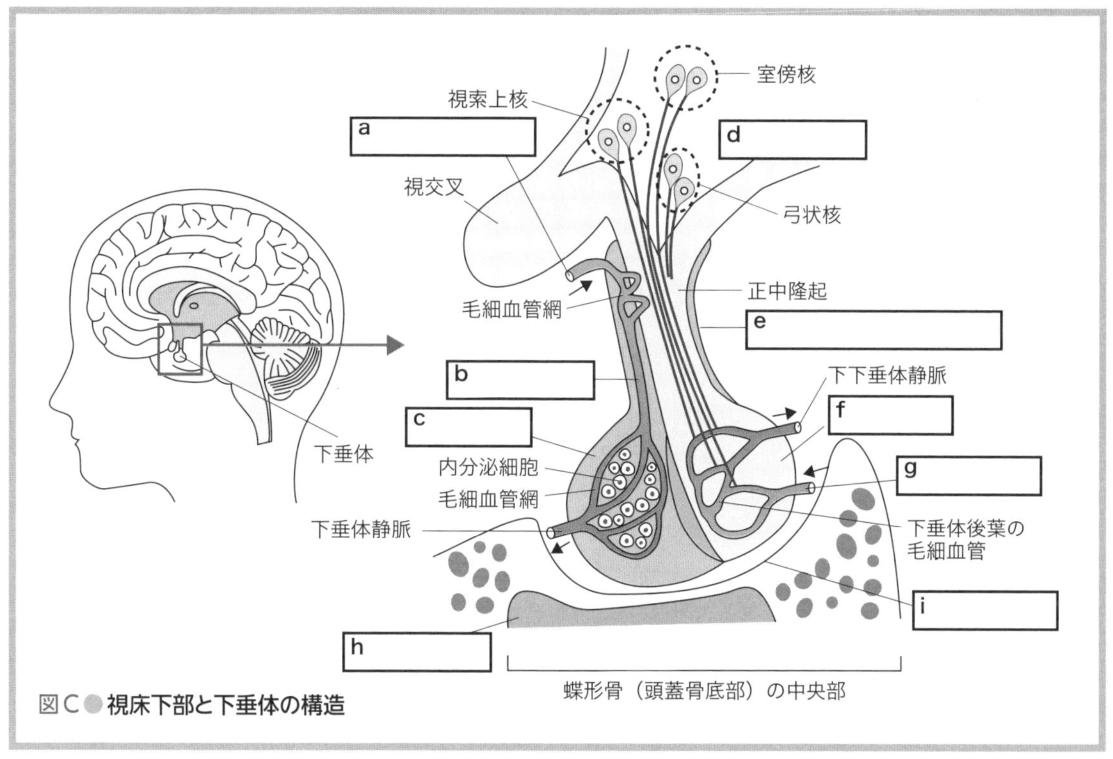

図C ● 視床下部と下垂体の構造

［答え］a）上下垂体動脈，b）下垂体門脈，c）下垂体前葉，d）視床下部，e）下垂体茎（下垂体柄），f）下垂体後葉，g）下下垂体動脈，h）蝶形骨洞，i）トルコ鞍

③ レニン–アンジオテンシン–アルドステロン系（図D）

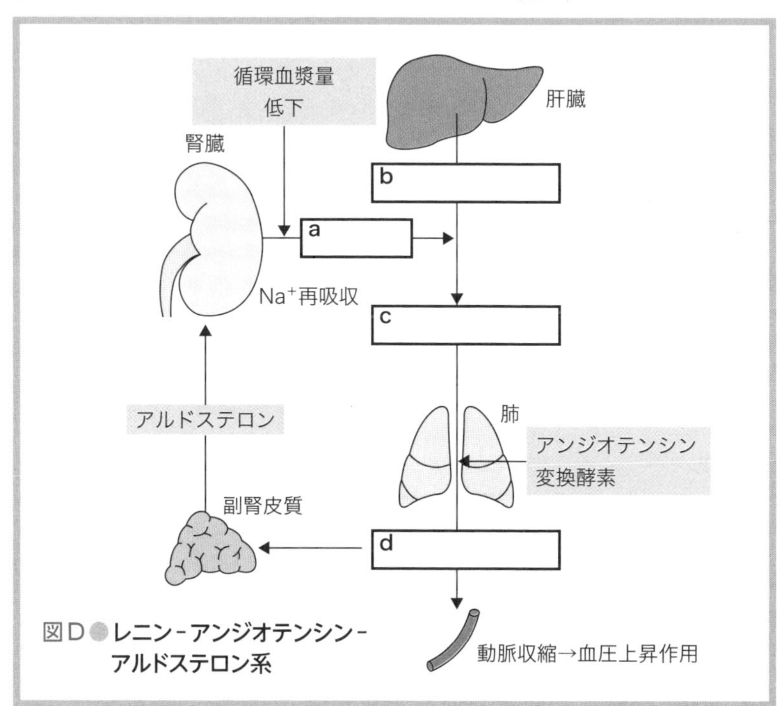

図D ● レニン-アンジオテンシン-アルドステロン系

［答え］a）レニン
b）アンジオテンシノーゲン
c）アンジオテンシンⅠ
d）アンジオテンシンⅡ

要点整理問題

【　　　】に該当する語句を入れて学習しましょう

1 内分泌系の構成とホルモンの機能

Text p.174

- ホルモンは微量でさまざまな生理作用を司る（memo）．内分泌臓器（内分泌腺，図A）は全身に分かれて存在し，それぞれ異なる多種類の【01　　　　　】を産生している．血流により標的臓器（複数もしくは全身のこともある）に運ばれたホルモンは，各ホルモンの特異的な【02　　　　　】に結合し生理作用を発揮する（図1）．それらの内分泌臓器以外にも，多くの臓器や組織（【03　　　　】，【04　　　　】，【05　　　　　】など）から，ホルモンや類似の物質（【06　　　　　　　】や**成長因子**）が分泌される（p.166，coffee break参照）．特に脂肪細胞から分泌される【07　　　　　】が有名で，食欲やエネルギー代謝調節に重要な役割を担っていることが注目されている．

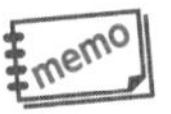

ホルモンとビタミンの違い
ホルモンもビタミンもごく微量で強い生理活性作用を有し，人体に必須であるという点でよく似ている．しかし，ホルモンは体内で合成されるのに対し，ビタミンは体内で合成できず食物から摂取する必要があることが大きく異なる．

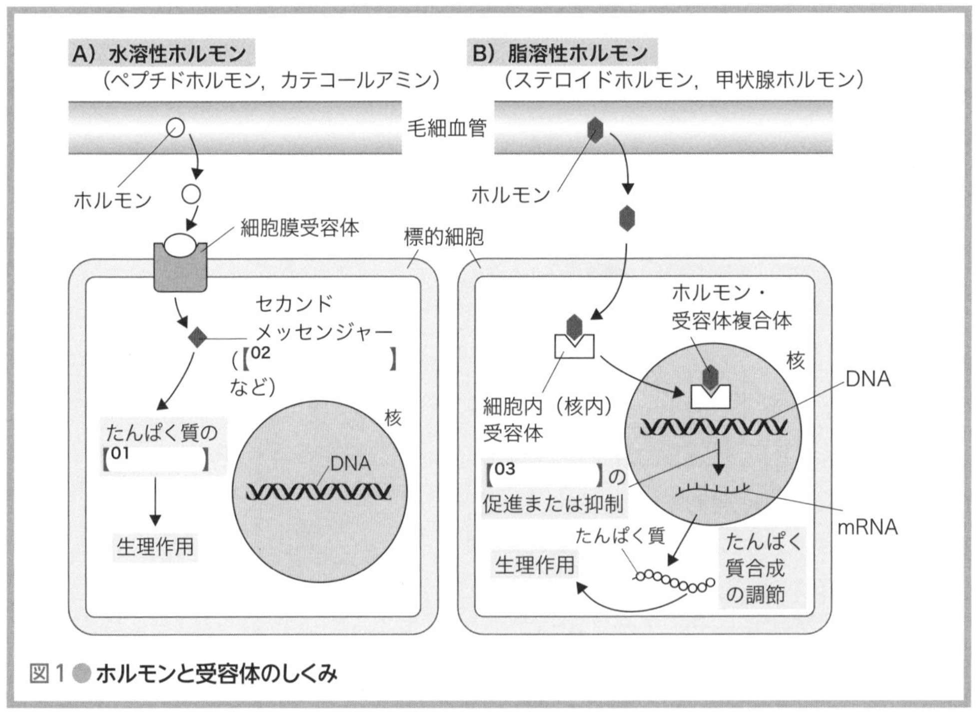

図1 ● **ホルモンと受容体のしくみ**

---

1 01 ホルモン　02 受容体（レセプター）　03 心臓　04 消化管　05 脂肪細胞（03～05は順不同）
06 サイトカイン　07 レプチン　**図1** 01 リン酸化　02 サイクリックAMP　03 転写

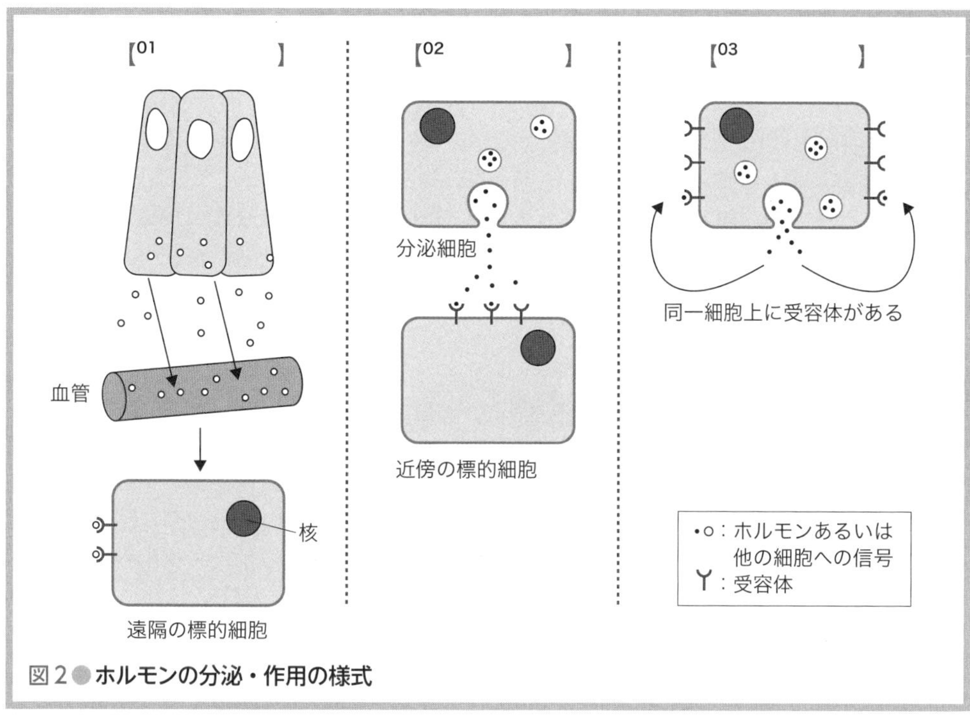

図2 ● ホルモンの分泌・作用の様式

- 血流を介して遠隔の標的細胞に作用する内分泌システム（【08　　　　】）に対し，細胞から分泌されたホルモンが，その近傍の標的細胞あるいはその分泌細胞自身に血流を経ずに作用するしくみも存在し，それぞれ【09　　　　】，【10　　　　】とよばれる（図2）.

2 ホルモンの分泌・構造・作用機序

Text p.174

- ホルモンの血中濃度はきわめて低濃度であるが，強い生理作用を発揮する．ホルモンは化学構造上，次の3種類に大別される.

① 【01　　　　】ホルモン

数個〜数百のアミノ酸が【01　　　　】結合した，ごく小さなたんぱく質のような構造をもち，水溶性である．【02　　　　】・【03　　　　】ホルモンやインスリンなど多くのホルモンがこれに属する.

② 【04　　　　】ホルモン

【05　　　　】から生成され，構造上【04　　　　】核をもち，脂溶性である．【06　　　　】や【07　　　　】がこれに分類される.

---

1 図2 01 エンドクリン　02 パラクリン　03 オートクリン　**本文** 08 エンドクリン　09 パラクリン　10 オートクリン

2 01 ペプチド　02 視床下部　03 下垂体（02，03は順不同）　04 ステロイド　05 コレステロール　06 副腎皮質ホルモン　07 性ホルモン（06，07は順不同）

③ **アミン類**

アミノ酸の1つである【08 】の誘導体である.【09 】(脂溶性)と【10 】(水溶性)が含まれる.水溶性ホルモンは,脂質で構成されている【11 】を通過できないので,細胞表面に存在する【12 】に結合し,さらに別のたんぱく質を活性化することなどを通して細胞内に情報を伝達して作用する(図1A).脂溶性ホルモンは,細胞膜をそのまま通過し,**核内**あるいは**細胞質**に存在する受容体と結合し,遺伝子の**転写**を促進あるいは抑制することで作用を発揮する(図1B).

3 ホルモン分泌の調整機構とその評価法

Text p.177

- ホルモンの中には,生理的に大きな血中濃度の変動がみられるものがある.例えば,副腎皮質刺激ホルモン(ACTH)やその刺激によって分泌されるコルチゾールは,【01 】に大量に分泌されるが,【02 】は逆に分泌が著明に減少し,日中の生活活動を支えている.また,精神的(試験前など)・身体的(体調不良時など)【03 】があるときにも多く分泌され,それに対処できるようにしている.
- ホルモン血中濃度は,図Bに示すような【04 】によって,一定の狭い範囲に厳密に制御されている.ホルモンAの濃度が**正常より低い**場合には,これを感知して,その上位のホルモンを増量することにより,ホルモンAの**分泌を増やす**【05 】と,逆にホルモンAの濃度が**正常より高い**場合に,これを**抑制する**【06 】があり,両者によってホルモンAのレベルは一定に維持される.【04 】は,内分泌系において,最も基本的かつ重要な概念である.
- ホルモン異常の評価をする際,早朝空腹安静時のホルモン血中濃度(【07 】)だけでなく,その上位の刺激ホルモンのレベルも同時に測定したり,【08 】を用いたりすることによって,潜在的なホルモン分泌の異常を診断できることがあり,これも【04 】の原理を応用したものである.

4 視床下部・下垂体とホルモン

Text p.178

A. 視床下部・下垂体の構造と機能

- 下垂体は小指の先ほどの小器官で,細い【01 】によって脳の【02 】から下に垂れさがるように,頭蓋底の【03 】骨にある【04 】に納まっている(図C, memo).下垂体茎には下垂体門脈という血管があり,視床下部と下垂体は

---

2 08 チロシン　09 甲状腺ホルモン　10 カテコールアミン　11 細胞膜　12 細胞膜受容体
3 01 早朝　02 夜間　03 ストレス　04 フィードバックシステム　05 ポジティブ(正の)フィードバック　06 ネガティブ(負の)フィードバック　07 基礎値　08 内分泌負荷試験
4 A 01 下垂体茎(下垂体柄)　02 視床下部　03 蝶形　04 トルコ鞍(あん)

表● 下垂体前葉ホルモンとそれぞれを調節する視床下部ホルモンならびに下垂体後葉ホルモン

<table>
<tr><th colspan="2">視床下部ホルモン</th><th>下垂体前葉ホルモン</th><th>標的細胞（臓器）</th></tr>
<tr><td colspan="2">成長ホルモン放出ホルモン（GHRH）⬆</td><td rowspan="2">【02　　　　　】</td><td rowspan="2">全身</td></tr>
<tr><td colspan="2">【01　　　　　】⬇</td></tr>
<tr><td colspan="2">ドーパミン⬇</td><td>乳汁分泌刺激ホルモン
〔プロラクチン（PRL）〕</td><td>乳腺</td></tr>
<tr><td colspan="2">甲状腺刺激ホルモン放出ホルモン（TRH）⬆</td><td>甲状腺刺激ホルモン（TSH）</td><td>甲状腺</td></tr>
<tr><td colspan="2">副腎皮質刺激ホルモン放出ホルモン（CRH）⬆</td><td>副腎皮質刺激ホルモン（ACTH）</td><td>副腎皮質</td></tr>
<tr><td rowspan="2">性腺刺激ホルモン
放出ホルモン（GnRH）⬆</td><td rowspan="2">性腺刺激ホルモン（ゴナドトロピン）</td><td>【03　　　　　】</td><td>卵巣
精巣（ライディッヒ細胞）</td></tr>
<tr><td>【04　　　　　】</td><td>卵巣
精巣（セルトリ細胞）</td></tr>
<tr><td colspan="2"></td><th>下垂体後葉ホルモン</th><th></th></tr>
<tr><td colspan="2"></td><td>【05　　　　　】
（バソプレシン）</td><td>腎臓の集合管</td></tr>
<tr><td colspan="2"></td><td>オキシトシン</td><td>平滑筋（子宮・乳腺）</td></tr>
</table>

⬆ 分泌促進
⬇ 分泌抑制

血流によって連絡している．下垂体は【05　　】葉と【06　　】葉からなる．これらから分泌されるホルモンとそのはたらきについては**表**にまとめた．

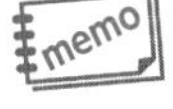

下垂体とトルコ鞍

下垂体が蝶形骨のトルコ鞍上にあり，その下に蝶形骨洞があるという位置関係は，下垂体にできたホルモン分泌腫瘍（腺腫）を治療する際の手術法（経蝶形骨洞下垂体腺腫摘出術）を理解する際に重要である．

B. 視床下部ホルモンとその作用

- 視床下部では，下垂体前葉ホルモンの分泌を刺激，または抑制するホルモンの生成分泌が行われている（**表**）．
- これらの視床下部ホルモンには，【01　　　　　】，【02　　　　　】，【03　　　　　】，【04　　　　　】，ソマトスタチンなどがある．これらは，いずれもペプチドホルモンで，前述の【05　　　　】により下垂体前葉に運ばれて作用する．これらのうち，ソマトスタチンは成長ホルモン（growth hormone：GH）など多くのホルモン分泌を抑制する．
- 視床下部は，下位ホルモンの血中濃度を感知し，視床下部ホルモンの血中濃度を上下させ下垂体ホルモン産生量を制御することにより，フィードバック制御の重要部分を担う．

4 表 01 ソマトスタチン　02 成長ホルモン（GH）　03 黄体形成ホルモン（LH）　04 卵胞刺激ホルモン（FSH）　05 抗利尿ホルモン（ADH）　A 05 前　06 後（05, 06は順不同）
B 01 成長ホルモン放出ホルモン（GHRH）　02 甲状腺刺激ホルモン放出ホルモン（TRH）
03 副腎皮質刺激ホルモン放出ホルモン（CRH）
04 性腺刺激ホルモン（ゴナドトロピン）放出ホルモン（GnRH）（01～04は順不同）　05 下垂体門脈

C. 下垂体前葉ホルモンとその作用

- 下垂体前葉からは主に，【01　　　　　　　】，【02　　　　　　　】，【03　　　　　　　】，【04　　　　　　　】，【05　　　　　　　】，【06　　　　　　　】の6つの下垂体前葉ホルモンが分泌されている（表）．これらは，それぞれ対応する視床下部ホルモンの刺激や抑制により分泌がコントロールされている．下垂体前葉ホルモンの多くは下垂体から分泌されたあと，下位の内分泌臓器を刺激して別のホルモンを分泌させる（表）．下垂体前葉ホルモンのうち，特に【07　　　　　　　】，【08　　　　　　　】は生命維持に必須である．

D. 下垂体前葉ホルモンの分泌異常

- 下垂体のホルモン分泌細胞が腫瘍化して【01　　　　　　　】になると，フィードバックシステムの調整を受けずにPRL，GH，ACTHなどが過剰分泌され，その下位ホルモンの【02　　　　　　　】が起こる．
- 逆に，頭部外傷，脳血管障害，自己免疫などによって下垂体が障害されると，下垂体ホルモンの分泌低下により【03　　　　　　　】が起こる．

E. 成長ホルモン（GH）

1）GHの作用と機能

- 成長ホルモン（GH）は，下垂体前葉のGH分泌細胞から分泌され，小児の【01　　　　　　　】に必須のホルモンである．
- GH自体が成長促進作用を有するが，同時に肝臓などに作用して，〔【02　　　　　　　】，別名【03　　　　　　　】〕を分泌させる．【02　　　　　　　】の方がGHより成長促進作用が強い．GHとIGF-Ⅰは，**骨端線**付近において骨を伸張させると同時に，**たんぱく質同化**も促進して筋肉や臓器なども成長させる．成長期のGH分泌が不十分であると低身長をきたし，【04　　　　　　　】といわれ，適切な時期に合成ヒトGHで治療すると身長を伸ばすことができる．

coffee break

「古典的な」内分泌臓器以外から分泌されるホルモン

従来は単なるポンプだと思われていた心臓や，余剰エネルギーの蓄積倉庫だと思われていた脂肪細胞が，それぞれ心房性ナトリウム利尿ペプチド（atrial natriuretic peptide：ANP）やレプチンという生理学的に重要なホルモンを産生・分泌していることが明らかになっている．また，胃や十二指腸も，それぞれガストリンやセクレチン，コレシストキニンなど消化機能に不可欠なホルモンを分泌していることがわかっている．本章では，「古典的な」内分泌臓器とその産生ホルモンを中心に解説したが，このような内分泌臓器以外で分泌・産生されるホルモンの登場により，内分泌系の概念は大きく広がりつつある．

---

4 C 01 成長ホルモン（GH）　02 プロラクチン（PRL）　03 甲状腺刺激ホルモン（TSH）　04 副腎皮質刺激ホルモン（ACTH）　05 黄体形成ホルモン（LH）　06 卵胞刺激ホルモン（FSH）（01～06は順不同）　07 甲状腺刺激ホルモン（TSH）　08 副腎皮質刺激ホルモン（ACTH）（07，08は順不同）　D 01 下垂体腺腫　02 分泌過剰症　03 下垂体機能低下症　E 01 成長　02 IGF-Ⅰ（insulin-like growth factor Ⅰ，インスリン様成長因子Ⅰ）　03 ソマトメジンC　04 小人症

- GHとIGF-Ⅰは，成人においても脂肪やグリコーゲンの代謝分解作用を有し，GH欠乏は内臓脂肪蓄積や脂質異常症を通じて動脈硬化症を促進する可能性が指摘されている．
- 小人症とは逆に，下垂体腺腫などによりGHがフィードバック制御に従わずに過剰分泌されると【05　　　　】あるいは【06　　　　　】が起こる．成長期に発症すると，高身長を主症状とした【05　　　　】となり，成人以降（**骨端線**の閉鎖後）に発症した場合は，手足末端や眉弓部，鼻，口唇，舌などの肥大を主徴とした【06　　　　　】になる．

2）GHの分泌調節

- GHは視床下部から分泌される【07　　　　　　　　　　】の作用を受けて分泌され，同じく視床下部からの【08　　　　　　　】により分泌が抑制される．アミノ酸のうち特に**アルギニン**もGH分泌を刺激する．また，GHやIGF-Ⅰが高値になると下垂体に感知され，**ネガティブフィードバック**によりGH分泌は抑制される．
- GHの分泌は，他にも【09　　　　】や適度な【10　　　　】により刺激され，【11　　　　】により抑制される．

F. プロラクチン（PRL）

1）PRLの作用と機能

- プロラクチン（prolactin：PRL）は下垂体前葉から分泌され，授乳期の【01　　　　】を司る．さらに妊娠の維持や産褥期における排卵抑制や無月経にも貢献している．

2）PRLの分泌調節

- PRLは視床下部からの【02　　　　　】によって**抑制**され正常範囲に維持されている．視床下部障害などによりドーパミンが不十分になると高PRL血症になる．一方，PRL分泌は【03　　　　　　　　　　】によって刺激される．また，非授乳期であっても高PRL血症により乳汁分泌や無月経，不妊（男性では勃起不全など）をきたした状態を【04　　　　　　　　　】という．

G. 下垂体後葉ホルモンとその作用

- 下垂体後葉からは，【01　　　　　　　　】と【02　　　　　　　】が分泌される．【02　　　　　　】は，分娩時の**子宮収縮**や**授乳時**の【03　　　　　】を司る（memo）．ADHやオキシトシンは，視床下部の神経分泌細胞で産生され，神経細胞の軸索により【04　　　　　】に輸送されそこで貯蔵され，必要に応じて分泌される（図C）．

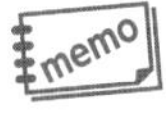

授乳とホルモン調節
授乳にはプロラクチンによる乳汁合成・分泌とともに，オキシトシンによる乳汁射出（射乳）も必要になる．

4 E 05 巨人症　06 末端肥大症（先端肥大症）　07 成長ホルモン放出ホルモン（GHRH）
08 ソマトスタチン　09 睡眠　10 運動　11 高血糖　F 01 乳汁合成・分泌　02 ドーパミン
03 甲状腺刺激ホルモン放出ホルモン（TRH）　04 乳汁漏出・無月経症候群
G 01 抗利尿ホルモン（ADH）〔アルギニンバソプレシン（AVP，バソプレシン）〕　02 オキシトシン
03 乳汁射出（射乳）　04 下垂体後葉

H. 血漿浸透圧調節と抗利尿ホルモン（ADH）

- 【01　　　　　　】は，主に血漿【02　　　　　　】濃度によって決まり，通常は280～290 mOsm/kg前後の狭い範囲に維持されている．血漿浸透圧の調節は，**飲水量**と**尿量**（**尿濃縮度**）を変化させることによって行われる．
- 脱水による血漿浸透圧上昇は，視床下部の【03　　　　　　】に感知され，口渇による飲水行動を引き起こすとともに，下垂体後葉より【04　　　　　　】を分泌させる．血漿浸透圧と血中ADH濃度との関係を図3に示した．
- ADHは腎臓の【05　　　　】に作用して水の【06　　　　】を促進し，尿を濃縮（＝尿量を減少）させることにより体内の水分を保持するように作用する．**左心房**，**大動脈弓**，**頸動脈洞**などの受容体で感知された【07　　　　　　】や【08　　　　】の低下もADHを分泌させる．
- さまざまな原因によりADH分泌が相対的に不足すると，水の再吸収が障害され尿の【09　　　　】作用が不十分となり多尿，口渇，多飲をきたし，【10　　　　】とよばれる．逆に，血漿浸透圧が高くないのにADHが本来必要な分泌量より相対的に多く分泌され，その結果，【11　　　　　　】をきたすのが，【12　　　　　　　　　　】である．ADHの血中濃度は，絶対値のみでは過不足は判定できず，【13　　　　　　】と比較しながら相対的に評価する．

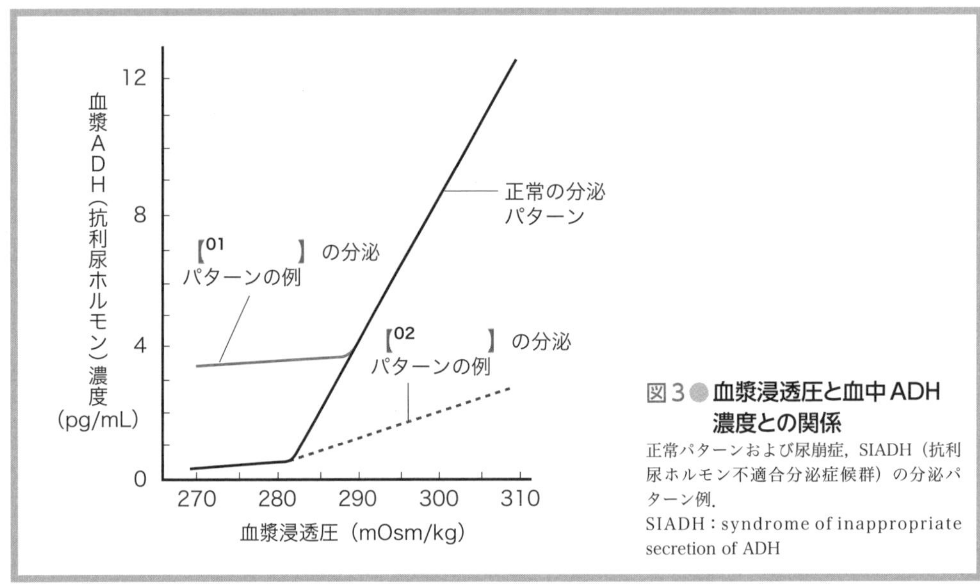

図3● 血漿浸透圧と血中ADH濃度との関係
正常パターンおよび尿崩症，SIADH（抗利尿ホルモン不適合分泌症候群）の分泌パターン例．
SIADH：syndrome of inappropriate secretion of ADH

4 **H** 01 血漿浸透圧　02 ナトリウム　03 浸透圧受容体　04 抗利尿ホルモン（ADH）　05 集合管　06 再吸収　07 循環血液量　08 血圧（07，08は順不同）　09 濃縮　10 尿崩症　11 低ナトリウム血症　12 抗利尿ホルモン不適合分泌症候群（SIADH）　13 血漿浸透圧
図3 01 SIADH　02 尿崩症

5 甲状腺とホルモン

Text p.181

A. 甲状腺の解剖

- 甲状腺は，【01　　　　　】の下部あたりに蝶のような形をして気管を取り巻くように存在する3～5 cm程度の内分泌臓器である（図4A）．組織的には【02　　　　　　】によって囲まれた多数の【03　　　　】によって形成される（図4B）．甲状腺では，サイログロブリンというたんぱく質のチロシン残基が【04　　　　　】と結合し，このチロシン残基がさらにさまざまな修飾を受けて【05　　　　　　　】が生成される．栄養素としての【04　　　　】の生理機能は，【05　　　　　　　　】の生理機能にほぼ集約される．

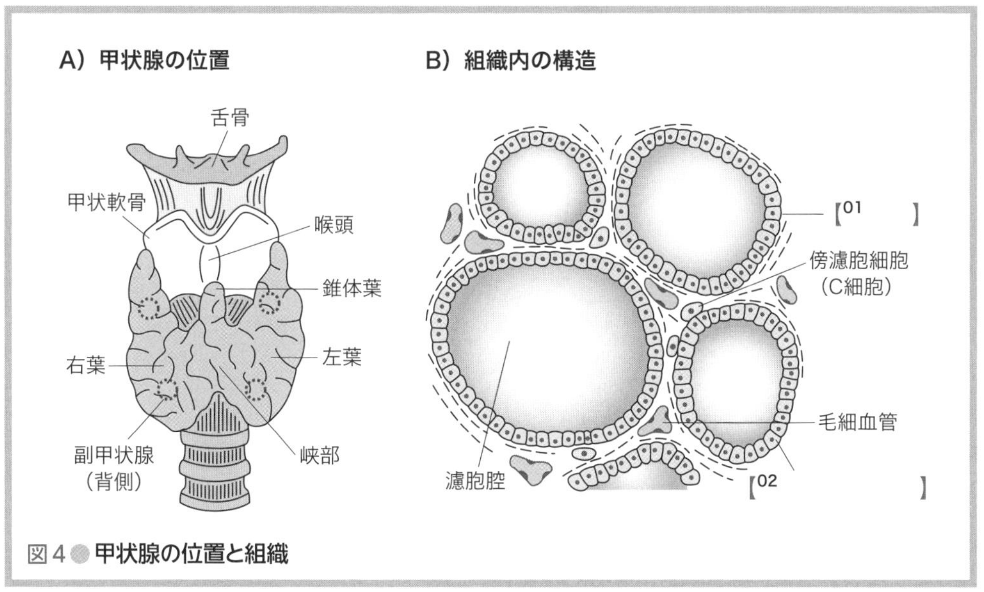

図4 甲状腺の位置と組織

B. 甲状腺ホルモンとその作用

- 甲状腺ホルモン〔【01　　　　　　　　　　】（T_3）および【02　　　　　　　】（T_4）〕は，主にチロキシン結合グロブリンによって血中を運搬されているが，プレアルブミン（急速代謝回転たんぱく質の1つ，トランスサイレチンともいう）やアルブミンと結合しているものもある．T_3，T_4のいずれもたんぱく質から遊離して，標的臓器（肝臓，腎臓，心臓，筋肉，下垂体，発達期の脳など）の細胞内に取り込まれ，T_4は脱ヨウ素化されてT_3に変換される．T_3は甲状腺ホルモンの主要な生理的活性型であり，核受容体に結合して作用を発現する．甲状腺ホルモンの生理作用は，**熱産生**，**成長**，**循環系**，**エネルギー代謝**など多岐にわたる．

---

5 A 01 甲状軟骨　02 濾胞上皮細胞　03 濾胞　04 ヨウ素　05 甲状腺ホルモン　図4 01 濾胞　02 濾胞上皮細胞　B 01 トリヨードチロニン（トリヨードサイロニン）　02 チロキシン（サイロキシン）

- 過量（【03　　　　　　】が典型）の場合は，**暑がりや微熱**，**発汗過多**，**やせ**，**頻脈や動悸**，**下痢**などが，逆に不足（【04　　　　　　】が典型）の場合は，**寒がり**，**低体温**，肥満，徐脈，易疲労，便秘などがみられる．
- 甲状腺ホルモンは，**図5**に示すように，【05　　　　　　】と【06　　　　　　】によるフィードバック制御により血中レベルが制御されている．

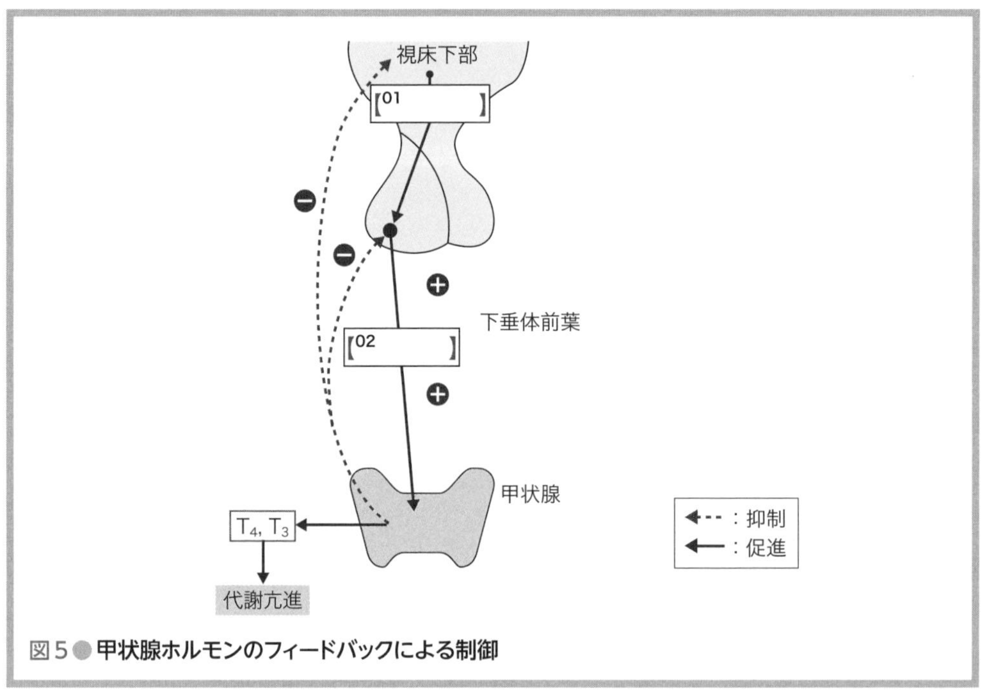

図5 ● **甲状腺ホルモンのフィードバックによる制御**

6 カルシウム代謝調整ホルモン

Text p.182

A. 副甲状腺と副甲状腺ホルモン（PTH）

- 【01　　　　　　】（【02　　　　　　】ともいう）は通常，甲状腺の後面の上下左右に接して1個ずつ計4つ存在する小器官であり，【03　　　　　　】を産生する．PTHの役割は，血清【04　　　　　　】濃度が低下しないように維持することである．副甲状腺は細胞膜上にカルシウム受容体をもち，その受容体のはたらきで血液中のカルシウム濃度をモニターしている．カルシウム濃度が低下すると，PTHの分泌が亢進する．

5 **B** **03** バセドウ病　**04** 橋本病　**05** 下垂体前葉　**06** 視床下部　**図5** **01** TRH　**02** TSH
6 **A** **01** 副甲状腺　**02** 上皮小体　**03** 副甲状腺ホルモン（PTH，パラトルモン）　**04** カルシウム

B. PTHの作用

- PTHの役割は，①【01　　　　】（カルシウムが骨から放出されること）を促進し血中にカルシウムを放出させる，②**集合管のカルシウムの再吸収を**【02　　　　】し，**リンの再吸収を**【03　　　　】する，③**ビタミンDを活性化**し，**消化管からのカルシウムの吸収を促進**する，ことにより血清カルシウム値を上昇させることである．したがってPTHが過剰に分泌されると【04　　　　】が出現し，【05　　　　】や【06　　　　】もきたす．逆にPTHが不足すると，【07　　　　】をきたし，【08　　　　】やしびれに結びつく．

C. カルシトニンおよびビタミンD

- 【01　　　　】（【02　　　　】から分泌される）および【03　　　　】もPTHとともに，血中カルシウム濃度の維持に貢献している．【01　　　　】は血中カルシウム濃度が上昇すると分泌され，骨吸収を防ぎ，カルシウムの腎臓からの排出を促進することにより，血中カルシウム濃度を【04　　　　】させる．ビタミンDは食物として摂取される他，皮膚で合成される．ビタミンDは主に肝臓で水酸化反応を受けて25-ヒドロキシビタミンDに変換され，さらに腎臓で活性型である1,25-ジヒドロキシビタミンDに変換される．1,25-ジヒドロキシビタミンDは小腸や骨などにおいて，核受容体に結合して作用をあらわし，血中カルシウム濃度を【05　　　　】させるようにはたらく．

7 副腎皮質・髄質とホルモン

Text p.183

A. 副腎の構造と産生ホルモン

- 副腎は皮質と髄質からなる．副腎皮質は被膜から髄質に向かって，【01　　　　】，【02　　　　】，【03　　　　】の3層に分けられ，それぞれ，【04　　　　】（主に【05　　　　】），【06　　　　】（主に【07　　　　】），【08　　　　】〔主にデヒドロエピアンドロステロン（DHEA）〕を産生する．これらはいずれも【09　　　　】ホルモンである（図6）．
- 一方，副腎髄質からは【10　　　　】（【11　　　　】，【12　　　　】，【13　　　　】）が分泌される（図6）．

---

6 B 01 骨吸収　02 促進　03 抑制　04 高カルシウム血症　05 骨折　06 尿路結石（05, 06は順不同）　07 低カルシウム血症　08 痙攣（テタニー）　C 01 カルシトニン　02 甲状腺傍濾胞細胞　03 ビタミンD　04 低下　05 上昇

7 A 01 球状層　02 束状層　03 網状層　04 ミネラルコルチコイド　05 アルドステロン　06 グルココルチコイド　07 コルチゾール　08 性ホルモン　09 ステロイド　10 カテコールアミン　11 アドレナリン　12 ノルアドレナリン　13 ドーパミン（11～13は順不同）

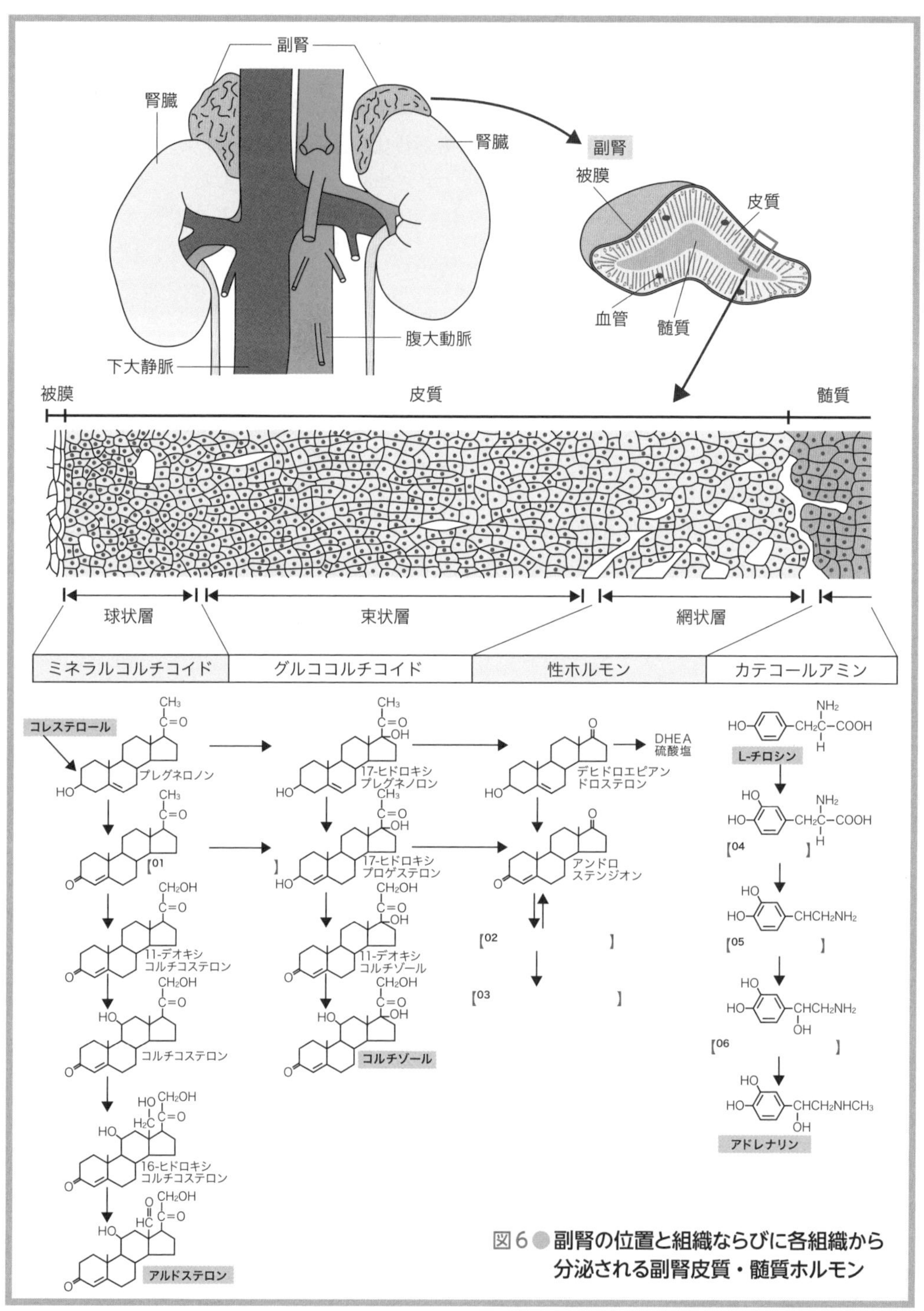

図6●副腎の位置と組織ならびに各組織から分泌される副腎皮質・髄質ホルモン

7 **図6** **01** プロゲステロン　**02** テストステロン　**03** エストラジオール　**04** L-DOPA　**05** ドーパミン　**06** ノルアドレナリン

B. アルドステロン

- **アルドステロン**は代表的な【01 】であり，腎臓の集合管において【02 】および**カリウムイオンの分泌（排出）**を行い，循環血漿量と血圧を維持するはたらきを助けている．
- アルドステロンの分泌は，【03 】系により調整されている．すなわち図Dに示すように，【04 】低下を刺激として腎臓の【05 】から分泌される【06 】によって産生される【07 】を介する経路でアルドステロンの分泌が促進される．副腎皮質にできた腺腫がレニン-アンジオテンシン-アルドステロン系のコントロールから外れてアルドステロンを過剰分泌する疾患を【08 】といい，高血圧の原因疾患の1つである（memo）．

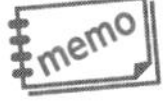

二次性高血圧

大部分の高血圧症は原因がはっきりしない本態性高血圧なのに対して，他の疾患が原因となって発症した高血圧を二次性（続発性）高血圧といい，原発性アルドステロン症やクッシング症候群，褐色細胞腫のような内分泌異常による高血圧はその代表格である．

C. コルチゾール

- **コルチゾール**は代表的な【01 】であり，下垂体前葉からの【02 】の刺激によって分泌され，さらに上位の【03 】によりフィードバック制御を受ける（図7）．

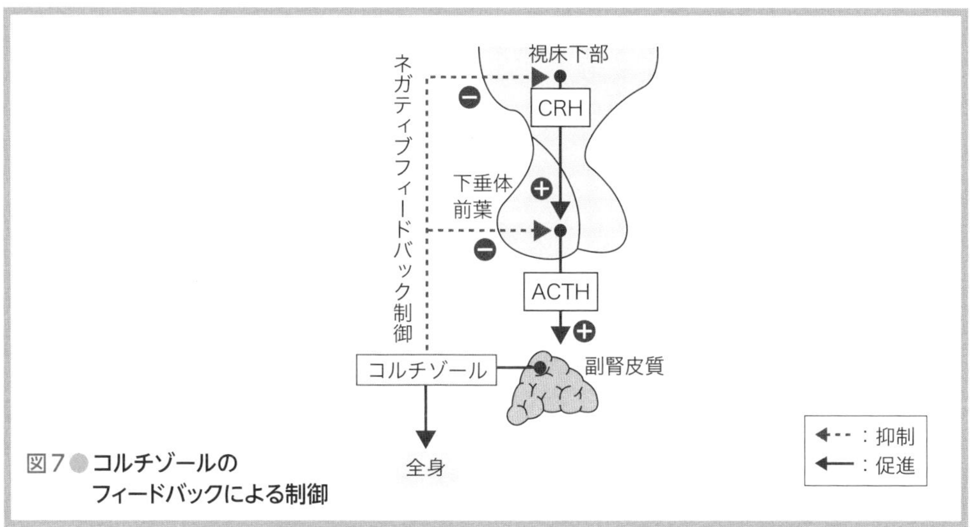

図7 ● コルチゾールのフィードバックによる制御

7 B 01 ミネラルコルチコイド 02 ナトリウムイオンの吸収 03 レニン-アンジオテンシン-アルドステロン 04 循環血漿量 05 傍糸球体細胞 06 レニン 07 アンジオテンシンⅡ 08 原発性アルドステロン症
C 01 グルココルチコイド 02 副腎皮質刺激ホルモン（ACTH）
03 副腎皮質刺激ホルモン放出ホルモン（CRH）

- 【04　　　　　】作用や糖新生による【05　　　　　】作用，【06　　　　　】作用，など生命維持に必須の多くの作用をもち，生体が直面するあらゆる身体的・精神的【07　　　　　】の際には，普段より大量に分泌され生体の恒常性を維持する．したがって何らかの原因により，コルチゾールの分泌が低下すると，意識障害や血圧低下による**ショック**や低血糖などをきたし生命にかかわる（【08　　　　　】，【09　　　　　】）．
- 逆にコルチゾールが，フィードバックによる制御を受けずに過剰に産生されると，肥満や【10　　　　】，【11　　　　】，【12　　　　】，【13　　　　】などをはじめとする全身症状がみられ，これを【14　　　　　】という（memo）．これには，副腎に腺腫などの原因があってコルチゾールが過剰分泌されている場合と，下垂体や悪性腫瘍などからACTHが過剰分泌されることにより，二次的にコルチゾールが過剰産生されている場合の2通りがある．

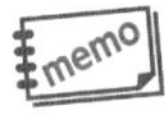

クッシング症候群の症状
これらは副腎皮質ステロイドを膠原病などに対して医薬品として用いたときの副作用とも共通である．

D. 副腎髄質とカテコールアミン

- 副腎髄質からは【01　　　　　】，【02　　　　　】を主体とする【03　　　　　】が産生され，少量の【04　　　　　】も産生される（図6）．副腎髄質の細胞は交感神経の節後神経細胞と同じ由来をもち，カテコールアミンの生理作用も交感神経のはたらきと共通している．
- すなわち，【05　　　　】と【06　　　　】の増加，【07　　　　】，グリコーゲン分解促進による【08　　　　】，【09　　　　　】などである．アドレナリンは，心拍出量増加作用と血糖値上昇作用が強く，ノルアドレナリンは末梢血管収縮による血圧上昇作用が著しい．
- カテコールアミンの分泌は，生理的には主に交感神経によって調整され，【10　　　　】と同様に，さまざまなストレスや緊急事態に即応して分泌が急激に増加し，闘争や逃走などに適した身体状況を作り出す生理作用がある．ノルアドレナリンは副腎髄質のみならず，全身の【11　　　　　】からも分泌される．
- クロム親和細胞に由来する腫瘍（【12　　　　　】）は，カテコールアミンを過剰に産生することにより【13　　　　】や【14　　　　　】などを主体とする症状を起こす．

---

7 C 04 血圧上昇　05 血糖上昇　06 炎症抑制　07 ストレス　08 副腎皮質機能低下症　09 アジソン病（08，09は順不同）　10 高血圧　11 糖尿病　12 骨粗鬆症　13 易感染性（10～13は順不同）
14 クッシング（Cushing）症候群　D 01 アドレナリン（エピネフリン）
02 ノルアドレナリン（ノルエピネフリン）（01，02は順不同）　03 カテコールアミン　04 ドーパミン
05 心拍数　06 血圧（05，06は順不同）　07 発汗　08 血糖値上昇　09 消化管運動の抑制
10 コルチゾール　11 交感神経終末　12 褐色細胞腫　13 高血圧　14 心拍数増加（13，14は順不同）

8 膵島とホルモン

Text p.185

A. 膵島の構造

- 膵臓は外分泌腺と内分泌腺を兼ねた臓器であるが，その内分泌作用を司るのが【01 】（【02 】）である（図8）．組織的には，外分泌腺の中にちょうど島のように散在して見える．ランゲルハンス島はα細胞，【03 】と少数の【04 】からなり，それぞれ，【05 】，【06 】，【07 】を産生している．【05 】，【06 】は血糖値の維持に重要な役割をもつ．

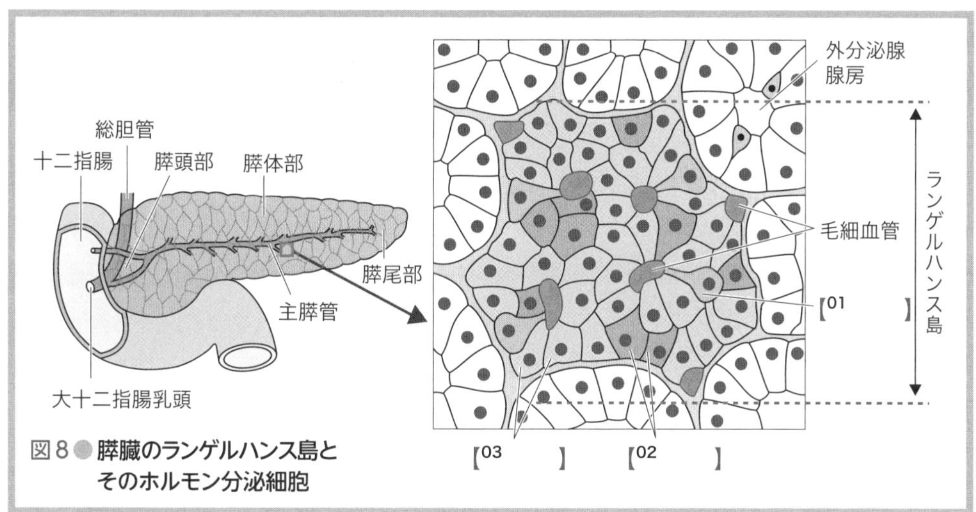

図8 膵臓のランゲルハンス島とそのホルモン分泌細胞

B. インスリン

- **インスリン**は【01 】ホルモンで，21個のアミノ酸からなるA鎖と30個のアミノ酸からなるB鎖が，硫黄（S）を介する**ジスルフィド結合**（S-S結合）によって連結している（図9）．
- インスリンは骨格筋，脂肪細胞，肝細胞など全身の細胞の細胞膜上にある**インスリン受容体**に結合して，血中の【02 】の細胞内への取り込みを促進し，エネルギーとして利用できるようにする．特に筋肉や脂肪組織では，インスリンは細胞膜に存在するGLUT4というグルコース輸送体を増やすことで，グルコースの取り込みを促進する．
- インスリンは体内で**唯一の**【03 】**作用**を有するホルモンであり，血糖値の上昇を刺激として【04 】から分泌される（図10）．インスリン分泌能力あるいはインスリン感受性（効きめ）のいずれかまたは両方の低下によりインスリンの作用が不足し，慢性的に血糖値の高い状態が【05 】である．

---

8 A 01 膵島　02 ランゲルハンス島（01，02は順不同）　03 β細胞　04 δ細胞　05 グルカゴン　06 インスリン　07 ソマトスタチン　図8 01 δ細胞　02 α細胞　03 β細胞　B 01 ペプチド　02 グルコース　03 血糖低下　04 ランゲルハンス島β細胞　05 糖尿病

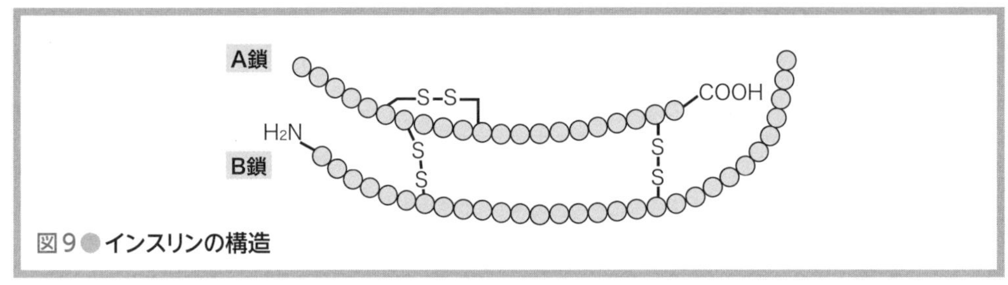

図9●インスリンの構造

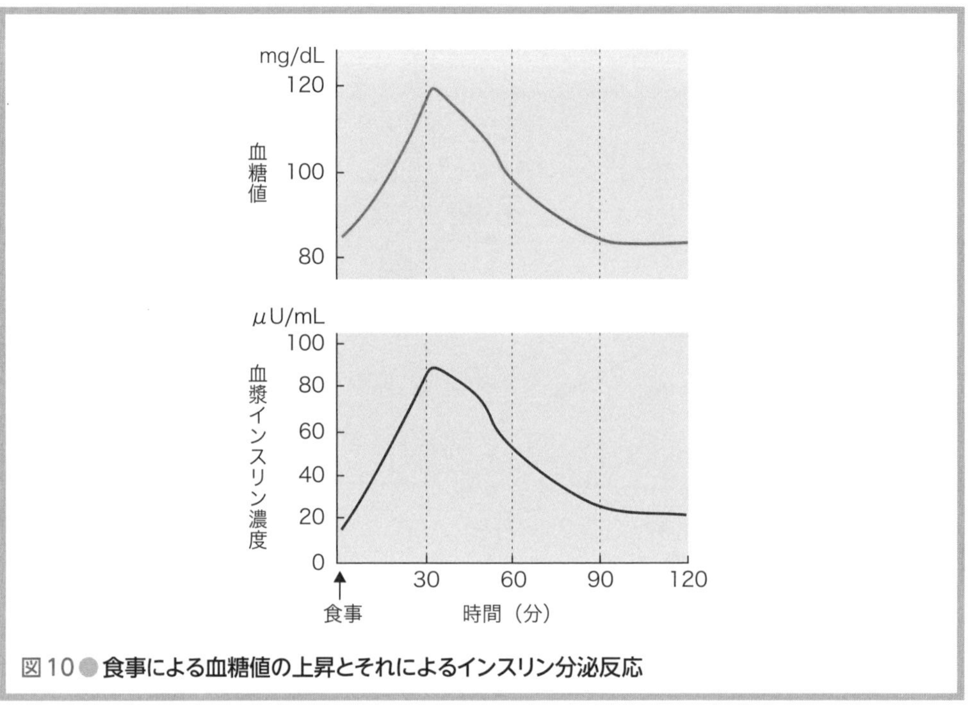

図10●食事による血糖値の上昇とそれによるインスリン分泌反応

C. グルカゴン

- **グルカゴン**も29個のアミノ酸からなる【01 】ホルモンであり，インスリンとは逆に，肝臓における【02 】の分解や【03 】の促進などにより血糖値を【04 】させる作用をもつ．
- グルカゴンは，他の血糖上昇作用を有するホルモン（【05 】，【06 】，【07 】など）と同様に，血糖値低下が刺激になって分泌され，血糖値を維持するように作用する．これらの血糖上昇ホルモンとインスリンは，お互いにフィードバックを形成することにより，血糖値を常に狭い範囲に維持している（図11）．

---

8 C 01 ペプチド　02 グリコーゲン　03 糖新生　04 上昇　05 コルチゾール　06 成長ホルモン　07 カテコールアミン（05～07は順不同）

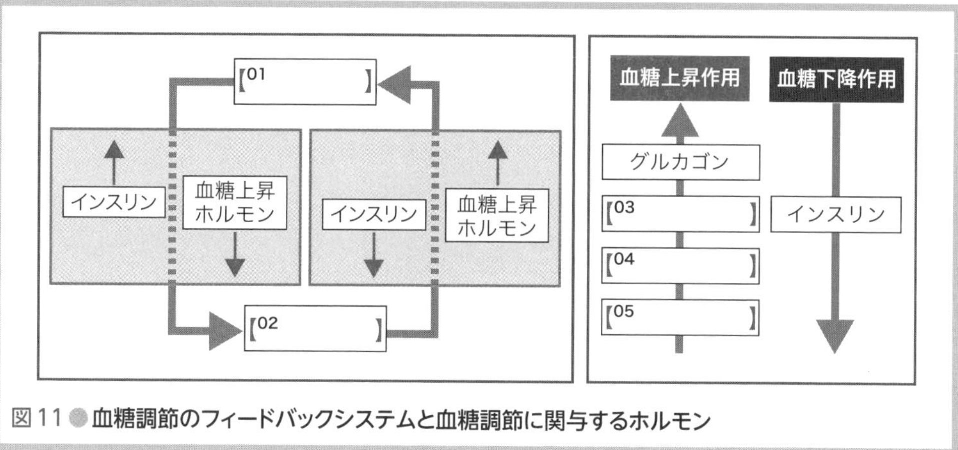

図11 ● 血糖調節のフィードバックシステムと血糖調節に関与するホルモン

9 性腺とホルモン

Text p.187

- 性腺すなわち【01 】と【02 】は生殖細胞の供給源である他（第7章参照），内分泌腺としても作用しており，視床下部ならびに下垂体ホルモンの支配の下に，それぞれ男性ホルモン，女性ホルモンを産生している．これらはいずれも【03 】ホルモンである．

A. 精巣とホルモン

- 精巣は，【01 】作用を有するとともに，男性ホルモン（主に【02 】）を産生する内分泌臓器でもある．
- テストステロンは，思春期以降に血中レベルが上昇し，たんぱく質合成を促進し〔【03 】（memo）〕，男性の【04 】を起こさせると同時に，精巣内の【05 】に作用して精子形成を促進する．
- テストステロンは，下垂体の【06 】の刺激により精巣の【07 】で生成され，視床下部の【08 】も含めた系によってフィードバック制御されている（図12）．

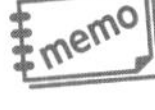

テストステロンのたんぱく質同化作用
この作用により男性では筋肉の発達がみられるが，同時に競技スポーツの世界で筋肉増強剤としてドーピングに使われることもある．

---

8 図11 01 血糖上昇 02 血糖低下 03 成長ホルモン 04 コルチゾール 05 カテコールアミン（03～05は順不同）
9 01 精巣 02 卵巣 03 ステロイド A 01 精子形成 02 テストステロン 03 たんぱく質同化作用 04 二次性徴 05 セルトリ細胞 06 黄体形成ホルモン（LH） 07 ライディッヒ細胞 08 性腺刺激ホルモン放出ホルモン（GnRH）

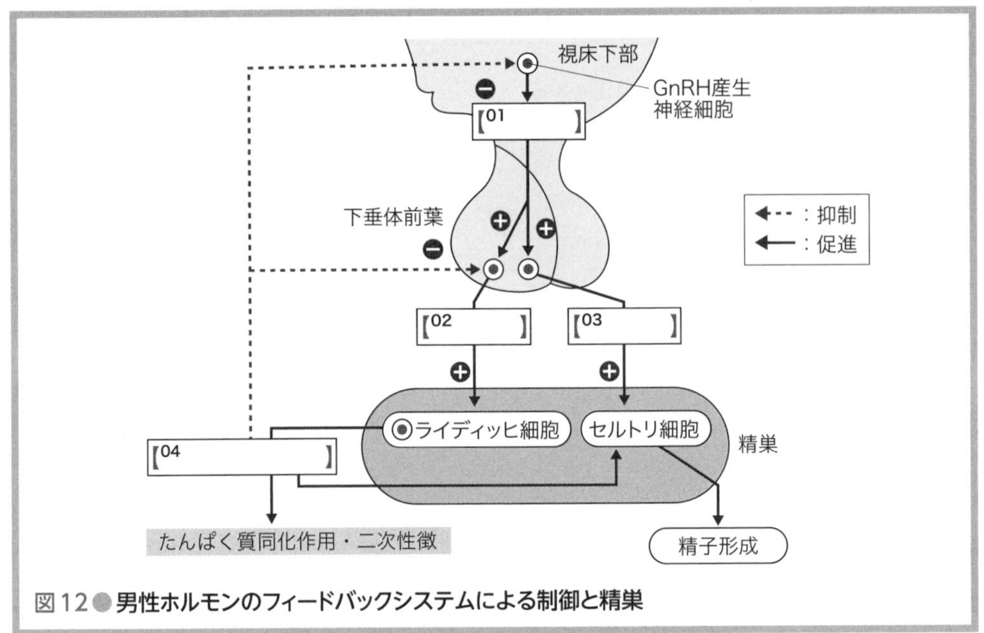

図12●男性ホルモンのフィードバックシステムによる制御と精巣

B. 卵巣とホルモン

- 卵巣は【01 】と【02 】を産生し，それらの血中レベルは【03 】に合わせて大きく変動する（図13）.
- 卵胞ホルモンは【04 】（主に【05 】，【06 】など）でいわゆる【07 】ホルモンである．これは男性の【08 】に相当し，思春期に血中レベルが上昇し，女性らしい体型や子宮発達・月経の発来などの女性の二次性徴を司る.
- 一方，【09 】である【10 】は，卵子を排卵したあとに卵巣に残った卵胞から形成された【11 】より分泌される．プロゲステロンは，【12 】をつくり，【13 】したりするなどの作用を有する.

---

9 **図12** 01 性腺刺激ホルモン放出ホルモン（GnRH） 02 黄体形成ホルモン（LH） 03 卵胞刺激ホルモン（FSH） 04 テストステロン **B** 01 卵胞ホルモン 02 黄体ホルモン（01，02は順不同） 03 月経周期 04 エストロゲン 05 エストラジオール 06 エストロン（05，06は順不同） 07 女性 08 テストステロン 09 黄体ホルモン 10 プロゲステロン 11 黄体 12 妊娠準備状態 13 妊娠を維持

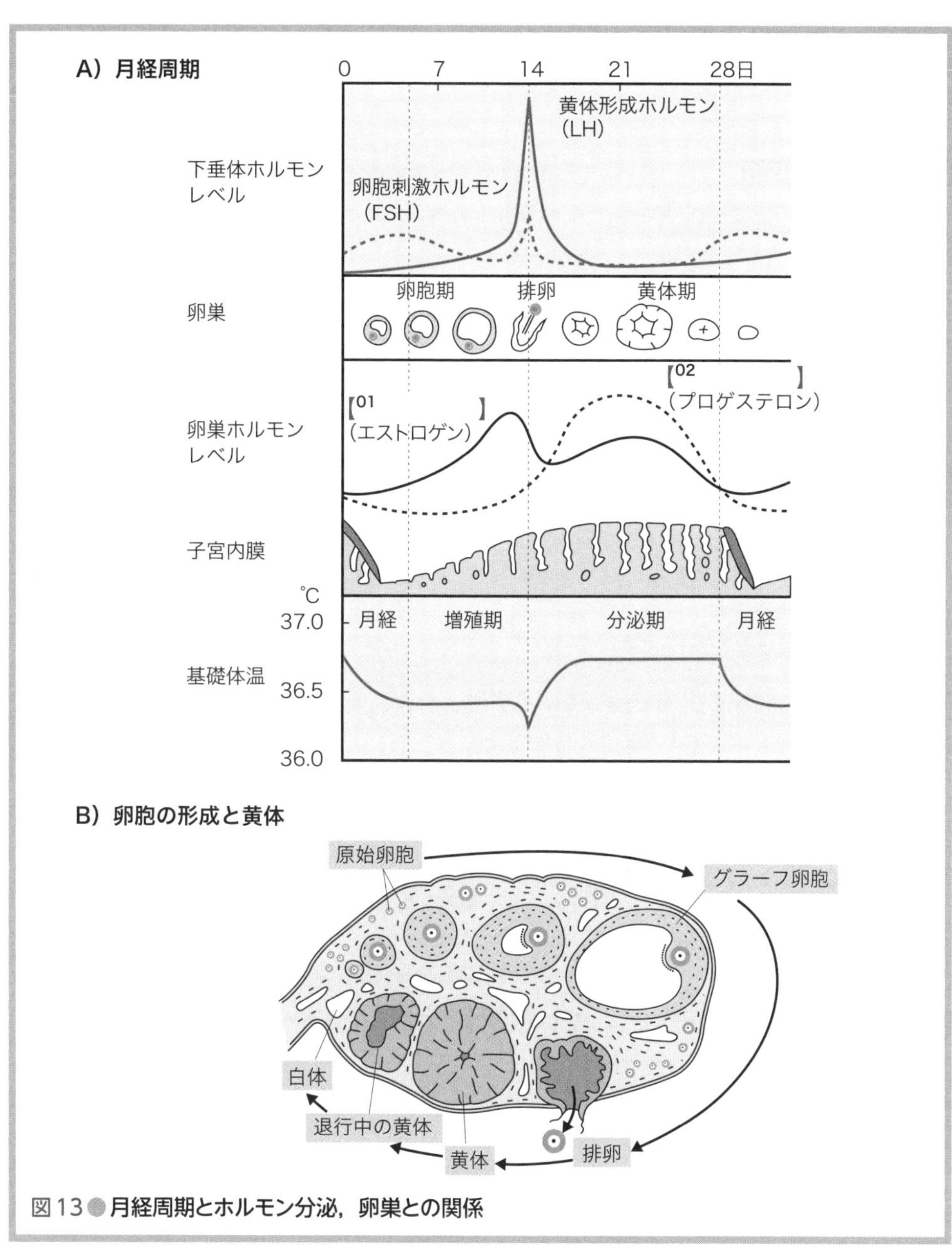

図13● **月経周期とホルモン分泌，卵巣との関係**

9 **図13** 01 卵胞ホルモン　02 黄体ホルモン

演習問題

該当するものを選択してください

STEP 1　基礎問題

Q1　ホルモンに関する記述で誤っているのはどれか．1つ選べ．

(1)　心臓からもホルモンが分泌される．
(2)　カテコールアミンはチロシンから合成される．
(3)　ステロイドホルモンは脂溶性である．
(4)　ステロイドホルモンは細胞膜上の受容体に結合する．
(5)　副腎皮質ホルモンはステロイドホルモンである．

Q2　ホルモンに関する記述で誤っているのはどれか．1つ選べ．

(1)　視床下部はCRHを分泌する．
(2)　下垂体はACTHを分泌する．
(3)　甲状腺はT_4を分泌する．
(4)　副腎髄質はアルドステロンを分泌する．
(5)　下垂体はゴナドトロピンを分泌する．

Q3　ホルモンに関する記述で誤っているのはどれか．1つ選べ．

(1)　カテコールアミンには血圧上昇作用がある．
(2)　アルドステロンには血圧上昇作用がある．
(3)　コルチゾールには血圧上昇作用がある．
(4)　コルチゾールには血糖上昇作用がある．
(5)　グルカゴンには血糖低下作用がある．

STEP 2　応用問題

Q4　ホルモンに関する記述で誤っているのはどれか．1つ選べ．

(1)　視床下部はドーパミンを分泌する．
(2)　副腎髄質はドーパミンを分泌する．
(3)　視床下部はソマトスタチンを分泌する．
(4)　膵臓はソマトスタチンを分泌する．
(5)　副甲状腺はカルシトニンを分泌する．

Q5　ホルモンの分泌に関して誤っているのはどれか．1つ選べ．

(1)　精神的ストレスの際には血中ACTH濃度が上昇する．
(2)　低血糖のときには血中コルチゾール濃度が上昇する．
(3)　甲状腺ホルモンの低値が続くと血中プロラクチン濃度が上昇する．
(4)　ADHは下垂体後葉で産生・分泌される．
(5)　IGF-ⅠはGHより強い成長促進作用をもつ．

解答と解説 → 別冊p.9

第11章 神経系

学習した日
年　月　日
年　月　日

学習のポイント

❶ 外界や体内で起きたいろいろな変化は，受容器（感覚器）で感知され，末梢神経系のうちの感覚神経（知覚神経，求心性神経）を通って中枢神経系に伝えられることを理解する

❷ 中枢神経系では，感覚神経がもたらした情報を記憶したり，過去に経験したことと照合したり，運動系に接続したりするはたらきが行われることを理解する

❸ 末梢神経系の運動神経（遠心性神経）は，運動系からの情報を筋や腺などの効果器に伝え，動物体にいろいろな変化を起こすことを理解する

学習の前に

□ 中枢神経系は，感覚神経を通って伝えられた受容器からの情報を処理し，運動神経を介して効果器に指令を出す（図A）．

□ 中枢神経系は，コンピューターの本体に相当し，感覚神経と運動神経は，それぞれ受容器と本体，および本体と効果器を結ぶケーブルに相当する（次頁，coffee break）．

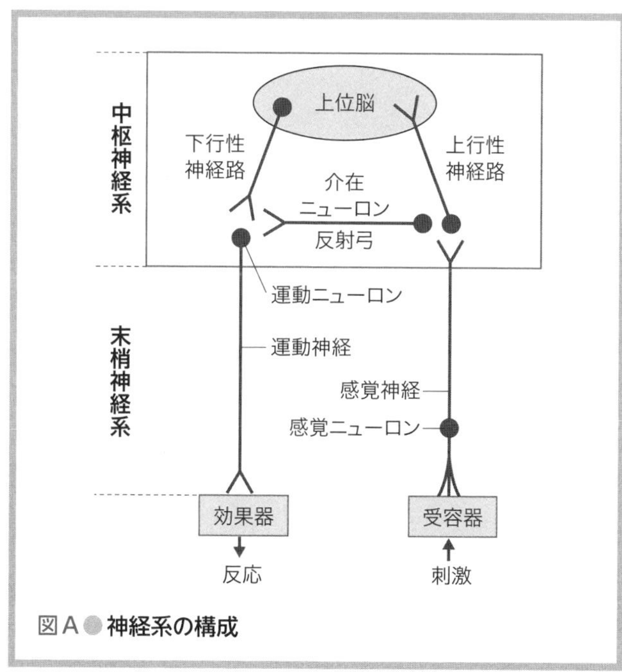

図A● 神経系の構成

Keywords

● 受容器（感覚器）　● 感覚神経　● 中枢神経系　● 運動神経　● 効果器（筋や腺）

書いてみよう！

□の空欄を埋めてみましょう．

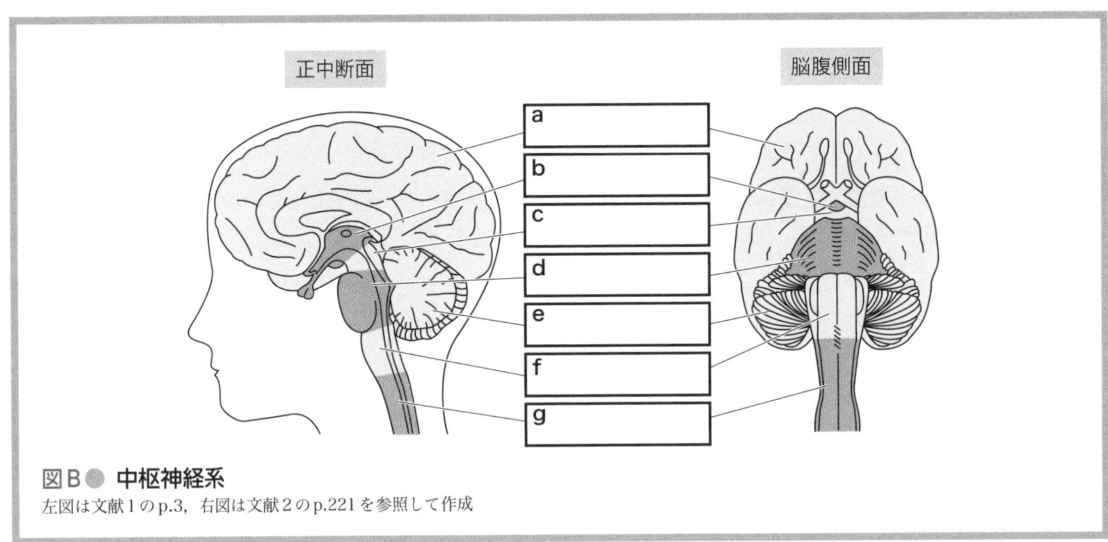

図B● 中枢神経系
左図は文献1のp.3，右図は文献2のp.221を参照して作成

［答え］a）終脳（いわゆる大脳），b）間脳，c）中脳，d）橋，e）小脳，f）延髄，g）脊髄

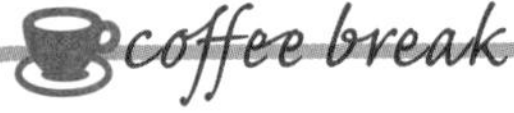

脳とは

脳はきわめて精巧なコンピューターであるといえる．この精巧なコンピューターは重さ約1 kgで，両手に納まってしまうほどのコンパクトなものである．しかし，精巧なコンピューターである脳も，受容器（キーボード）からの情報を伝える感覚神経からの入力があってはじめて作動し，処理された情報を外に出す運動神経があってはじめて効果器（モニター）に変化を起こすことができる．神経系は，中枢神経系と末梢神経系の両方がそろってはじめて機能することができるのである．

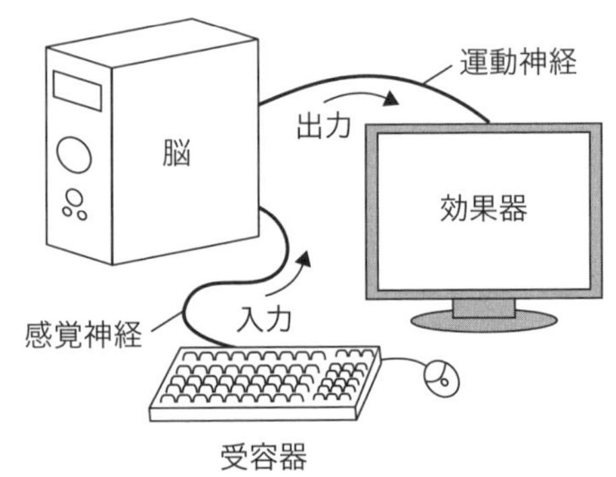

要点整理問題

【　　　】に該当する語句を入れて学習しましょう

1 神経系の構成

Text p.193

- 神経系は，**中枢神経系**と**末梢神経系**より構成される．
- **中枢神経系**は，発生学的にみると，【01　　　　】からできてくる．このような神経系を管状神経系という．内部は【02　　　　】とよばれる腔所となっている（図1）．この腔所には【03　　　　】が入っている．
- **末梢神経系**は，出入りする場所を基準にして，脳から出入りする【04　　　　】と，脊髄から出入りする【05　　　　】に分けられる．はたらきの違いを基準にすると，受容器からの情報を中枢神経系に伝える【06　　　　】と，中枢神経系からの指令を筋や腺などの効果器に伝える【07　　　　】に分けられる．

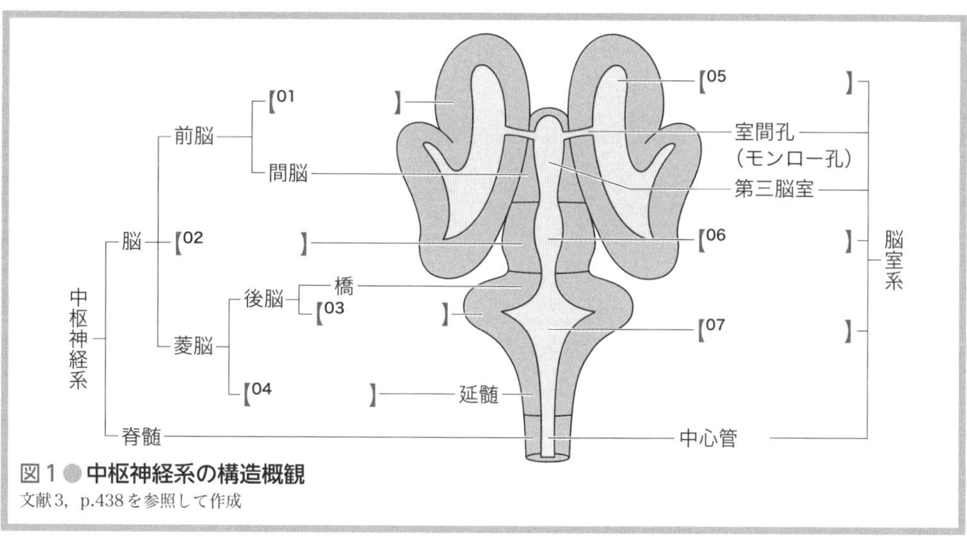

図1 中枢神経系の構造概観
文献3，p.438を参照して作成

2 中枢神経系

Text p.194

- 中枢神経系は，**脊髄**，**延髄**，**橋**，**小脳**，**中脳**，**間脳**および**終脳**（いわゆる大脳）より構成される（図B）．延髄，橋および中脳を一括して脳幹とよぶ．

A. 脊髄

- 脊柱管の中に入っている全長約40 cmの円柱状の器官である．左右両側から31対の脊髄神経が出ている．脊髄には，いろいろな反射中枢がある．

---

1 01 神経管　02 中心管　03 脳脊髄液　04 脳神経　05 脊髄神経　06 感覚神経（求心性神経）　07 運動神経（遠心性神経）　**図1** 01 終脳　02 中脳　03 小脳　04 髄脳　05 側脳室　06 中脳水道　07 第四脳室

- ニューロンの細胞体が集まっている領域を【01　　　　　】とよび，突起の集まったところを【02　　　　】という（図2）．脊髄では，【01　　　　　】は深部にあり，【02　　　　】は周辺部を占める．中心部には，中心管が通っている．
- **脊髄神経**は，受容器からの情報を中枢神経系に伝える【03　　　　】と，中枢神経系からの情報を効果器に伝える【04　　　　】が合流したものである．【03　　　　】の途中には【05　　　　　　】がある．
- **脊髄**は，いろいろな反射に関与している．反射の起こる経路を反射弓といい，その経路は，【06　　　　　】→感覚神経→【07　　　　　　】→運動神経→【08　　　　　】となっている（図3）．
- 反射中枢が脊髄にあるものを【09　　　　　　】とよぶ．脊髄にある反射中枢には，仙髄にある排尿中枢や排便中枢，腰髄にある膝蓋腱反射中枢などがある（図3）．

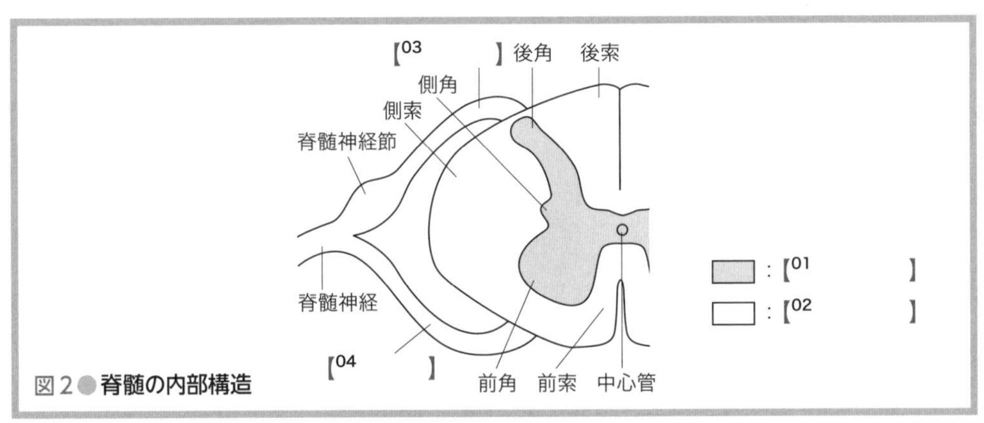

図2 ● **脊髄の内部構造**

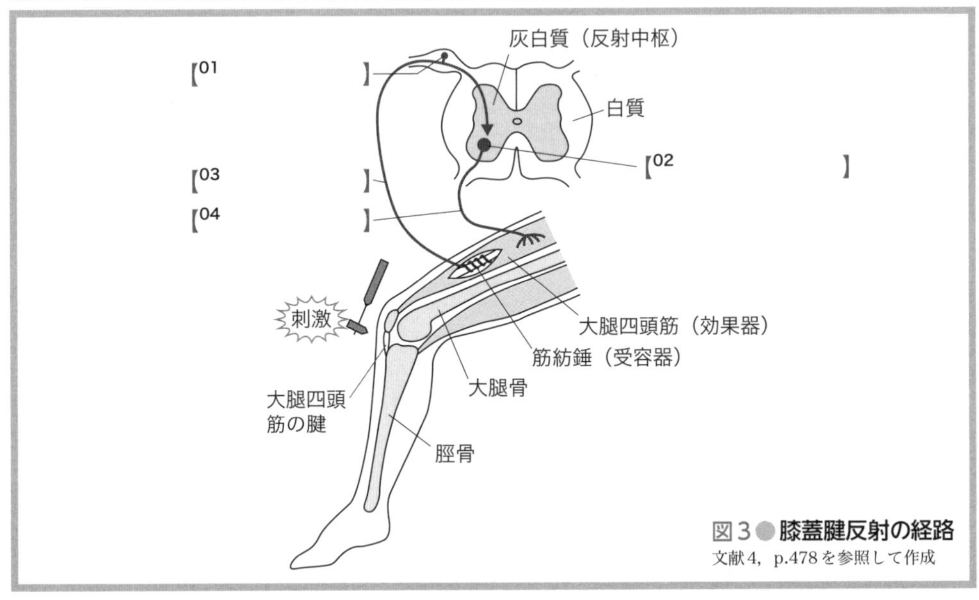

図3 ● **膝蓋腱反射の経路**
文献4，p.478を参照して作成

2 A 01 灰白質　02 白質　03 後根　04 前根　05 脊髄神経節　06 受容器　07 反射中枢　08 効果器　09 脊髄反射　**図2** 01 灰白質　02 白質　03 後根　04 前根　**図3** 01 脊髄神経節　02 運動ニューロン　03 感覚神経（求心性神経）　04 運動神経（遠心性神経）

B. 脳幹

- **延髄**，**橋**，**中脳**より構成される．脳幹には生命維持に重要な多くの中枢が存在している（図4）．
- **延髄**は，背側部の延髄被蓋（ひがい）と腹側部の錐体よりなる．延髄被蓋には舌下神経核や疑核などの脳神経に関連した神経核がある．
- **橋**は，背側部の橋被蓋と腹側部の橋底部よりなる．橋被蓋は延髄被蓋の延長であり，ここには【01　　　　　】，【02　　　　　】，前庭神経核群などの脳神経に関係の深い神経核がある．
- **中脳**は背側部の中脳蓋，腹方の中脳被蓋，腹側部に突出した大脳脚よりなる．**中脳被蓋**は橋被蓋の延長であり，【03　　　　　】，赤核，【04　　　　】などの神経核がある．
- **脳幹**には，呼吸中枢，【05　　　　】中枢，血管運動中枢，【06　　　　　】中枢，嚥下中枢，嘔吐中枢などの生命維持に直結した中枢がある．

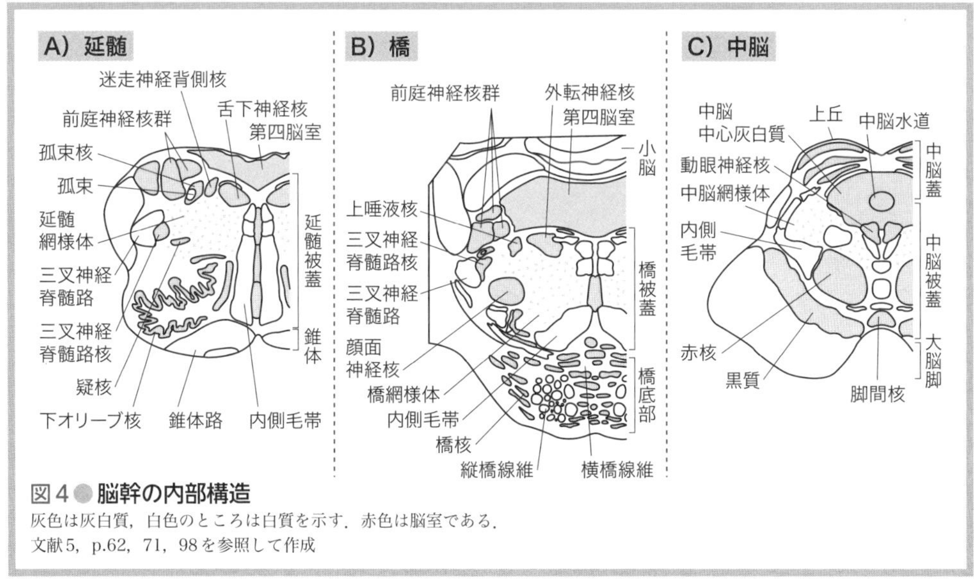

図4 ● 脳幹の内部構造
灰色は灰白質，白色のところは白質を示す．赤色は脳室である．
文献5，p.62，71，98を参照して作成

C. 小脳

- 小脳は脳幹の一部が背方に隆起したもの（図B）であり，**虫部**と**小脳半球**よりなる（図5）．
- 小脳のはたらきは，運動に際していろいろな筋を協調させる，体の【01　　　　】を保つ，【02　　　　　】を調整することなどである．小脳が障害されれば，【03　　　　】が拙劣（せつれつ）になり，体の【01　　　　】を保つことが難しくなる．

2 B 01 外転神経核　02 顔面神経核（01, 02は順不同）　03 動眼神経核　04 黒質（03, 04は順不同）　05 循環　06 唾液分泌（05, 06は順不同）　C 01 平衡　02 眼球の運動　03 運動

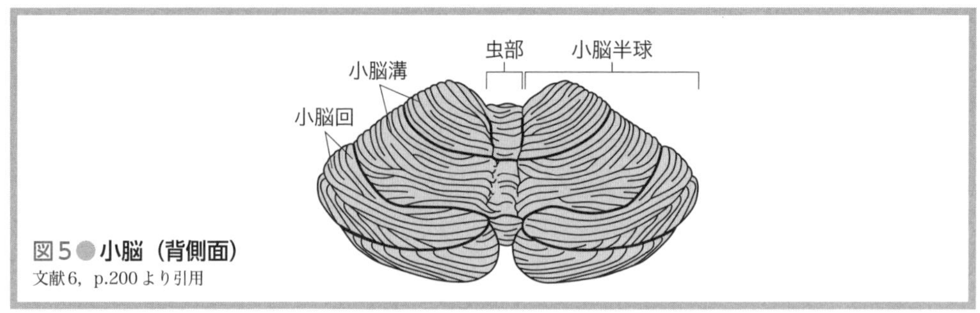

図5●**小脳（背側面）**
文献6，p.200より引用

D. 間脳

- 間脳は**背側視床（視床）**，腹側視床，**視床下部**などより構成される（図6）.
- 体性感覚，味覚，聴覚，視覚などの情報は，【01　　　　　　　】を経由して大脳新皮質に伝えられる．つまり【01　　　　　　　】は，感覚を伝える上行性神経路の主要な中継所の1つになっている．
- 視床下部は，自律神経系機能の調節，内分泌機能の調節，【02　　　　】の調節，【03　　　　】の調節，【04　　　　】の調節，生殖機能の調節，概日リズムの調整などのはたらきをしている．

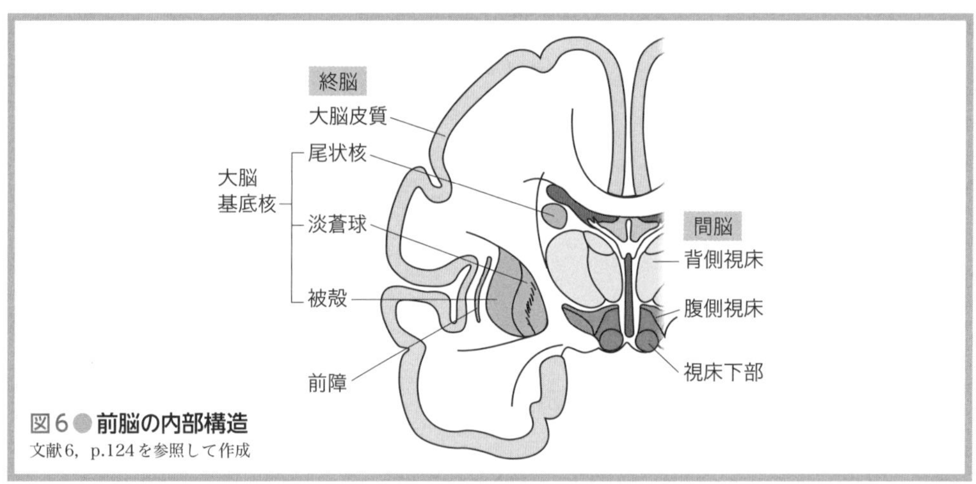

図6●**前脳の内部構造**
文献6，p.124を参照して作成

E. 終脳

- 終脳は**大脳基底核**，**辺縁皮質**，**大脳新皮質**などより構成される．

1）大脳基底核

- 終脳の深部にある灰白質群を中心にした神経核群で，いろいろな運動のプログラムを作成しているところである．障害されると，特有の不随意運動を伴った運動障害が起こる．

2 D 01 背側視床　02 体温　03 摂食　04 飲水（02～04は順不同）

- 大脳基底核を構成する神経核には，【01 】，【02 】，【03 】などの終脳の神経核があり，これに間脳の【04 】や中脳の【05 】などを含めることがある（図6）．
- パーキンソン病は，手の振戦（しんせん）や筋の拘縮（こうしゅく）などの症状がみられる疾患で，黒質にある【06 】が変性したことに起因する．

2）辺縁系

- 大脳皮質のうちで歴史の古い海馬，歯状回，海馬傍回，帯状回，梁下野などを一括した辺縁皮質に，これらと関連の深い【07 】や【08 】，中隔（終板傍回など）などを加えたものである（図7）．
- 辺縁系の主要な機能は，生殖，摂食，飲水などの【09 】や，快・不快，怒りや恐怖などの【10 】に基づいた行動の発現や調節である．

3）大脳新皮質

- 大脳皮質のなかで歴史の新しいところであり，終脳表層の広い範囲を占める（図8）．ヒトの脳では非常に大きく発達している．

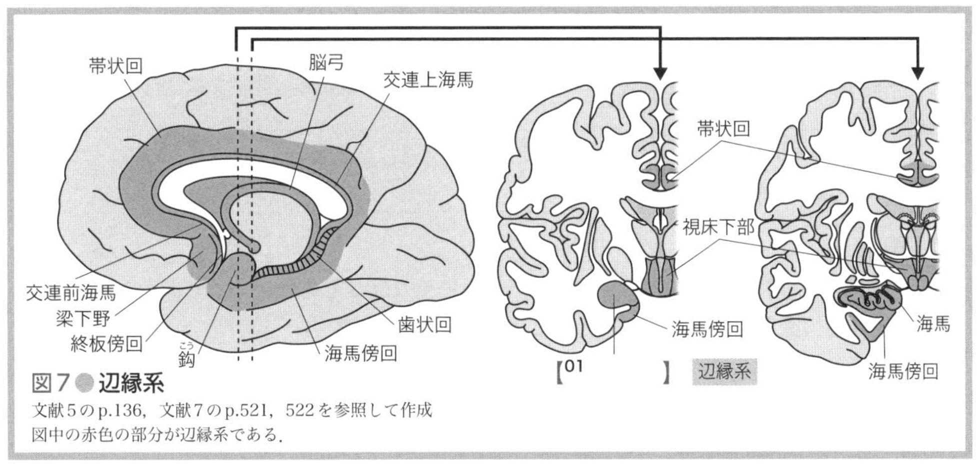

図7 ● 辺縁系
文献5のp.136，文献7のp.521，522を参照して作成
図中の赤色の部分が辺縁系である．

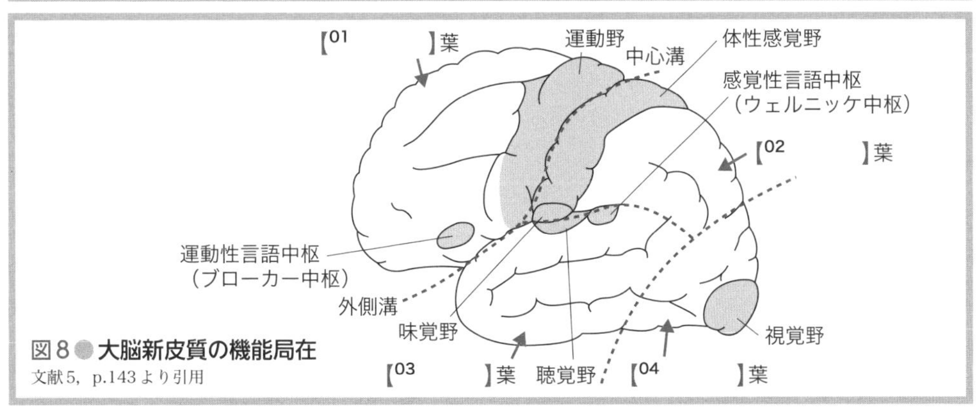

図8 ● 大脳新皮質の機能局在
文献5，p.143より引用

2 E 01 尾状核 02 被殻 03 淡蒼球（01～03は順不同） 04 視床下核（ルイ体） 05 黒質 06 ドーパミン（含有）ニューロン 07 扁桃体 08 視床下部（07，08は順不同） 09 本能的な行動 10 情動 **図7** 01 扁桃体 **図8** 01 前頭 02 頭頂 03 側頭 04 後頭

● 大脳新皮質は，同じ側でも部位により機能が異なっているのみならず，左右によっても機能が異なっている．部位により機能が異なることを【11 　　　　】という（表1）．

表1 ● 大脳新皮質の機能局在

中枢	所在	はたらき
運動野	【01 　　】葉	体の反対側の骨格筋のはたらきを制御している．右半球の運動野が障害されれば，【07 　　】の運動が障害される
体性感覚野	頭頂葉	体性感覚野には体の反対側の【08 　　】，【09 　　】，【10 　　】の情報が入る．右半球の体性感覚野が障害されると，左半身の感覚障害が起こる
味覚野	【02 　　】葉	体性感覚野のすぐ腹方にあり，ここに【11 　　】の情報が集まる
聴覚野	【03 　　】葉	聴覚の情報が集まる．左右両側からの聴覚情報が集まるが，反対側の聴覚器からの情報の方が多い．右の聴覚野が障害されると，【12 　　】の耳が聞こえにくく感じる
視覚野	【04 　　】葉	視覚の情報が集まる
運動性言語中枢（ブローカー中枢）	優位半球の【05 　　】葉	言語を発する際に，口，舌などのはたらきを調整する中枢である．運動性言語中枢が障害されると，【13 　　】症となり，言葉を喋ることができなくなる
感覚性言語中枢（ウェルニッケ中枢）	優位半球の【06 　　】葉	言葉を聞いてその意味を理解する中枢である．この中枢の障害は【14 　　】症とよばれ，聞いた言葉の意味を理解することができなくなる

F. 髄膜・脳室・脳脊髄液

1）髄膜

● 中枢神経系は周囲を3枚の膜に包まれ，さらにその外方を骨で覆われて，しっかり保護されている（図9）．

● 中枢神経系を覆っている膜を【01 　　】と総称する．【01 　　】には，内方から，【02 　　】，【03 　　】および【04 　　】の3枚がある．【02 　　】と【03 　　】の間には【05 　　】という腔所がある．【03 　　】と【04 　　】の間は【06 　　】といい，【04 　　】と頭部の骨格との間の腔所を【07 　　】とよぶ．

2）脳室と脳脊髄液

● 中枢神経系の内部は脳室とよばれる腔所となっている（図10）．

● 脳室は前方から，【08 　　】，【09 　　】【10 　　】，【11 　　】，【12 　　】があり，一番後方は脊髄の中にある【13 　　】になっている．

● 脳室の中は，【14 　　】でつくられる【15 　　】という液体で満たされている．ヒトの【15 　　】の量は約【16 　　】mLである．

---

2 E 11 機能局在　**表1** 01 前頭　02 頭頂　03 側頭　04 後頭　05 前頭　06 側頭　07 左半身　08 触覚　09 温度覚　10 痛覚（08〜10は順不同）　11 味覚　12 左側　13 運動性失語　14 感覚性失語　F 01 髄膜　02 軟膜　03 くも膜　04 硬膜　05 くも膜下腔　06 硬膜下腔　07 硬膜上腔　08 側脳室　09 室間孔（モンロー孔）　10 第三脳室　11 中脳水道　12 第四脳室　13 中心管　14 脈絡叢　15 脳脊髄液　16 120

くも膜顆粒
硬膜静脈洞
頭部の皮膚
頭部の筋
頭蓋骨
硬膜上腔
脳硬膜
硬膜下腔
脳くも膜
くも膜下腔
脳軟膜
髄膜
脳実質

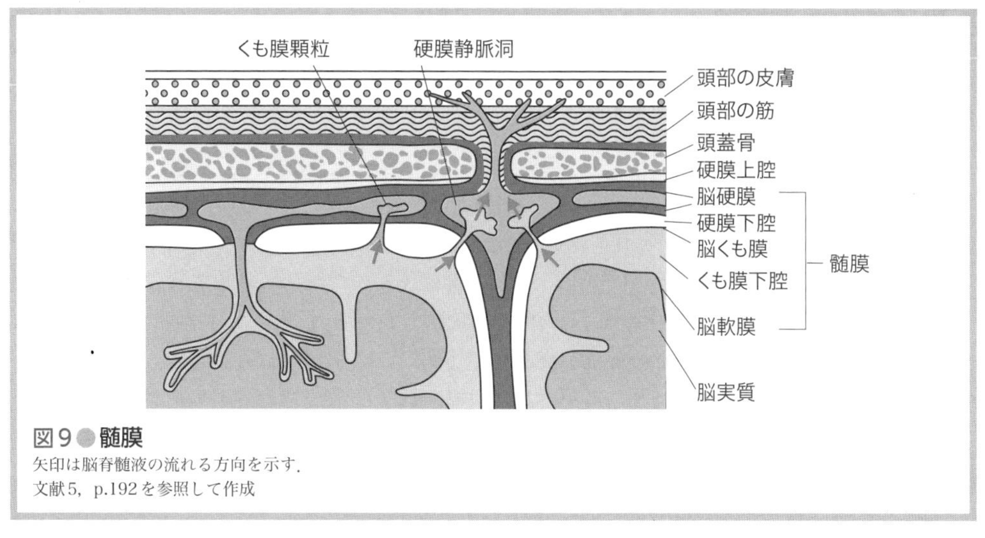

図9 ● 髄膜
矢印は脳脊髄液の流れる方向を示す．
文献5，p.192を参照して作成

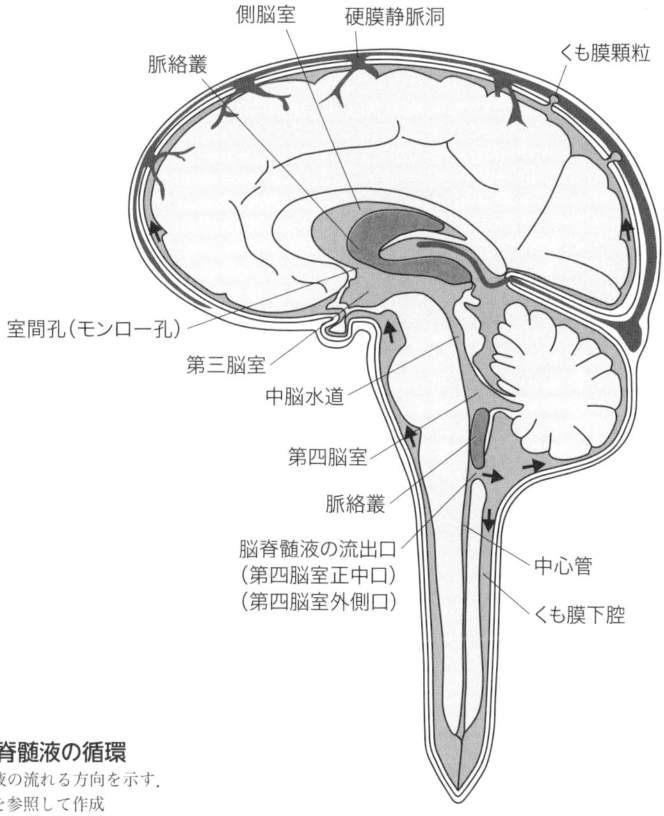

側脳室
硬膜静脈洞
脈絡叢
くも膜顆粒
室間孔（モンロー孔）
第三脳室
中脳水道
第四脳室
脈絡叢
脳脊髄液の流出口
（第四脳室正中口）
（第四脳室外側口）
中心管
くも膜下腔

図10 ● 脳脊髄液の循環
矢印は脳脊髄液の流れる方向を示す．
文献7，p.75を参照して作成

3 末梢神経系

- 中枢神経系と受容器や効果器の間を連絡するもので，**脊髄神経**と**脳神経**に大別される．

A. 脊髄神経（図11）

- 脊髄と受容器や効果器の間を結ぶ31対の神経である．
- 脊髄を出た【01　　】根と【02　　】根（図2）は合流して【03　　】神経を形成する．脊柱管の外に出ると，【03　　】神経は体幹の背側部に分布する【04　　】枝と，体幹の外側部から腹側部の広い範囲や四肢に分布する【05　　】枝に分かれる．胸神経を除いて，前枝は上下の線維が交錯して【06　　】を形成する．
- 脊髄神経の数は，頚神経【07　　】対，胸神経【08　　】対，腰神経【09　　】対，仙骨神経【10　　】対，尾骨神経【11　　】対である．

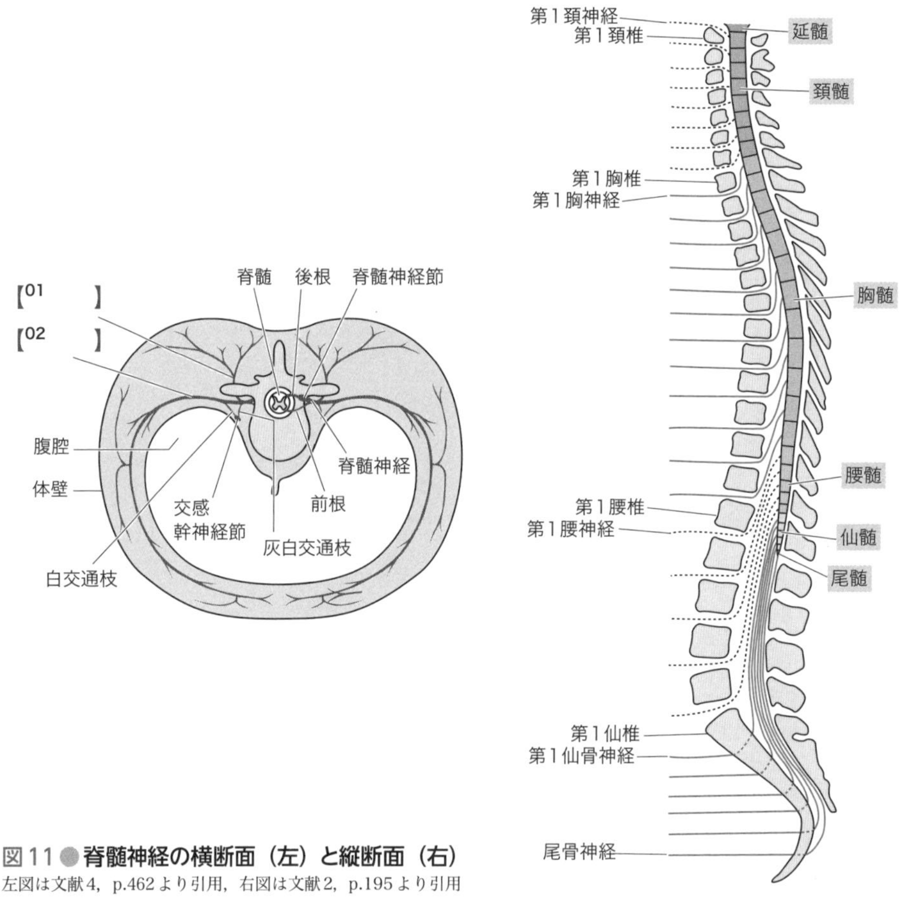

図11 ● 脊髄神経の横断面（左）と縦断面（右）
左図は文献4，p.462より引用，右図は文献2，p.195より引用

3 A 01 前　02 後（01，02は順不同）　03 脊髄　04 後　05 前　06 神経叢（しんけいそう）　07 8　08 12　09 5　10 5　11 1　**図11** 01 後枝　02 前枝

B. 脳神経（表2, 図12）

- 脳と末梢を連絡する12対の神経である.

表2 ● **脳神経**

神経	含まれる線維	はたらき
【01 】神経	ⓔ 特殊感覚を伝える線維	嗅覚を伝える
視神経	ⓔ 特殊感覚を伝える線維	【02 】を伝える
【03 】神経	ⓐ 随意筋を支配する線維	眼筋と眼瞼（まぶた）の運動を支配
	ⓑ 不随意筋や腺を支配する線維	瞳孔【04 】筋と毛様体筋を支配
滑車神経	ⓐ 随意筋を支配する線維	眼球の運動を支配
三叉神経	ⓐ 随意筋を支配する線維	【05 】筋を支配
	ⓒ 体性感覚を伝える線維	【06 】の感覚を伝える
【07 】神経	ⓐ 随意筋を支配する線維	眼球の運動を支配
顔面神経	ⓐ 随意筋を支配する線維	【08 】筋を支配
	ⓑ 不随意筋や腺を支配する線維	涙腺，鼻腺，顎下腺,【09 】腺の分泌を制御
	ⓒ 体性感覚を伝える線維	外耳の感覚を伝える
	ⓔ 特殊感覚を伝える線維	舌の前3分の2と口蓋からの【10 】を伝える
内耳神経	ⓔ 特殊感覚を伝える線維	聴覚,【11 】覚を伝える
【12 】神経	ⓐ 随意筋を支配する線維	咽頭の筋の一部を支配
	ⓑ 不随意筋や腺を支配する線維	【13 】腺からの唾液の分泌を制御
	ⓒ 体性感覚を伝える線維	【14 】の感覚を伝える
	ⓓ 内臓感覚を伝える線維	【15 】舌の後部および中耳の感覚を伝える
	ⓔ 特殊感覚を伝える線維	舌の後ろ3分の1からの味覚を伝える
	ⓕ 頸動脈洞神経	頸動脈洞からの情報を伝える
迷走神経	ⓐ 随意筋を支配する線維	喉頭の筋を支配
	ⓑ 不随意筋や腺を支配する線維	【16 】のはたらきを制御
	ⓒ 体性感覚を伝える線維	外耳の感覚を伝える
	ⓓ 内臓感覚を伝える線維	内臓の感覚を伝える
	ⓔ 特殊感覚を伝える線維	【17 】からの味覚を伝える
副神経	ⓐ 随意筋を支配する線維	喉頭の筋の一部，および胸鎖乳頭筋と僧帽筋を支配
舌下神経	ⓐ 随意筋を支配する線維	【18 】を支配

運動性の線維→ ⓐ 随意筋（骨格筋），ⓑ 不随意筋（平滑筋や心筋）や腺
感覚性の線維→ ⓒ 体性感覚，ⓓ 内臓感覚，ⓔ 特殊感覚，ⓕ その他

3 **表2** 01 嗅　02 視覚　03 動眼　04 括約　05 咀嚼（そしゃく）　06 顔面　07 外転　08 表情　09 舌下　10 味覚　11 平衡　12 舌咽　13 耳下　14 外耳　15 咽頭　16 内臓　17 喉頭蓋　18 舌筋

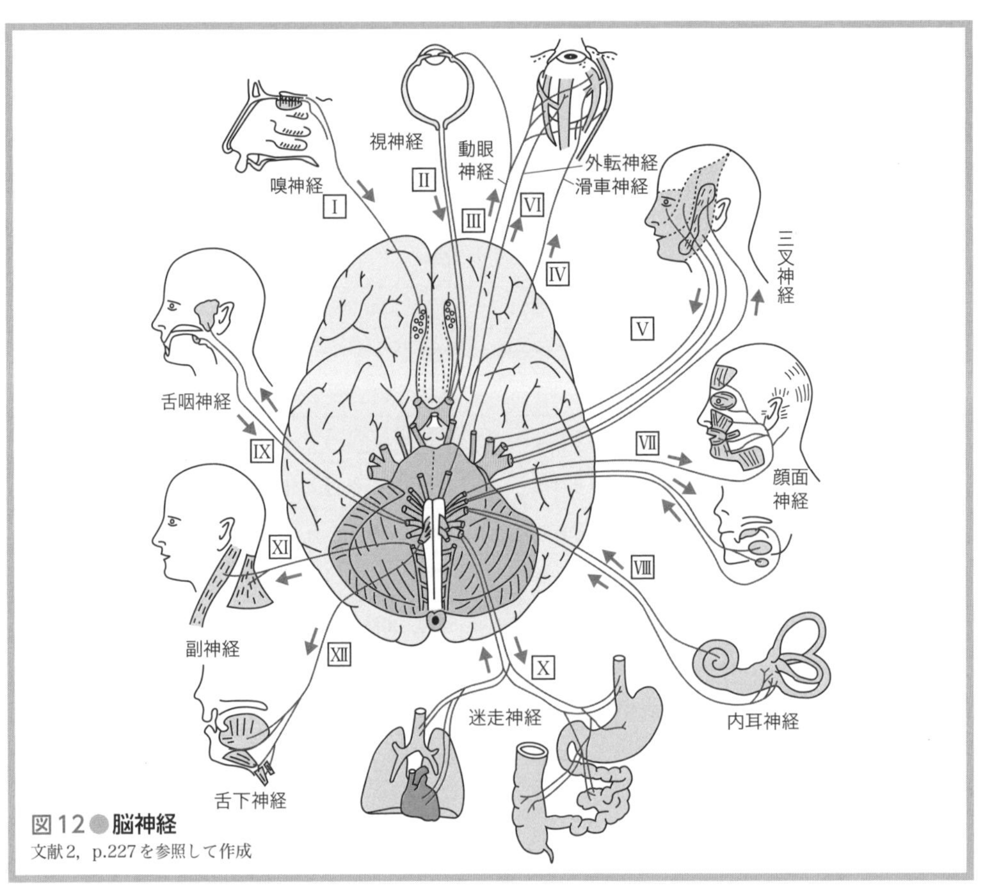

図12●**脳神経**
文献2，p.227を参照して作成

- 味覚を伝える神経は，【01 】，【02 】，【03 】である．
- 眼球の運動を制御するのは，【04 】，【05 】，【06 】である．
- 顔面の感覚を伝えるのは【07 】であり，表情筋（顔面の筋）の運動を制御するのは【08 】である．

4 脳の血管支配

Text p.203

- 脳の血管系の特徴は，主要な動脈と静脈が別個の走行をすることである．

A. 脳幹の動脈

- 脳幹には，**椎骨動脈**とその続きである【01 】が分布している．左右の椎骨動脈は一緒になって1本の【01 】となる．【01 】は前下小脳動脈，内耳動脈，橋枝，および上小脳動脈などを出して，左右の【02 】に分かれる（**図13**）．

---

3 **B** 01 顔面神経　02 舌咽神経　03 迷走神経（01～03は順不同）　04 動眼神経　05 滑車神経　06 外転神経（04～06は順不同）　07 三叉神経　08 顔面神経
4 **A** 01 脳底動脈　02 後大脳動脈

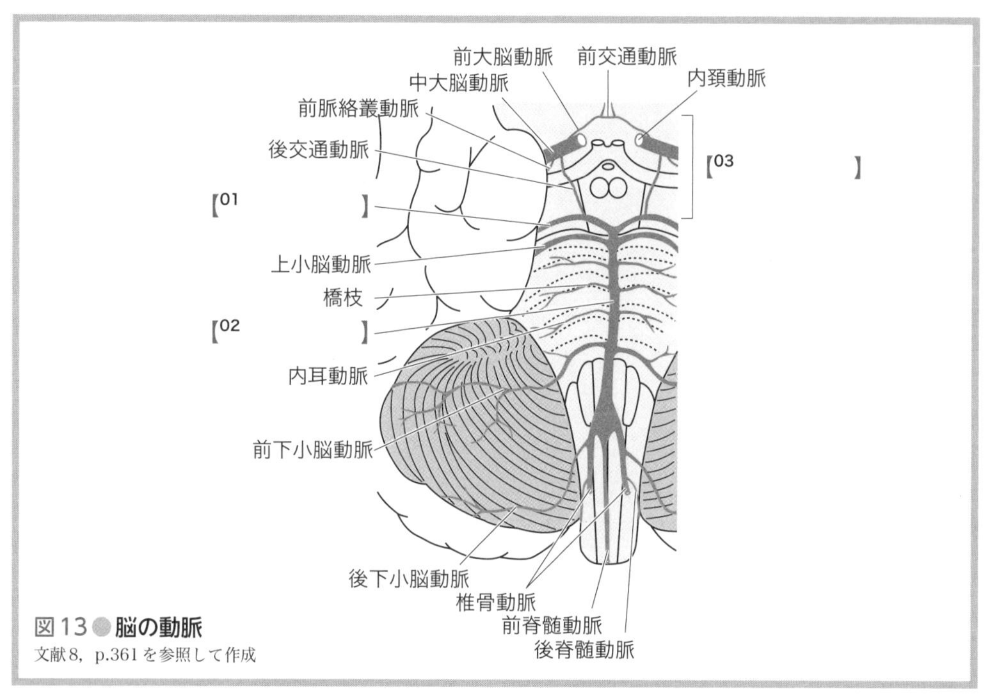

図13 ● **脳の動脈**
文献8，p.361を参照して作成

B. 前脳の動脈（図14）

● 前脳には，内頚動脈の枝である【01　　　】と【02　　　】，および脳底動脈に由来する【03　　　】が分布している．【01　　　】と【03　　　】は主に前脳の正中部に分布し，【02　　　】は外側部に分布している．

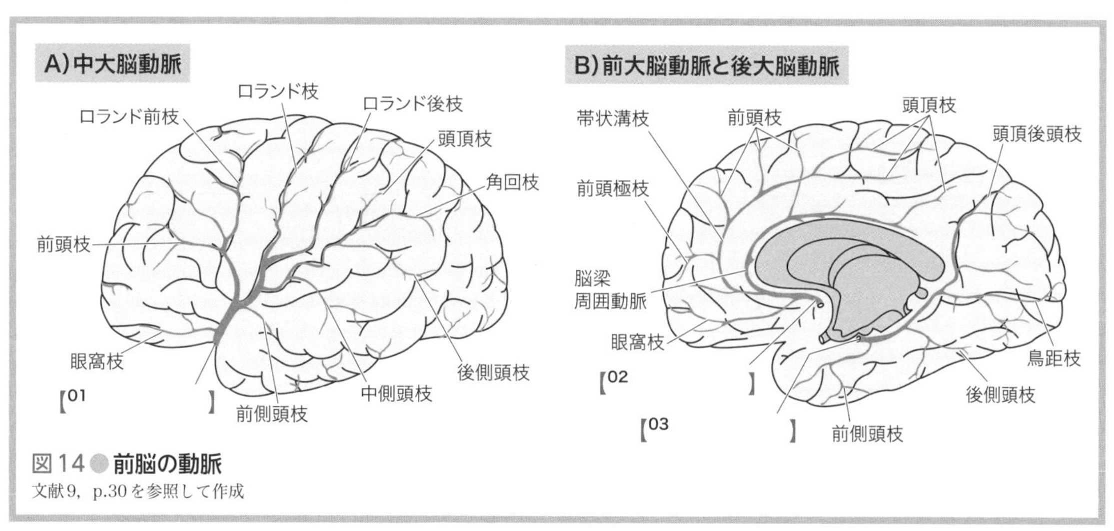

図14 ● **前脳の動脈**
文献9，p.30を参照して作成

4 図13 01 後大脳動脈　02 脳底動脈　03 大脳動脈輪　B 01 前大脳動脈　02 中大脳動脈　03 後大脳動脈　図14 01 中大脳動脈　02 前大脳動脈　03 後大脳動脈

C. 前脳の静脈

- 前脳の血液は，【01　　　　　　　】と【02　　　　　　　】を通って硬膜静脈洞に流入する．【01　　　　　　　】は前脳の表層部の血液を集める静脈で，上大脳静脈，下大脳静脈および浅中大脳静脈などからなる．【02　　　　　　　】は前脳の深部からの血液を集める静脈で，内大脳静脈，脳底静脈，後脳梁静脈などが集まって，大大脳静脈（ガレン静脈）となり，直静脈洞に注いでいる（図15）．

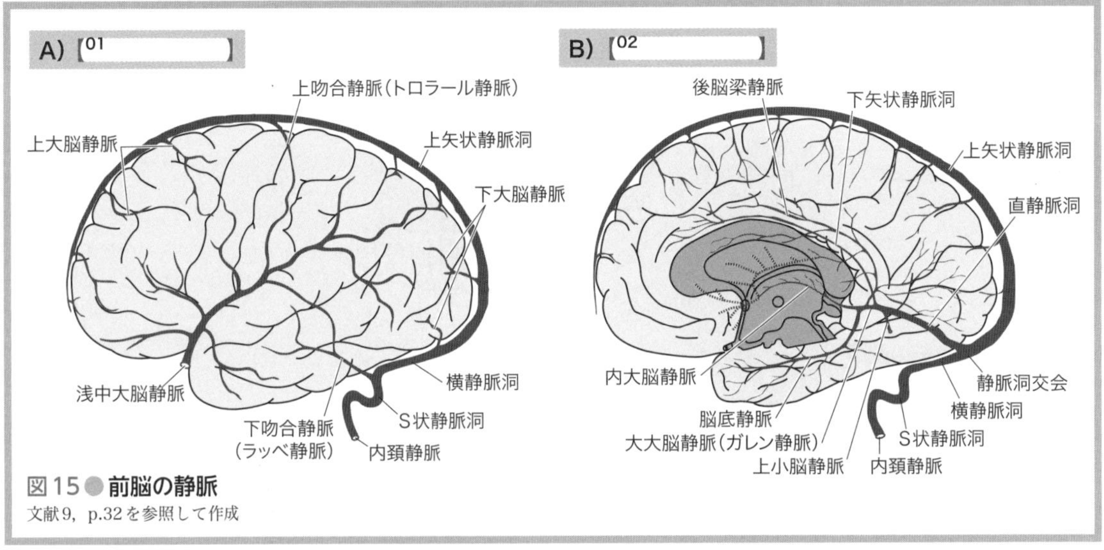

図15 ● **前脳の静脈**
文献9，p.32を参照して作成

5 ニューロンの形態と機能

Text p.204

- **ニューロン**はシナプスを介して次のニューロンと連絡している．シナプスでは神経伝達物質により興奮の伝達が行われる．

A. ニューロン（図16）

- ニューロンは，細胞体と突起よりなる．突起には通常複数ある【01　　　　　　　】と，1本の細くて長い【02　　　　】がある．
- 【02　　　　】の周囲は神経膠細胞（しんけいこうさいぼう）により包まれている．神経膠細胞の包み方には，単純な包み方と複雑な包み方がある．単純な包み方は，数本から数十本の【02　　　　】が1個の神経膠細胞に包まれているもので，このようなカバーをもった【02　　　　】を【03　　　　　　】という．複雑な包み方は，薄く引き伸ばされた神経膠細胞の細胞体が，1本の【02　　　　】の周りをらせん状に覆っているものである．このらせん状の被覆を【04　　　　】といい，【04　　　　】により覆われている【02　　　　】を【05　　　　　　】という．

4 C 01 浅大脳静脈　02 深大脳静脈　図15 01 浅大脳静脈　02 深大脳静脈
5 A 01 樹状突起　02 軸索（神経突起）03 無髄線維　04 髄鞘（ずいしょう）　05 有髄線維

- 【04　　　】は，1個で【02　　　】の全長を覆うのではなく，【02　　　】の一部分のみを覆い，次の部分は別の【04　　　】が覆っている．隣接する【04　　　】の間には【06　　　】という間隙がある．運動ニューロンのように，大型のニューロンの軸索の多くは【05　　　】である．

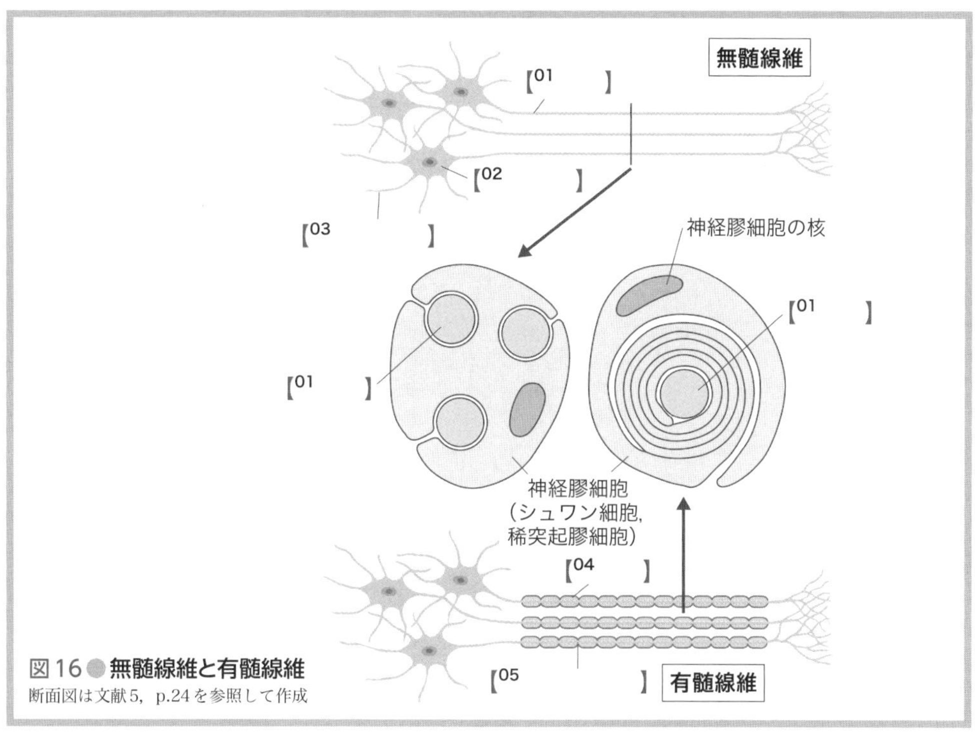

図16 無髄線維と有髄線維
断面図は文献5，p.24を参照して作成

B. 興奮の伝導と伝達

- 静止状態では，ニューロンの細胞膜の外側はプラス（＋），内側はマイナス（－）になっている．静止時の電位を【01　　　】という．
- ニューロンは刺激されると，興奮する性質がある．ニューロンが興奮すると，ニューロンの内部でのイオン組成が変化して，膜の内側がプラス，外側がマイナスになる変化をした後に，元の状態に戻る．この電位変化を【02　　　】という（図17）．
- 1つのニューロン内では，興奮は刺激されたところを中心にして左右両方向に伝わっていく．1つのニューロン内を興奮が伝わっていくことを興奮の【03　　　】という（図18）．
- 無髄線維では，興奮は連続的に伝導していくので伝導速度は遅い．有髄線維では，興奮はランビエ絞輪のところで生じ，1つのランビエ絞輪から次のランビエ絞輪に飛び石状に伝導するので伝導速度は速い．この伝導様式を【04　　　】という．
- ニューロンは次のニューロンとつながって神経回路網を形成している．あるニューロンが次のニューロンとつながるところを【05　　　】という．

---

5 A 06 ランビエ絞輪　図16 01 軸索　02 細胞体　03 樹状突起　04 髄鞘　05 ランビエ絞輪
B 01 静止電位　02 活動電位　03 伝導　04 跳躍伝導　05 シナプス

● シナプスはあるニューロンの軸索と，次のニューロンの樹状突起や細胞体との間で形成されることが多い．これらのシナプスをそれぞれ【06 】および【07 】という．

● シナプスを構成するのは【08 】と【09 】，およびこの両者の間の【10 】である（図19）．シナプスでは，興奮は【08 】から放出される【11 】物質を介して伝わる．ある細胞から次の細胞に興奮が伝わることを興奮の【12 】といい，シナプスでは興奮は一方向にのみ【12 】する．

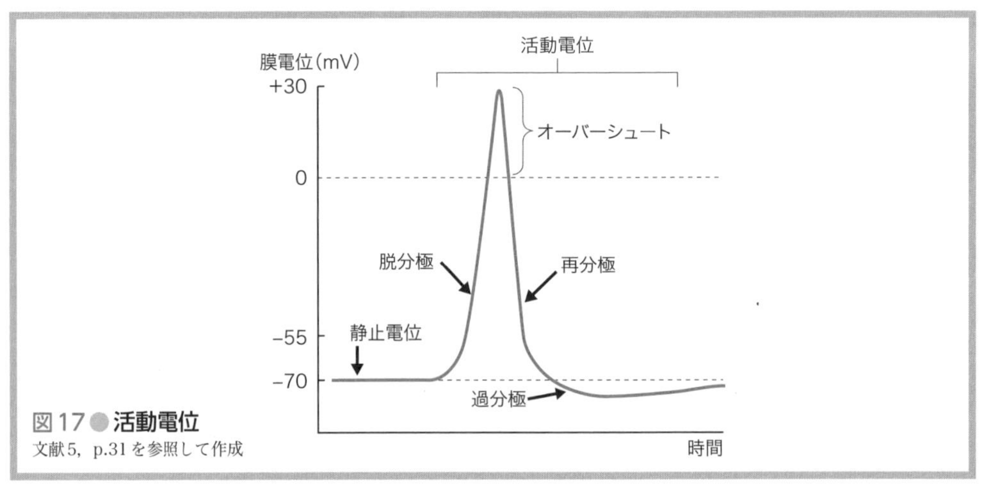

図17● 活動電位
文献5，p.31を参照して作成

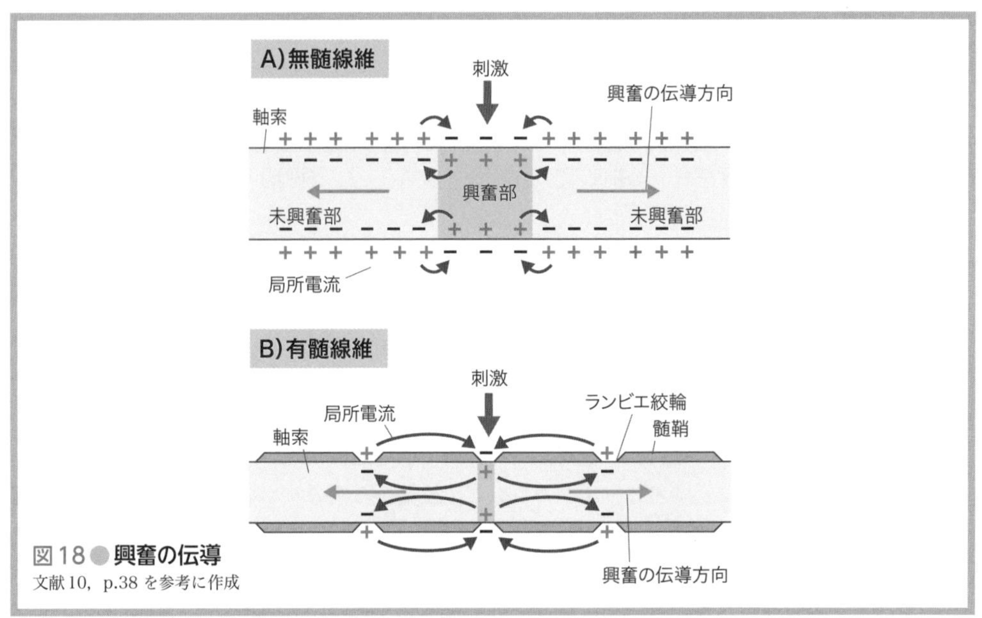

図18● 興奮の伝導
文献10，p.38を参考に作成

---

5 B 06 軸索樹状突起間シナプス　07 軸索細胞体間シナプス　08 シナプス前膜　09 シナプス後膜　10 シナプス間隙　11 神経伝達　12 伝達

興奮の伝導とは，同一ニューロン内で興奮が広がっていくことをいう．興奮の伝達とは，あるニューロンからシナプスを越えて次のニューロンに興奮が伝わることである．興奮は活動電位を発したところを中心にして左右両方向に伝導するが，シナプスでの興奮の伝達は軸索終末から，次のニューロンの樹状突起や細胞体への一方通行である．伝導と伝達の違いをはっきり理解しよう．

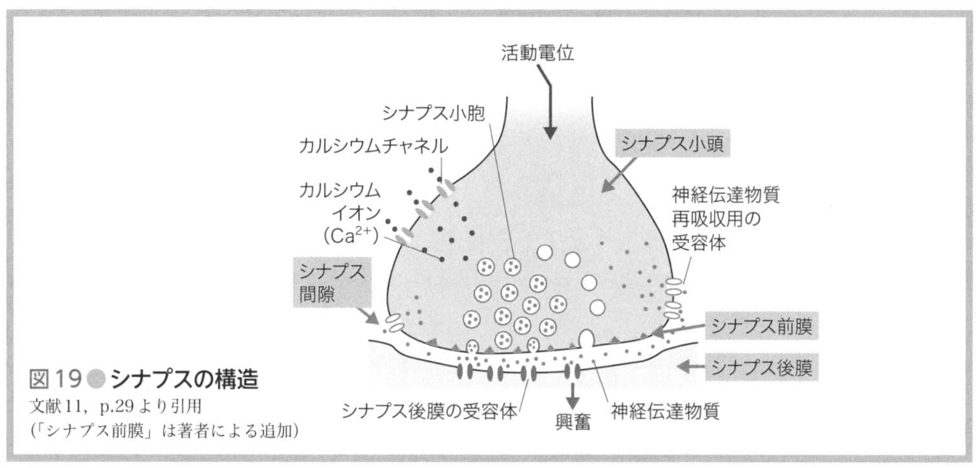

図19●**シナプスの構造**
文献11，p.29より引用
(「シナプス前膜」は著者による追加)

C. 神経伝達物質

● 興奮の伝達は化学物質を介して行われることが多い．この化学物質を神経伝達物質という．代表的な神経伝達物質には，【01　　　　　　　　】，グルタミン酸，アドレナリン，ノルアドレナリン，γ－アミノ酪酸（GABA）などがある．

6 感覚神経

Text p.208

● 感覚神経は，中枢神経系へ情報が入ってくる際の主要な経路である（図20）．
● 感覚神経は，感覚ニューロンの突起である．感覚ニューロンの細胞体は，原則として中枢神経系の外にある【01　　　　　　　　】に存在している．感覚神経は中枢神経内に入ると，多くの側枝を出し，運動ニューロンに連絡する【02　　　　　　】を形成するとともに，上位脳に向かう【03　　　　　　　　】を形成する．

---

5 C 01 アセチルコリン
6 01 感覚神経節　02 反射弓　03 上行性神経路

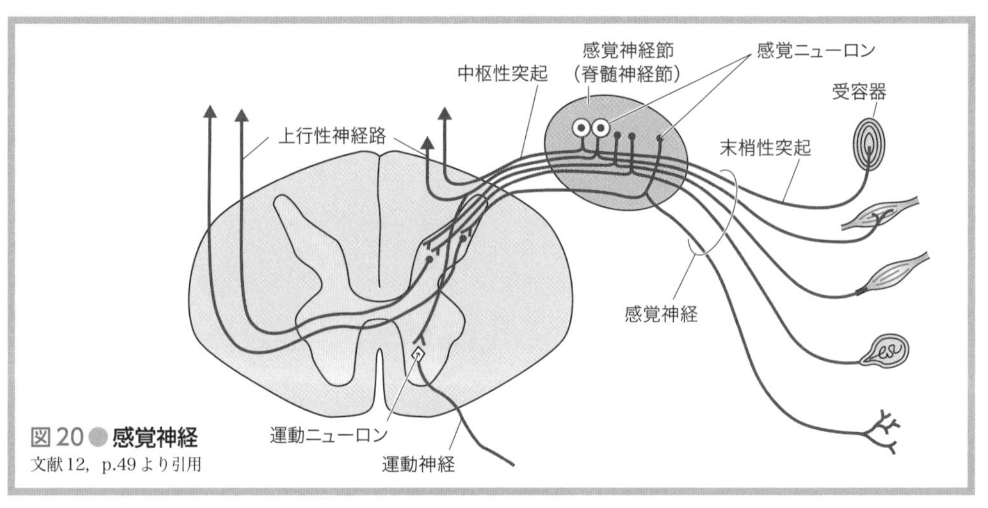

図20 ● 感覚神経
文献12，p.49より引用

7 運動神経（図A，21，22）

Text p.209

- 上位脳からの情報は，下行性神経路を通って【01　　　　　　　　】に伝えられる．【01　　　　　　　　】の軸索は集まって運動神経を形成し，中枢神経系の外に出て，骨格筋などの効果器に終止する．
- 運動神経の末端部である運動神経終末と骨格筋の接合部は【02　　　　　　　　】とよばれる．運動神経終末と骨格筋の間の伝達物質は【03　　　　　　　　】である．

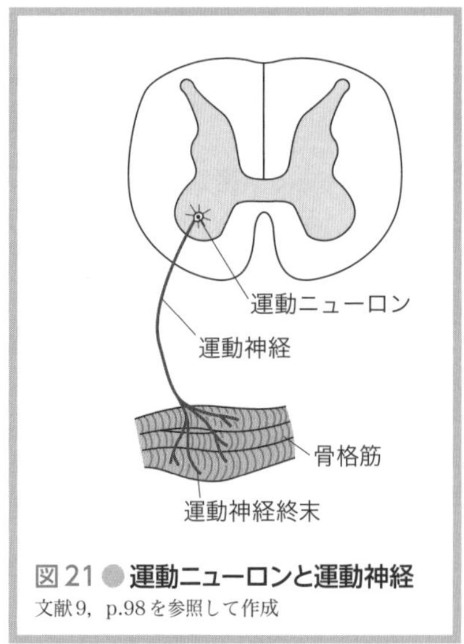

図21 ● 運動ニューロンと運動神経
文献9，p.98を参照して作成

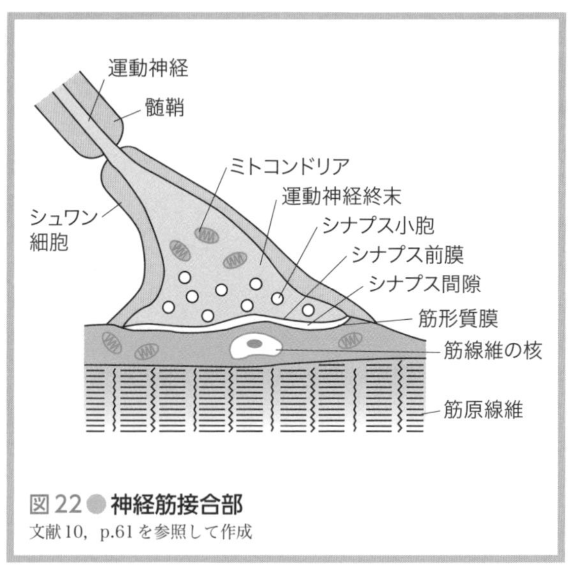

図22 ● 神経筋接合部
文献10，p.61を参照して作成

7 01 運動ニューロン　02 神経筋接合部　03 アセチルコリン

8 自律神経系

Text p.210

- 平滑筋，心筋，腺などを支配する神経系である．自律神経系には，拮抗的※に作用する**交感神経系**と**副交感神経系**があり，多くの器官は両方の神経系の二重支配を受けている（表3）．
- 自律神経系と，骨格筋を支配する神経系は構成が違っている（図23）．自律神経系とはっきり区別する必要があるときには，骨格筋を支配する神経系を体性運動神経系，運動ニューロンを体性運動ニューロン，運動神経を体性運動神経とよぶことがある．
- 自律神経系では，中枢神経系から支配する効果器に達するまでに，2個以上のニューロンが関与している．中枢神経系の中にある【01　　　　】の軸索は節前線維とよばれ，【02　　　　】に終止している．自律神経節にある【03　　　　】の軸索である節後線維が支配する効果器に終わっている．
- （体性）運動神経系では，（体性）運動ニューロンの細胞体は中枢神経系の中にあり，その軸索である（体性）運動神経は途中で中継されることなしに，直接骨格筋に終止している．
- **交感神経系**では，節前ニューロンはアセチルコリンを神経伝達物質とする【04　　　　】，節後ニューロンはノルアドレナリンを神経伝達物質とする【05　　　　】である．**副交感神経系**では，節前ニューロンも節後ニューロンも，どちらも【04　　　　】である．

表3 自律神経系の機能

器官		交感神経系	副交感神経系
視覚器	瞳孔	【01　　】	【02　　】
呼吸器系	気管支筋 気管支腺の分泌	【03　　】 【05　　】	【04　　】 【06　　】
循環器系	心拍数 心拍出量 冠動脈	【07　　】 増加 【09　　】	【08　　】 減少 【10　　】
消化器系	唾液腺 消化管の運動 消化腺の分泌	【11　　】性唾液の分泌促進 【13　　】 抑制	【12　　】性唾液の分泌促進 【14　　】 促進
排泄器	膀胱括約筋 排尿 内肛門括約筋 排便	【15　　】 【17　　】 【19　　】 【21　　】	【16　　】 【18　　】 【20　　】 【22　　】
その他	汗腺 立毛筋 血管	分泌 【23　　】 【24　　】	―― ―― ――

※　反対の，相反する，という意味．

8 01 節前ニューロン　02 自律神経節　03 節後ニューロン　04 コリン作動性ニューロン　05 アドレナリン作動性ニューロン　**表3** 01 散大　02 縮小　03 弛緩　04 収縮　05 抑制　06 促進　07 増加　08 減少　09 拡張　10 収縮　11 粘液　12 漿液　13 抑制　14 促進　15 収縮　16 弛緩　17 抑制　18 促進　19 収縮　20 弛緩　21 抑制　22 促進　23 収縮　24 収縮

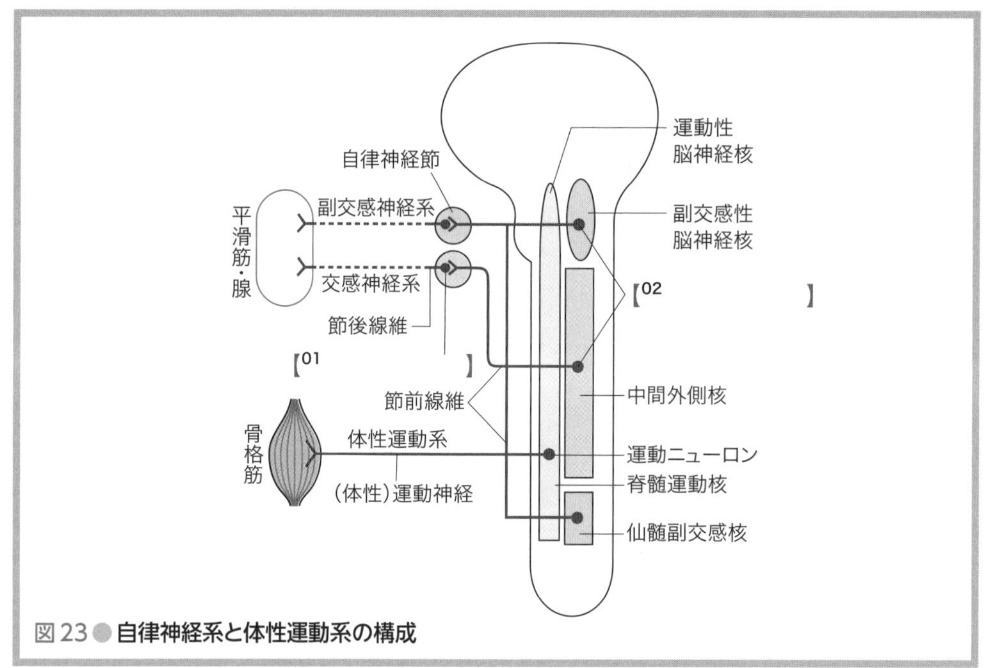

図23 ● **自律神経系と体性運動系の構成**

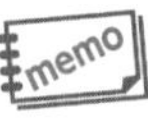

交感神経系と副交感神経系のはたらきは，入り組んでいてわかりにくいが，**交感神経系**は野球やサッカーなどに熱中しているときなど，**活動に適した状態を整える神経**であり，**副交感神経系**は，**次の活動に備える状態をつくる神経である**と考えれば，理解しやすい．野球に熱中していれば，循環器系は激しく活動し，心拍数，心拍出量などは増加し，呼吸器系では気管支筋は弛緩し，気管支腺の分泌は減少して空気は通りやすくなり，呼吸活動は亢進している．野球の競技と直接関係のない消化器系の活動は抑えられ，排尿や排便も抑制される．副交感神経系は，安静を保ち，エネルギーを蓄えるはたらきをする神経である．心臓や呼吸器系のはたらきは抑制され，消化器系の活動を高めて栄養分を蓄える．排尿や排便は促進される．

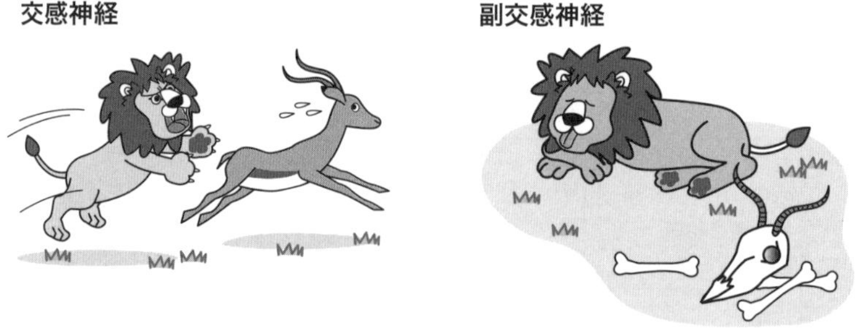

8 図23 01 節後ニューロン　02 節前ニューロン

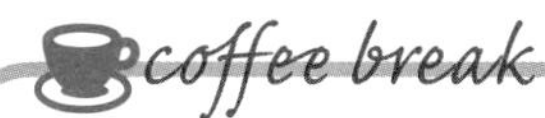

排尿と排便のコントロール

どちらも同じような様式でコントロールされている．

1）排尿のコントロール

排尿を制御している筋は，膀胱壁にある排尿筋，内尿道口にある膀胱括約筋（内尿道括約筋）および尿道にある尿道括約筋（外尿道括約筋）である．排尿をコントロールしている神経機構は，脊髄の排尿中枢と大脳皮質である．

膀胱に尿がたまると，膀胱壁は引き伸ばされ，膀胱壁にある伸展受容器を介して，脊髄の排尿中枢に尿が蓄積したことが伝えられる．排尿中枢では膀胱からの情報に対応して，膀胱壁の排尿筋を収縮させ，膀胱括約筋と尿道括約筋を弛緩させる．その結果として，排尿が起こる．

乳幼児期の排尿は，脊髄の排尿中枢のコントロールにより行われる．この時期には，尿がある程度たまると，反射的に排尿が起こる．

膀胱に尿がたまったことは，大脳皮質にも伝えられる．大脳皮質が発育するにしたがい，脊髄の排尿中枢に対する大脳皮質からの制御がしだいに強くなってくる．大脳皮質からの制御が十分に行われるようになると，排尿を意思によりコントロールすることができるようになる．

仙髄より上位で脊髄が損傷されたり，大脳皮質が障害されたりすると，脊髄の排尿中枢が中心になって排尿の制御が行われることになる．この結果，ある程度尿がたまると，反射的に排尿が起こる．これが尿失禁である．

尿失禁は「タレナガシ」とよばれることがある．タレナガシという言葉は誤解されやすいが，24時間絶えず排尿が続いているということではなく，ある程度尿がたまると，時と場所をわきまえずに，反射的に排尿が起こることである．つまり乳幼児期の状態に戻ってしまうことなのである．

2）排便のコントロール

排便を制御している筋は，直腸壁の筋と，内肛門括約筋および外肛門括約筋である．排便を制御している神経機構は，脊髄の排便中枢と大脳皮質である．

直腸に糞便がたまって直腸壁が引き伸ばされると，直腸壁にある伸展受容器が興奮して，脊髄の排便中枢に糞便がたまったことを伝える．脊髄の排便中枢は直腸壁からの情報に反応して，直腸壁の筋を収縮させ，内肛門括約筋と外肛門括約筋を弛緩させる結果，排便が起こる．

排尿の場合と同様に，乳幼児期の排便は，脊髄の排便中枢のコントロールにより行われる．糞便がある程度たまると，反射的に排便が起こる．

直腸に糞便がたまったことは，大脳皮質にも伝えられる．大脳皮質が発育するにしたがい，脊髄の排便中枢に対する大脳皮質からの制御がしだいに強くなってくる．大脳皮質からの制御が強くなると，排便を自分の意思によりコントロールすることができるようになる．

仙髄より上位で脊髄が損傷されたり，大脳皮質が障害されたりすると，尿失禁の場合と同様に，便失禁が起こる．

文　献

1）「BASIC NEUROLOGY Second Revised Edition」（Schadé JP & Ford DH, eds), Elsevier, 1973

2）「Kimber-Gray-Stackpole's ANATOMY and PHYSIOLOGY 16th edition」（Miller MA & Leavell LC, eds), Macmillan Publishing, 1972

3）「HUMAN EMBRYOLOGY fourth edition」（Hamilton WJ, et al, eds), Mcmillan Press, 1976

4）「人体解剖学 改訂第41版」（藤田恒太郎/著），南江堂，1993

5）「神経解剖学」（新見嘉兵衛/著），朝倉書店，1976

6）「FUNCTIONAL NEUROANATOMY」（Everett NB, et al, eds），Lea & Febiger, 1971

7）「THE ANATOMY OF THE NERVOUS SYSTEM」（Ranson SW & Clark SL, eds), Saunders, 1959

8）「解剖学 改訂第11版」（平沢 興，岡本道雄/著），金原出版，1982

9）「THE HUMAN NERVOUS SYSTEM Second Edition」（Noback CR & Demarest RJ, eds), McGraw-Hill, 1975

10）「生理学テキスト 第7版」（大地陸男/著），文光堂，2013

11）「The Central Nervous System」（Brodal P, ed), Oxford University Press, 1992

12）「Correlative Neuroanatomy 24th Edition」（Waxman SG, ed)，McGraw-Hill, 2000

演習問題

該当するものを選択してください

STEP 1 基礎問題

Q1 さまざまな中枢に関する問題である．誤っているのはどれか．1つ選べ．

(1) 排尿中枢は脊髄にある．
(2) 嘔吐中枢は延髄にある．
(3) 嚥下中枢は延髄にある．
(4) 唾液分泌中枢は中脳にある．
(5) 飲水中枢は視床下部にある．

重要 **Q2 脳神経に関する問題である．正しいのはどれか．1つ選べ．**

(1) 舌下神経が障害されると，舌の運動が障害される．
(2) 顔面神経が障害されると，咀嚼筋の運動が障害される．
(3) 三叉神経が障害されると，表情筋の運動が障害される．
(4) 迷走神経が障害されると，眼球の運動が障害される．
(5) 外転神経が障害されると，咽頭の感覚が障害される．

Q3 自律神経に関する問題である．誤っているのはどれか．1つ選べ．

(1) 排尿は副交感神経により促進される．
(2) 消化管のはたらきは副交感神経により促進される．
(3) 気管支筋は交感神経により収縮する．
(4) 汗の分泌は交感神経により制御される．
(5) 瞳孔は副交感神経により収縮する．

STEP 2 応用問題

重要 **Q4 神経障害による症状に関する問題である．誤っているのはどれか．1つ選べ．**

(1) 右側の体性感覚野が障害されると，左半身の触覚が障害される．
(2) 右側の大脳脚が障害されると，左半身の触覚が障害される．
(3) 右側の背側視床が障害されると，右半身の触覚が障害される．
(4) 右側の運動野が障害されると，左半身の運動が障害される．
(5) 右側の大脳脚が障害されると，左半身の運動が障害される．

Q5 中枢神経系の血管に関する問題である．誤っているのはどれか．1つ選べ．

(1) 脊髄の主要な動脈は，前脊髄動脈と後脊髄動脈である．
(2) 脳幹の主要な動脈は，椎骨動脈と脳底動脈である．
(3) 前脳の主要な動脈は，浅大脳動脈と深大脳動脈である．
(4) 前脳の主要な静脈は，浅大脳静脈と深大脳静脈である．
(5) 前脳の血液は，大部分硬膜静脈洞に流入する．

解答と解説 → 別冊 p.10

感覚器系

学習した日
年　月　日
年　月　日

学習のポイント

❶ 感覚の分類および一般的性質を知る
❷ 各感覚受容器（レセプター）およびそれらの性質を理解する
❸ 感覚器の調節機能を理解する
❹ 末梢器官から大脳皮質までの伝導路を理解する

学習の前に

□ 感覚は，図Aのように，外界からの刺激を受容器で受け取り，感覚神経を介して中枢に伝え，中枢では刺激の情報処理が行われる．

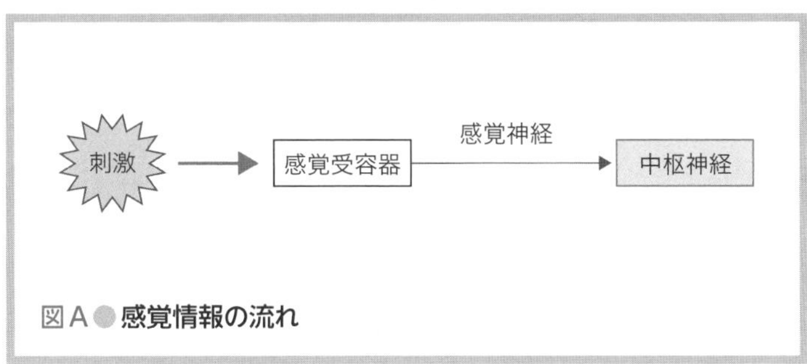

図A ● 感覚情報の流れ

Keywords

● 適当刺激　● 受容器　● 投射　● 順応　● 味蕾　● 視細胞　● 中心窩　● 基底膜
● 自由神経終末

書いてみよう！

[　　　]の空欄を埋めてみましょう．

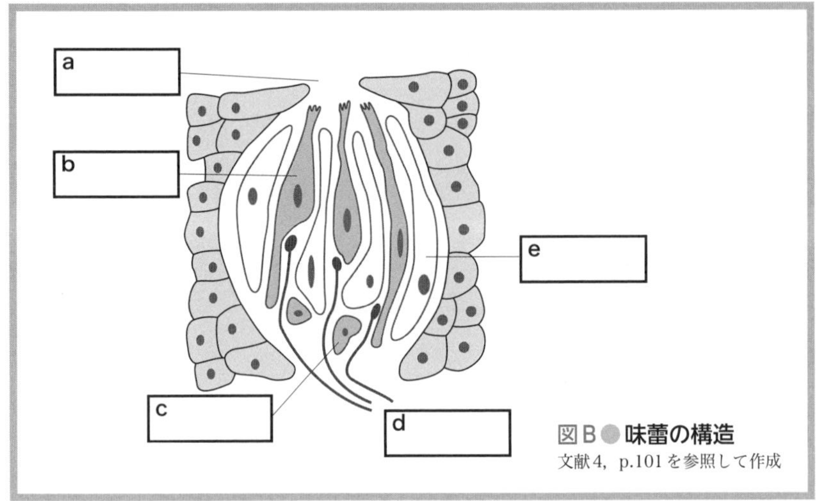

図B● 味蕾の構造
文献4，p.101を参照して作成

［答え］a）味孔
b）味細胞
c）基底細胞
d）味覚神経
e）支持細胞

表A● 感覚の分類

特殊感覚	a ______，嗅覚，b ______，聴覚，平衡覚
体性感覚	皮膚感覚（触覚，圧覚，温覚，冷覚，c ______） 深部感覚（関節感覚，筋感覚，痛覚）
内臓感覚	臓器感覚（空腹感，尿意，便意） 内臓痛覚

［答え］a）味覚，b）視覚（a，bは順不同），
c）痛覚

coffee break

感覚の情報方式

刺激の大きさは受容器電位の大きさに反映されている．この点で感覚受容器はアナログ変換器である．さらに受容器電位の大きさに応じて，神経では活動電位の発生頻度に置き換わる．すなわち，受容器電位が大きければ神経を流れるインパルス数は増加する．この意味で，神経はデジタル変換器である．伝導路を伝わるデジタル情報は減衰や誤作動が少ない．感覚情報はアナログ方式，デジタル方式の両方をうまく利用している．

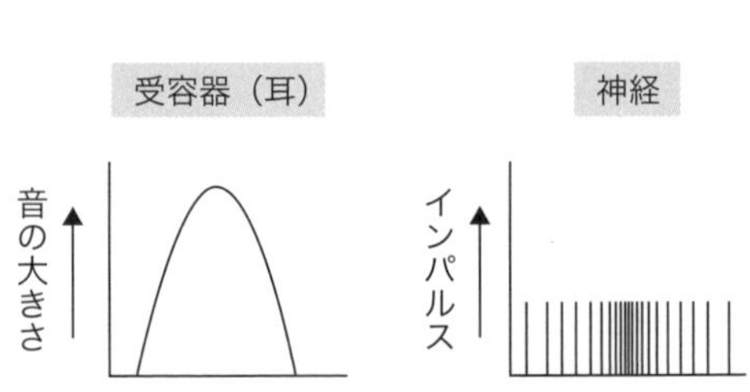

要点整理問題

【　　　】に該当する語句を入れて学習しましょう

1 感覚器系の構成と一般的性質

Text p.217

A. 感覚器系の構成

- 感覚器系は，【01　　　】，嗅覚，視覚，聴覚，平衡覚の【02　　　】感覚と皮膚感覚，深部感覚の【03　　　】感覚，および**内臓感覚**から成り立っている（表A）．

B. 感覚器系の一般的性質

- 味覚と嗅覚では【04　　　】，視覚では【05　　　】，聴覚では【06　　　】といった各感覚受容器に反応を引き起こす**適当刺激**がある（表）．
- 感覚受容器に反応を引き起こす最も弱い刺激の強さを【07　　　】という．
- 感覚受容器では刺激の大きさに応じて【08　　　】電位が生じる．
- 感覚受容器は短期間に同じ強さの刺激をくり返し受けると，感受性が下がる．この現象を【09　　　】という．
- 感覚情報は大脳皮質の感覚ニューロンが興奮して初めて感覚が生じるが，末梢の感覚受容器で刺激があるように感じられ，これを感覚の【10　　　】という．

表●特殊感覚の感覚器

	味覚	嗅覚	視覚	聴覚	平衡覚
適当刺激	化学物質	【02　　　】	【03　　　】	【05　　　】	重力の加速度，直線・回転運動
感覚器	味蕾	鼻粘膜	【04　　　】	コルチ器官	前庭器官
受容器	【01　　　】	有毛細胞	視細胞	有毛細胞	【06　　　】

2 味覚（図1）

Text p.217

A. 味の種類

- **甘味，塩味，酸味，苦味，**【01　　　】の【02　　　】つの味を**基本味**という．
- 甘味は【03　　　】のシグナル，塩味は【04　　　】のシグナル，酸味は【05　　　】のシグナル，また，有機酸のシグナルでもあり，苦味は毒物のシグナル，うま味は【06　　　】やアミノ酸のシグナルと考えられている．

---

1 A 01 味覚　02 特殊　03 体性　B 04 化学物質　05 光　06 音　07 閾値（いきち）　08 受容器　09 順応　10 投射　**表** 01 味細胞　02 化学物質　03 光　04 網膜　05 音　06 有毛細胞

2 A 01 うま味　02 5　03 エネルギー　04 ミネラル　05 腐敗物　06 たんぱく質

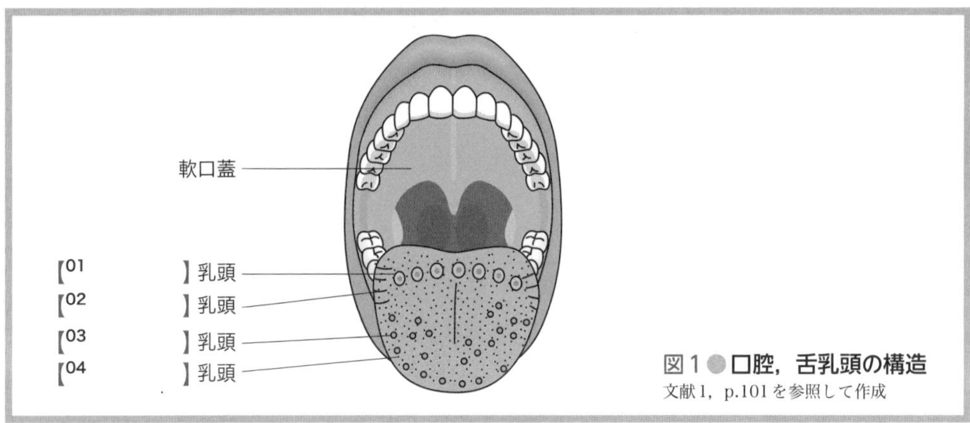

図1 ● 口腔，舌乳頭の構造
文献1，p.101を参照して作成

B. 受容器

- 味覚の受容器は，舌，軟口蓋，咽頭，喉頭の粘膜にある【07　　　】である．
- 舌には前方部の表面に散在している【08　　　】乳頭，外側縁にある【09　　　】乳頭，舌の後部にある【10　　　】乳頭に多数の味蕾がある．【11　　　】乳頭には味蕾がない．
- 味蕾は数十個の【12　　　】細胞，支持細胞，基底細胞が集まってできている．【12　　　】細胞の先端は微細突起となって味孔に突き出ている．
- 味細胞には【13　　　】味，【14　　　】味，【15　　　】味では**Gたんぱく質共役型受容体**があり，それぞれの味物質と結合すると，受容器電位が生じる．【16　　　】味，【17　　　】味では，**イオンチャネル**が開き，受容器電位が生じる．

C. 伝導路

- 味蕾を支配しているのは舌前3分の2は【18　　　】神経の枝である鼓索神経，舌の後部3分の1は【19　　　】神経，咽頭，喉頭は【20　　　】神経の枝である上喉頭神経，軟口蓋は顔面神経の枝である大錐体神経により支配されている．これらすべての神経は【21　　　】から視床を経由して大脳皮質**味覚野**（島皮質）に達する．
- 味覚野からの情報は，嗅覚，視覚，内臓情報が集まる【22　　　】皮質で他の感覚情報と統合される．

3 嗅覚 (図2)

Text p.219

A. 受容器

- 嗅覚の受容器は，鼻腔の天蓋の【01　　　】にある**嗅細胞**である．

2 図1 01 有郭　02 葉状　03 茸状　04 糸状　B 07 味蕾　08 茸状　09 葉状　10 有郭　11 糸状　12 味　13 甘　14 苦　15 うま（13〜15は順不同）　16 塩　17 酸（16，17は順不同）　C 18 顔面　19 舌咽　20 迷走　21 延髄孤束核　22 眼窩前頭

3 A 01 粘膜

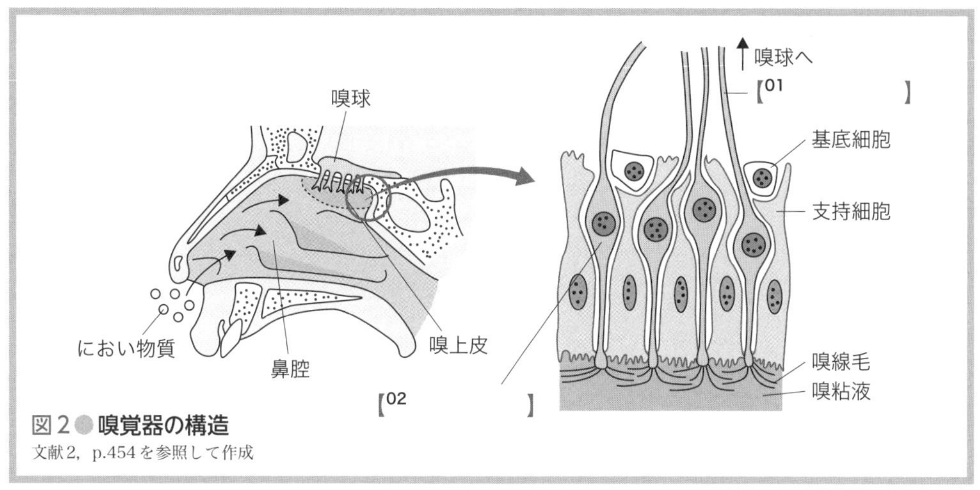

図2● 嗅覚器の構造
文献2，p.454を参照して作成

- におい物質が嗅粘液に溶けて嗅細胞の嗅線毛にある【02　】型受容体と結合する．
- 受容体はヒトでは約【03　】種類あり，1つの嗅細胞には【04　】種類の受容体が存在する．

B. 伝導路

- 嗅細胞から出る軸索は【05　】神経となり，【06　】で一次処理され，嗅索を経て，**梨状葉**，扁桃体，海馬，視床下部，眼窩前頭皮質に到達する．

4 視覚（図3）

Text p.219

A. 視覚器の構造

- **眼球**は【01　】層の膜で覆われた球状をしている．外層は透明な【02　】**膜**と不透明な**強膜**，中層には**脈絡膜**，**毛様体**，**虹彩**，内層は【03　】**膜**となっている．
- 光情報は，角膜，前眼房，**水晶体**，【04　】を通って網膜に到達する．
- 網膜上のくぼみである**中心窩**の周囲は黄色をしているので【05　】といい，最も視力が出るところである．
- 視神経が集まって網膜から出ていくところは【06　】といい，光受容器がないので，**盲斑（盲点）**という．
- 光量の調節は【07　】で行われている．明るいところでは瞳孔は副交感神経支配の瞳孔【08　】筋により小さくなり（**縮瞳**），暗いところでは交感神経支配の瞳孔【09　】筋により大きくなる（**散瞳**）．

---

3 図2 01 嗅神経　02 嗅細胞　A 02 Gたんぱく質共役　03 350　04 1　B 05 嗅　06 嗅球
4 A 01 3　02 角　03 網　04 ガラス体　05 黄斑　06 視神経乳頭　07 虹彩　08 括約　09 散大

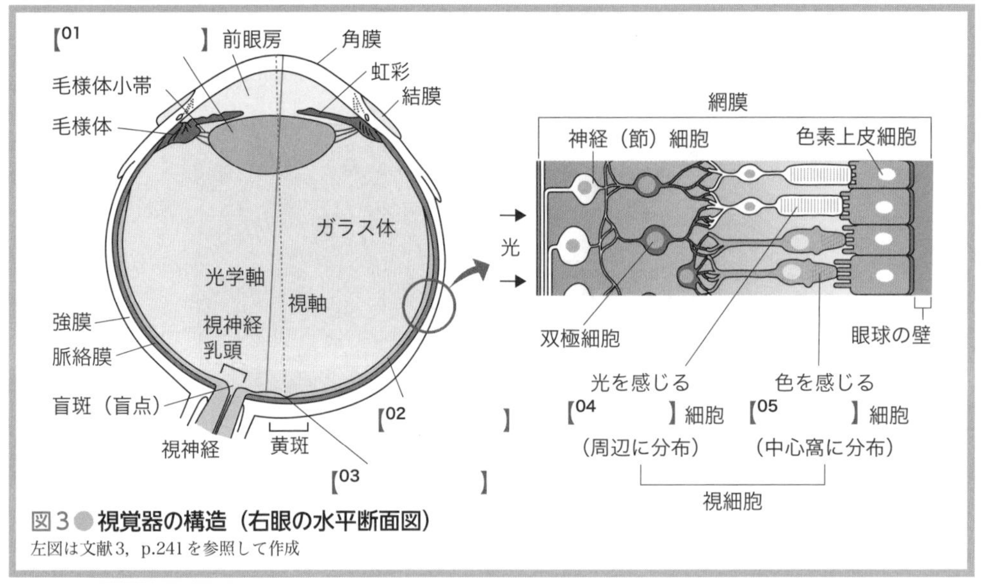

図3● **視覚器の構造（右眼の水平断面図）**
左図は文献3，p.241を参照して作成

B. 受容器

- **視細胞**には，網膜の【10 】に密に分布する【11 】細胞と周辺部に多い【12 】細胞がある（図3）．【11 】細胞は明所視で色を感じ，【12 】細胞は光に対して感受性がよく暗所視で主にはたらいている．
- 視細胞には光を吸収する**視物質**とよばれる感光たんぱく質がある．桿体細胞の視物質には11-シス型**レチナール**（ビタミン【13 】のアルデヒド）と**オプシン**（たんぱく質）からなる【14 】（視紅）がある．光が当たると，11-シス型レチナールはオールトランス型レチナールへと異性化され，これが引き金となってロドプシンの構造変化が生じる．この構造変化に伴い，トランスデューシンなどのいくつかのたんぱく質の作用を介して視神経から電気信号が発信され，視覚を脳へ伝えるニューロンの反応が引き起こされる．オールトランス型レチナールは，色素上皮細胞という網膜細胞にある酵素によって11-シス型レチナールに再生されて，ロドプシンの生成に再利用される．
- **明順応**は暗いところから明るいところへ出たときに【15 】に慣れることをいい，**暗順応**は【16 】に慣れることをいう．

C. 伝導路

- 網膜内で視細胞から双極細胞，【17 】細胞まで情報が送られる．神経節細胞の軸索である【18 】神経は【19 】で交叉し，視床【20 】を経て，【21 】にある大脳皮質視覚野に投射する．
- 視神経の一部は【22 】へ至り，瞳孔反射や眼球運動反射に関係する．

---

4 図3 01 水晶体　02 網膜　03 中心窩　04 桿体　05 錐体　B 10 中心窩　11 錐体　12 桿体　13 A　14 ロドプシン　15 明るさ　16 暗さ　C 17 神経節　18 視　19 視交叉　20 外側膝状体　21 後頭葉　22 上丘

D. 焦点調節

- 近くを見るときは**毛様体筋**が【23　　　】し，毛様体小帯が緩んで水晶体が【24　　　】なり，遠くを見るときは毛様体筋が【25　　　】し毛様体小帯が引っ張ることにより水晶体が【26　　　】なる．
- 近眼視では網膜より【27　　　】に結像し，遠眼視では網膜より【28　　　】に結像される．

5 聴覚，平衡覚（図4）

Text p.221

A. 聴覚器と平衡覚器の構造

- 聴覚は【01　　　】～【02　　　】Hzの音の振動に関する感覚である．
- 外耳は耳介と外耳道，中耳は鼓室，内耳は【03　　　】と【04　　　】から成り立っている．
- 鼓膜の内側は鼓室という空間で，【05　　　】骨，【06　　　】骨，【07　　　】骨という3つの**耳小骨**がある．
- 鼓室は耳管により【08　　　】と通じて鼓膜内外の気圧を調節している．
- 内耳は【09　　　】とよばれ，**前庭器官**，**三半規管**，**蝸牛**(かぎゅう)からなる．内耳腔は，骨質からできている**骨迷路**といわれ，その中に同形の**膜迷路**が収められている．
- 蝸牛は2と4分の3巻きの管で，【10　　　】膜と【11　　　】膜とによって，前庭階，蝸牛管，鼓室階の3つの管になっている．
- 前庭階の基部には【12　　　】という小さな穴があり，アブミ骨は前庭階の外リンパへと振動を伝える．鼓室階の基部にも【13　　　】という小さな穴があり，薄い膜により中耳と隔てられている．
- 平衡覚には内耳の前庭と三半規管が関係している．前庭は骨迷路にあり，球形嚢と【14　　　】嚢からなる．

B. 聴覚の受容器

- 音波は外耳道を経て【15　　　】へ伝えられ，その振動が【16　　　】を介して内耳の卵円窓を振動させ，前庭階のリンパの振動となり，さらに【17　　　】膜を振動させる．
- 基底膜上には**コルチ器官**があり，【18　　　】細胞が乗っている．
- 高音の振幅は基底膜の底部のみにとどまり，【19　　　】音の振動は蝸牛頂まで達する．
- 有毛細胞に受容器電位が生じ，【20　　　】神経の分枝である**蝸牛神経**に伝達される．

---

4 D 23 収縮　24 厚く　25 弛緩　26 薄く　27 前　28 後ろ
5 A 01 20　02 20,000　03 蝸牛　04 前庭器官（03, 04は順不同）　05 ツチ　06 キヌタ　07 アブミ（05～07は順不同）　08 咽頭　09 迷路　10 前庭　11 基底（10, 11は順不同）　12 卵円窓（前庭窓）　13 正円窓（蝸牛窓）　14 卵形　B 15 鼓膜　16 耳小骨　17 基底　18 有毛　19 低　20 内耳

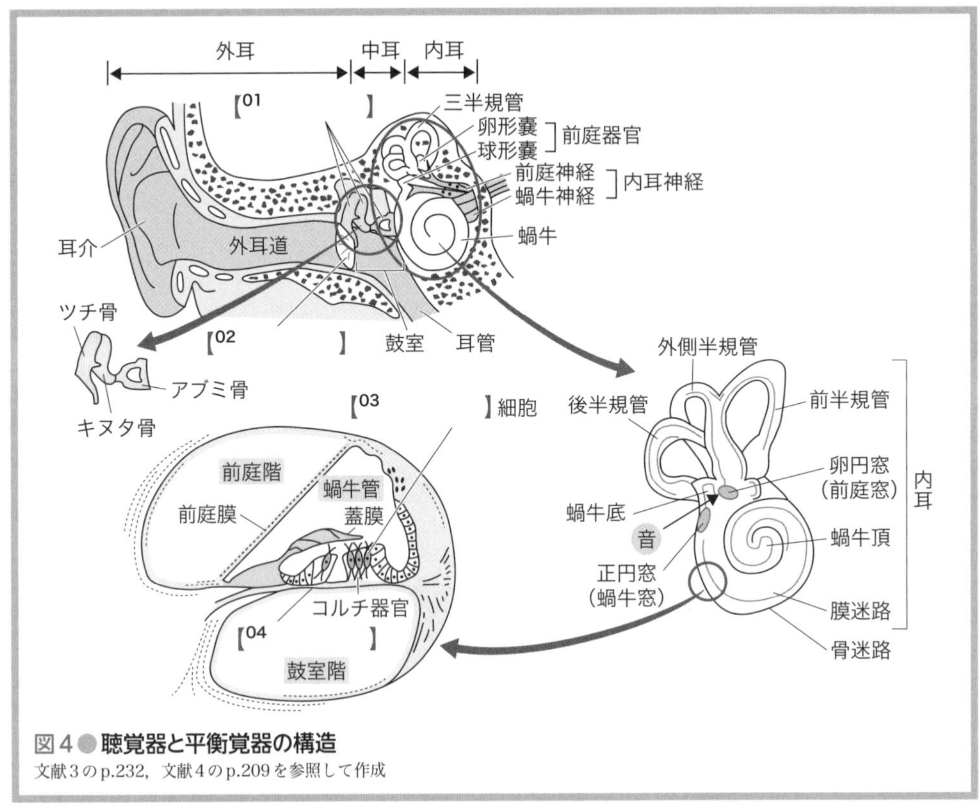

図4● **聴覚器と平衡覚器の構造**
文献3のp.232，文献4のp.209を参照して作成

C. 聴覚の伝導路

- 蝸牛神経は脳幹の背側と腹側の蝸牛神経核，対側の上オリーブ核，下丘を経て，視床【21 】から【22 】葉の大脳**聴覚野**に達する．

D. 平衡覚の受容器

- 平衡覚の受容器は三半規管ではその根元の膨大部にあり，内リンパでの流れにより**有毛細胞**が興奮する．半規管は等速回転には反応せず，角加速度にのみ反応する．
- 卵形嚢，球形嚢では，【23 】の結晶である**平衡砂**が有毛細胞を覆っており，直線加速度と頭部の傾きに際してずれを起こすことにより有毛細胞が興奮し，**内耳神経**の分枝である【24 】神経に伝える．

E. 平衡覚の伝導路

- 前庭神経は延髄の前庭神経核を経て，【25 】脳や脊髄，および眼球運動に関係する神経核に投射する．

---

5 図4 01 耳小骨　02 鼓膜　03 有毛　04 基底膜　C 21 内側膝状体　22 側頭
D 23 炭酸カルシウム　24 前庭　E 25 小

6 皮膚感覚

Text p.222

A. 受容器

- 皮膚の触圧覚は【01　　　　　　　　】小体，メルケル触板，パチニ小体，ルフィーニ小体，毛根終末で受容される．【02　　　】覚，【03　　　】覚，【04　　　】覚の受容体は**自由神経終末**である．
- 触圧覚の受容器の分布は，【05　　　】先や指先に多く，腕，腿，背部では少ない．

B. 伝導路

- 皮膚感覚は脊髄【06　　　】根を経て，脊髄，視床から【07　　　　】葉の大脳皮質**体性感覚野**に達する．

7 摂食の調節

Text p.222

A. 摂食中枢，満腹中枢

- 満腹感は胃壁の拡張と【01　　　　　】の上昇などにより生じる．
- 血液によって運ばれたグルコース（血糖）は**満腹中枢**である視床下部【02　　　　　　】を興奮させ，**摂食中枢**である視床下部【03　　　　　】を抑制する．また，これらの部位はグルコースばかりではなく，血糖上昇に伴って増えるインスリンや血糖低下によって増える遊離脂肪酸，グルカゴンにも反応する．

B. 食欲調節物質

- 摂食抑制作用をもつ**レプチン**は【04　　　　】細胞でつくられ，ホルモンとして視床下部にある受容体に結合し，摂食を抑制するとともに，【05　　　　】を活発にしてエネルギーの消費を促す．
- 【06　　　　　　　】には摂食を促進したり抑制したりする神経ペプチドがある．

文　献

1）「味のなんでも小事典」（日本味と匂学会/編），講談社，2004
2）「解剖生理学」（高野廣子/著），南山堂，2003
3）「生理学 改訂第18版」（真島英信/著），文光堂，1986
4）「人体の構造と機能」（岸 恭一，石村和敬/編著），建帛社，2005
5）「小生理学 第4版」（本間研一，他/著），南山堂，1999

6 A 01 マイスネル　02 温　03 冷　04 痛（02〜04は順不同）　05 舌　B 06 後　07 頭頂
7 A 01 血糖値　02 腹内側核　03 外側野　B 04 脂肪　05 代謝　06 視床下部

演習問題

該当するものを選択してください

STEP 1　基礎問題

Q1　**味覚および嗅覚に関する記述である．正しいのはどれか．1つ選べ．**

(1)　舌前3分の1を支配している脳神経は舌咽神経である．
(2)　糸状乳頭の表面には味蕾が多く存在している．
(3)　嗅細胞の突起が嗅神経となる．
(4)　うま味はエネルギーのシグナルである．
(5)　味蕾は舌のみに存在している．

重要 **Q2**　**視覚器に関する記述である．正しいのはどれか．1つ選べ．**

(1)　ガラス体はレンズとしてはたらく．
(2)　光の受容体である桿体細胞と錐体細胞は，角膜の外面に存在する．
(3)　毛様体筋は視点を近くのものから遠くのものに移したときに収縮する．
(4)　慢性的なビタミンAの欠乏により桿体細胞の機能が低下し，夜盲症になる．
(5)　視野上の盲斑（盲点）は，視細胞がない網膜の中心窩に対応している．

Q3　**感覚器に関する記述である．正しいのはどれか．1つ選べ．**

(1)　耳小骨はツチ骨，キヌタ骨，アブミ骨の3つの骨から成り立っている．
(2)　内耳において半規管は聴覚器に，蝸牛管は平衡器に属する．
(3)　鼓室と喉頭を連絡する耳管は鼓室内の圧を一定に保つ作用がある．
(4)　基底膜は低音のときは底部が最も振動する．
(5)　鼓室階には内リンパが満ちている．

STEP 2　応用問題

Q4　**感覚器に関する記述である．正しいのはどれか．1つ選べ．**

(1)　角膜には神経終末は存在しない．
(2)　痛覚，温度感覚の受容器は自由神経終末である．
(3)　虹彩に副交感神経支配の瞳孔散大筋が存在する．
(4)　水晶体は栄養素を必要としない．
(5)　平衡砂は炭酸ナトリウムの結晶でできている．

Q5　**味覚および嗅覚に関する記述である．正しいのはどれか．1つ選べ．**

(1)　舌下神経は味覚情報を伝えている．
(2)　ヒトの嗅覚の受容体は5種類である．
(3)　舌の触覚は顔面神経支配である．
(4)　1つの嗅細胞には複数種の受容体が存在する．
(5)　甘味，苦味，うま味の受容体はGたんぱく質共役型受容体である．

解答と解説 → 別冊 p.11

第13章 免疫系

学習した日
年　月　日
年　月　日

学習のポイント

❶ 免疫とは自己と非自己を認識・識別して生体機能を調節するシステムであることを理解する
❷ 免疫系の機能は体液性免疫と細胞性免疫の２つに大きく分けられるが，相互に作用することを理解する
❸ 免疫系の異常としてアレルギー，自己免疫疾患が代表であり，発がんや移植拒絶反応などにも免疫反応がかかわることを理解する
❹ 免疫系細胞の機能を整理し，免疫反応の流れと，相互作用を理解する

学習の前に

□ 細胞と組織の構成とはたらきについて学習しておく（第１章）.
□ 血液・リンパ・凝固系の構成とはたらきについて学習しておく（第３章）.

Keywords

● 細胞性免疫　● 体液性免疫　● アレルギー　● 自己免疫疾患　● 抗原　● 免疫グロブリン

書いてみよう！

免疫にかかわる細胞のはたらきについてa～fのなかからあてはまるものを入れてみましょう．

マクロファージ，樹状細胞 ①

ナチュラルキラー細胞 ②

ヘルパーT細胞 ③

キラーT細胞 ④

制御性T細胞 ⑤

B細胞 ⑥

a．がん細胞や感染した自己の細胞を認識し，細胞を破壊する．CD8分子陽性．

b．異物を取り込み（貪食），抗原を提示する．

c．がん細胞や感染細胞を破壊する．非特異的防御機構にかかわる．

d．抗原に適合した抗体を産生する形質細胞に分化する．

e．提示された抗原を認識し，抗体産生の指示を出す．CD4分子陽性．

f．免疫反応の抑制や終了時に指示を出す．

［答え］①b，②c，③e，④a，⑤f，⑥d

coffee break

ワクチンの開発

ワクチンとは疾病（感染症）の予防や治療を目的として能動的に免疫をつけるために投与される生物学的な製剤である．ジェンナーは牛痘に罹ると天然痘に対して防御能力が高まるのでないかと考え，少年に牛痘を接種し天然痘に対する予防効果を確認した．その後，パスツールによってほかの感染症に対しても弱毒化菌接種の予防効果が証明された．ジェンナーの功績をたたえ，牛痘（vaccinia）にちなんでワクチンとよばれるようになった．

要点整理問題

【　　　】に該当する語句を入れて学習しましょう

1 免疫系の構成と機能

Text p.226

A. 免疫とは何か

- 外部から体内に侵入してくる病原体から体を守るためだけではなく，“自己と【01　　　】を認識・識別し，生体機能を【02　　　】するシステム”である．

B. 免疫系の臓器と細胞

- 免疫系臓器として，骨髄，【03　　　】，脾臓，【04　　　】などがあり，すべての免疫系細胞は骨髄の【05　　　】から生まれる．
- 免疫系細胞は骨髄や胸腺で分化し，血液中や免疫系臓器でそれぞれの機能を発揮する．
- 腸管や気管などは【06　　　】として特殊なはたらきをもつ．

C. 免疫系の機能

- 病原体などの免疫反応を起こす物質を【07　　　】とよぶ．免疫系は多様な【07　　　】に対して【08　　　】な免疫応答を起こすとともに，その調節を行い，免疫学的な【09　　　】をもつことが特徴である．
- 免疫系の機能は抗体や補体などが主役の【10　　　】と，T細胞やマクロファージなどが主役の【11　　　】に分けられる．

D. 免疫系の異常

- 免疫調節の機構に異常が起こり，食物や花粉などの非自己成分に対して過剰に反応する病態が【12　　　】，自己の成分に対して反応する病態が【13　　　】である．

2 非特異的防御機構

Text p.227

A. 非特異的防御機構とは

- 病原微生物などの抗原に対する生体防御機構には，抗原の種類に関係なく作用する【01　　　】と，特定の抗原に対してのみ作用する【02　　　】がある（表1）．

B. 皮膚・粘膜の防御機構

- 皮膚や粘膜は病原体が侵入しやすい場所であり，非特異的防御機構として**物理的バリアー**や【03　　　】などの化学的バリアーによって防御されている．

---

1 A 01 非自己　02 調節　B 03 胸腺　04 リンパ節（03，04は順不同）　05 造血幹細胞　06 粘膜免疫系　C 07 抗原　08 特異的　09 記憶　10 体液性免疫　11 細胞性免疫　D 12 アレルギー　13 自己免疫疾患

2 A 01 非特異的防御機構　02 特異的防御機構　B 03 リゾチーム

表1 ● 非特異的防御機構と特異的防御機構

非特異的防御機構
物理的バリアー（皮膚，粘膜など） 化学的バリアー（唾液，涙液，鼻汁など） 【01 】〔貪食細胞（【02 】，マクロファージ），【03 】〕
特異的防御機構
【04 】〔リンパ球（T細胞，B細胞）〕

C. 免疫系の非特異的防御機構

- 非特異的な免疫防御機構は【04 】ともよばれる．好中球やマクロファージなどの【05 】は生体内に侵入した病原体を細胞内に取り込んで処理する．好中球は細菌を細胞質内に取り込んで【06 】で消化殺菌するが，細菌に抗体が付くと【07 】効果により貪食しやすくなる．
- ウイルスなどの病原体に感染した細胞やがん細胞に対して【08 】がはたらく．非特異的な免疫防御反応は，感染をくり返しても作用は増強しない．

3 生体防御機構における免疫系の特徴

Text p.227

A. 抗原の提示とは

- マクロファージ，【01 】，B細胞などの抗原提示細胞は抗原の情報をT細胞に伝える．例えば，体内に侵入してきた抗原をマクロファージは細胞内でペプチド断片に分解し，**抗原ペプチド**と【02 】の複合体を細胞表面に提示する．
- 提示された複合体をCD4^{+}ヘルパーT細胞が【03 】で認識する（図1）．特異的免疫機構である【04 】では抗原提示，さらに【05 】が加わることによりヘルパーT細胞が作動開始する．

B. 免疫の特異性と記憶

- 獲得免疫の特徴として免疫学的な【06 】と【07 】があげられる．特定の抗原が体内に2回目に侵入してきたとき，速やかにより強い反応が起きる（【08 】）．感染防御には有利であるが，アレルギーには不利である．

C. 免疫の多様性

- B細胞およびT細胞は遺伝子の【09 】により，膨大な数の抗原に対しても対応できる【10 】を備えている．

---

2 表1 01 自然免疫　02 好中球　03 NK（ナチュラルキラー）細胞　04 獲得免疫　C 04 自然免疫　05 貪食細胞　06 リソソーム　07 オプソニン　08 NK（ナチュラルキラー）細胞
3 A 01 樹状細胞　02 HLAクラスⅡ抗原　03 T細胞受容体（TCR）　04 獲得免疫　05 共刺激　B 06 特異性　07 記憶（06，07は順不同）　08 二次免疫反応　C 09 再構成　10 多様性

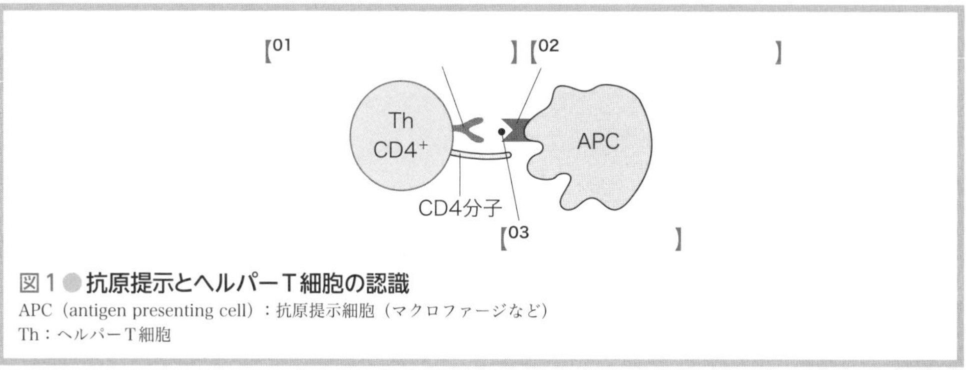

図1 ● 抗原提示とヘルパーT細胞の認識
APC（antigen presenting cell）：抗原提示細胞（マクロファージなど）
Th：ヘルパーT細胞

4 体液性免疫

Text p.228

A. 体液性免疫（液性免疫）とは

- 抗体や補体などの液性因子が主に体液性免疫反応にかかわる．B細胞表面の抗体分子に抗原が結合し，ヘルパーT細胞からのサイトカイン刺激を受けるとB細胞は分裂増殖するとともに，【01　　　　】に分化し抗体（免疫グロブリン）を分泌するようになる．B細胞の一部は【02　　　　】として残る．

B. 抗体

- B細胞から産生される抗体は【03　　　　】とよばれるたんぱく質であり，血清たんぱく質では【04　　　　】分画に存在する．免疫グロブリンにはIgG, IgM, IgA, IgD, IgEの5つのクラスがある（表2）．
- 血液中に最も多く，感染防御に中心的にはたらき，**胎盤通過性**をもつのは【05　　　】である．感染初期に増加するのは【06　　　】であり五量体を形成する．粘膜から最も多く分泌されるのは【07　　　】であり，初乳中にも濃度が高い．**分泌型IgA**は【08　　　】を形成する．【09　　　】は**即時型アレルギー**発症にかかわる．

表2 ● 免疫グロブリン（抗体）の特徴をまとめてみよう

	分子量	血中濃度	特徴
【01　　　】	15万	850～1,800 mg/dL	胎盤通過性
【02　　　】	90万（五量体）	40～230 mg/dL	感染初期の防御
【03　　　】	16万	80～400 mg/dL	粘膜免疫
分泌型IgA	39万（二量体）		
IgD	18万	9 mg/dL以下	機能不明
【04　　　】	20万	400 U/mL以下	即時型アレルギー

3 図1 01 T細胞受容体（TCR）　02 HLAクラスⅡ抗原　03 抗原ペプチド
4 A 01 形質細胞　02 記憶細胞　B 03 免疫グロブリン　04 γグロブリン　05 IgG　06 IgM　07 IgA　08 二量体　09 IgE　表2 01 IgG　02 IgM　03 IgA　04 IgE

C. 補体

- 補体成分はC1～C9まであり，C1からはじまる経路を【10 】，C3からはじまる経路を【11 】とよぶ．
- 抗原に対して抗体が結合すると補体系が活性化され，免疫反応を増強し生体防御にはたらく．一方，体内に過剰につくられた【12 】に対して補体系が活性化されると組織障害を起こす．

5 細胞性免疫

Text p.230

A. 細胞性免疫とは

- 細胞性免疫を主に担うのは【01 】で分化・成熟したT細胞である．T細胞は細胞表面に【02 】分子をもつヘルパーT細胞と【03 】分子をもつキラーT細胞に分けられる．

B. 細胞性免疫の作用

- 抗原提示を受けた【04 】T細胞は分裂増殖するとともに，サイトカインを産生しB細胞を刺激する．B細胞は形質細胞に分化して抗体を産生する．
- 免疫反応の終了時には【05 】**T細胞**からのシグナルが，ヘルパーT細胞やB細胞の機能を抑制する．
- ウイルス感染に対する免疫応答では，【06 】T細胞はウイルス感染細胞の**HLAクラスⅠ抗原**とウイルス抗原断片をT細胞受容体で認識し，分裂増殖してウイルス感染細胞を破壊する（図2）．

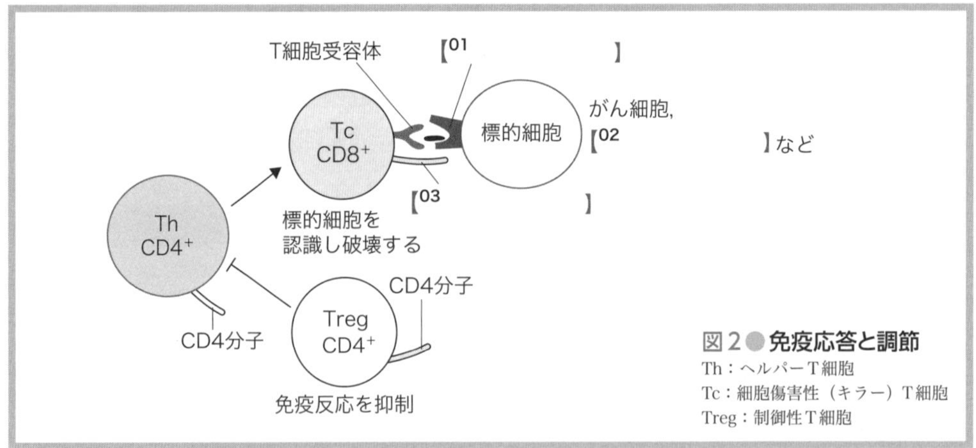

図2● 免疫応答と調節
Th：ヘルパーT細胞
Tc：細胞傷害性（キラー）T細胞
Treg：制御性T細胞

---

4 C 10 古典経路　11 第二経路　12 免疫複合体
5 A 01 胸腺　02 CD4　03 CD8　B 04 CD4⁺ヘルパー　05 CD4⁺制御性　06 CD8⁺キラー
図2 01 HLAクラスⅠ抗原　02 ウイルス感染細胞　03 CD8分子

6 免疫学的自己の確立と破綻

Text p.230

A. 主要組織適合遺伝子複合体とは

- **主要組織適合遺伝子複合体**（MHC）とは自己と非自己を識別する分子であり，ヒトではヒト白血球抗原（HLA）という白血球抗原の型がそれにあたる．第【01　　　】染色体の上にHLAを決める遺伝子がある．
- **HLAクラスⅠ抗原**はほとんどすべての細胞に発現する．HLA-DP, DQ, DRはHLA【02　　　】抗原とよばれ，マクロファージや樹状細胞，B細胞，皮膚ランゲルハンス細胞など抗原提示能をもつ細胞に発現する．

B. 免疫学的自己の確立

- 胸腺内で自己と非自己を識別できるT細胞が選択される．胸腺においてT細胞受容体が自己のHLAと強く反応する場合にはその細胞は【03　　　　　　】という細胞死により除去される．自己と強く反応しない細胞のみがT細胞として成熟分化する．

C. 免疫学的自己の破綻

- 自己成分と反応するT細胞およびB細胞が生体内には存在しているため，その活性化を抑制する機構がはたらいている．【04　　　　　　】では自己成分に対する免疫反応の抑制に異常が起きる（**表3**）．

表3 ● **免疫調節の異常と疾患について考えてみよう**

	非自己（異物）に対して	自己抗原に対して
正常	（+）ある	（−〜±）ない，または少しある
過剰反応	（↑）【01　　　　　】，移植拒絶反応	（↑）【02　　　　　　】
反応不全	（↓）感染	（↓）がん

6 A 01 6　02 クラスⅡ　B 03 アポトーシス　C 04 自己免疫疾患　表3 01 アレルギー　02 自己免疫疾患

演習問題

該当するものを選択してください

STEP 1　基礎問題

Q1　T細胞について誤っているのはどれか．1つ選べ．

(1)　胸腺内で分化成熟する．
(2)　細胞性免疫に関与する．
(3)　細胞表面に免疫グロブリン分子をもつ．
(4)　移植の拒絶反応に関与する．
(5)　ヘルパーT細胞はCD4分子をもつ．

重要 **Q2　免疫グロブリンについて誤っているのはどれか．1つ選べ．**

(1)　血清中に一番多いのはIgGである．
(2)　感染初期にはIgMが産生される．
(3)　消化管粘膜から産生されるIgAは二量体を形成する．
(4)　即時型アレルギーにはIgEが関与する．
(5)　免疫グロブリンは肝臓で産生される．

Q3　抗原提示能をもたない細胞はどれか．1つ選べ．

(1)　樹状細胞
(2)　マクロファージ
(3)　B細胞
(4)　T細胞
(5)　皮膚ランゲルハンス細胞

STEP 2　応用問題

重要 **Q4　免疫系の特徴として正しいのはどれか．1つ選べ．**

(1)　自然免疫は免疫学的記憶をもつ．
(2)　獲得免疫には抗原特異性がある．
(3)　B細胞のみが遺伝子の再構成が可能である．
(4)　二次免疫反応では抗体産生が抑制される．
(5)　自己免疫疾患では自己抗原に対する反応が低下する．

Q5　HLAについて正しいのはどれか．1つ選べ．

(1)　赤血球の型の1つである．
(2)　ヒトの第8染色体に遺伝子座がある．
(3)　HLAクラスⅡ抗原はすべての細胞に発現している．
(4)　移植の拒絶ではHLAの違いを認識する．
(5)　HLAと強く反応するT細胞はネクローシスを起こす．

解答と解説 → 別冊 p.11

第14章 皮膚組織，体温調節

学習した日
年　月　日
年　月　日

学習のポイント

❶ 皮膚は全身を覆い，微生物や有害物，紫外線などの生物・化学・物理的侵襲から，内臓などを保護している他，生命の維持になくてはならないさまざまな機能を担っていることを理解する

❷ 皮膚は上層から表皮，真皮，皮下組織に分けられ，その下に筋肉，骨などが存在することを理解する

❸ 人間をはじめ，恒温動物には体温を一定（36～37℃）にする機能が備わっている．体温調節中枢は視床下部にあり，内分泌系，自律神経系，体性神経系に作用し，体熱の産生と放散をコントロールすることによって，体温を一定に保っていることを理解する

学習の前に

- □ 皮膚は人体で最も表面積の大きい器官であり，私たちの体全体を包み，内部の生命活動が外の環境の影響によって乱されることがないように保つ大切な防御器官である．
- □ 個体は外部環境の変化に応じて内部環境を一定に保とうとする調節機構を備えており，これを恒常性（ホメオスタシス）の維持という．その1つが体温調節機構であり，視床下部に存在する体温調節中枢が，外気温の変化に応じて，内分泌系，自律神経系，体性神経系に作用し，体温を一定に保つようにしている．

Keywords

● 表皮　● 真皮　● メラニン色素　● 体温調節中枢　● 体熱の産生，放散　● 発熱物質

書いてみよう！

皮膚の構造と付属器を書いてみよう．

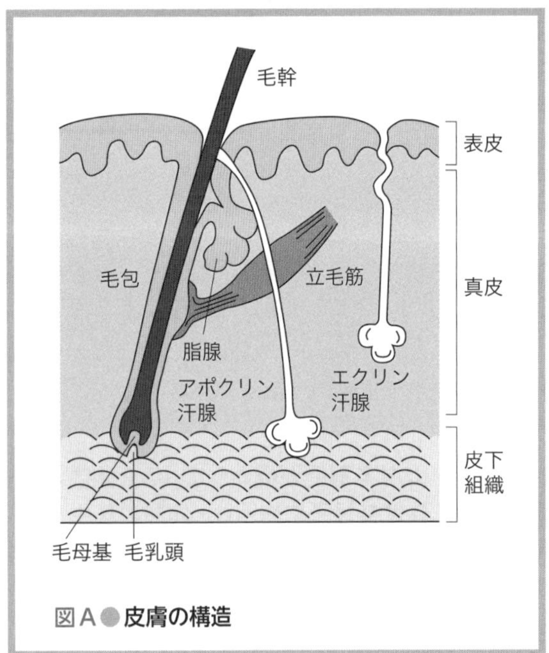

図A●**皮膚の構造**

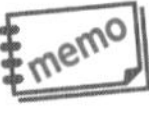

ビタミンDは食物として摂取される他，皮膚で紫外線照射によって合成されることから，以前は，くる病などにならないために，積極的に日光浴をすべきであると考えられていた．しかし，現在では，積極的に日光浴をしなくても，活性型ビタミンDの必要量は日常の食事や日光照射で十分に供給されるので，ビタミンD供給のためだけに過剰な紫外線を浴びることは，特に，子どもにとって，皮膚の老化，発がんの可能性を考慮すると，いかがなものであろうか．

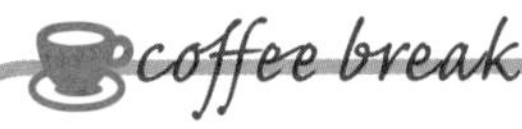

美しい肌を保つためには？

いつまでも輝くような肌でいたいというのは全女性，いや全人間の切なる願いであろう．しかし，年をとるにしたがい，シミや，シワが出現する．肌をいつまでも若く保つ秘訣は，ただ2つ，①紫外線を避ける，②皮膚を保湿する，ことである．世の中には，「お肌をキレイにする」食品やサプリメントなど，無数に出回っているが，科学的根拠のないものも多い．

要点整理問題

【　　】に該当する語句を入れて学習しましょう

1 皮膚組織

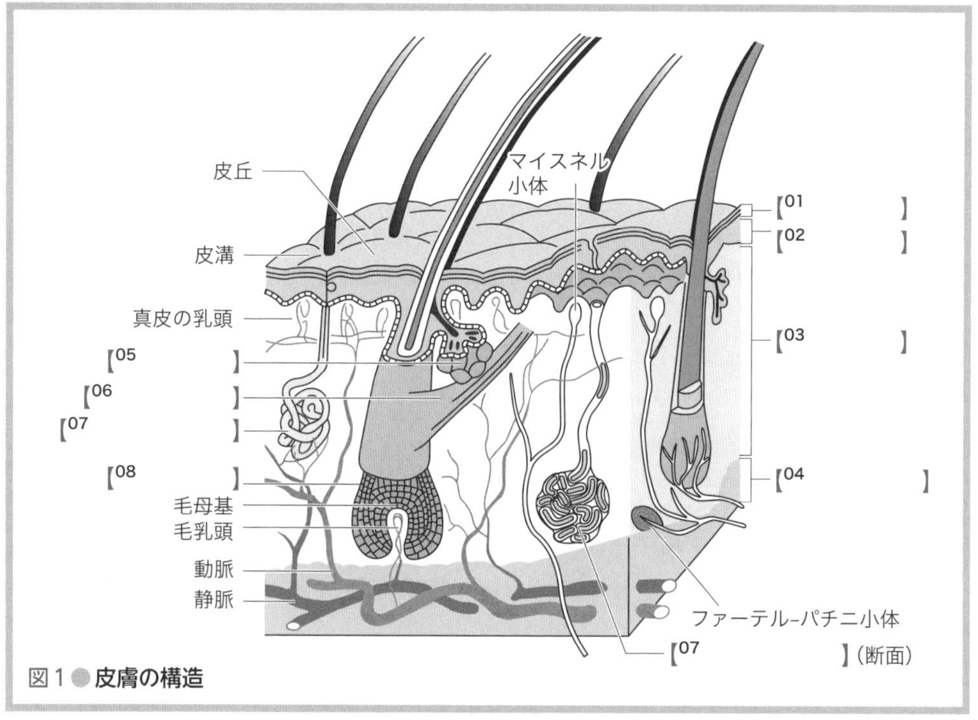

図1 ● 皮膚の構造

- **皮膚**は全身を覆い，紫外線や微生物などの外からの有害物から，内臓などを保護しているばかりではなく，生命の維持になくてはならないさまざまな機能を担っている．
- 皮膚は上層から【01　】，【02　】，【03　】に分けられ，その下に筋肉，骨などが存在している（図1）．
- 表皮の最深層の**基底層**で細胞分裂によって生じた【04　】は，次第に上行しながら，**有棘層**（ゆうきょくそう），**顆粒層**，**透明層**（手掌と足底のみに存在する），**角層**へと分化し，約4週間で角層から垢（あか）やフケとして剥離していく．
- 表皮細胞の分化を【05　】といい，表皮細胞内に【06　】という硬たんぱく質が蓄積して，細胞が硬くなっていく過程である．
- 基底層にある表皮細胞は基底細胞とよばれ，一列に並ぶ単層構造からなり，数個おきに**色素細胞（メラノサイト）**が点在する．紫外線照射により色素細胞から【07　】が生成され，発がん性のある紫外線が皮膚深部に到達することを防いでいる．

---

1 **図1** 01 角層　02 表皮　03 真皮　04 皮下組織　05 脂腺　06 立毛筋　07 エクリン汗腺　08 毛包
本文 01 表皮　02 真皮　03 皮下組織　04 表皮細胞（ケラチノサイト）　05 角化　06 ケラチン
07 メラニン色素

- 表皮内には抗原提示細胞の一種である【08 】があり，異物の認識など，生体防御，免疫機構に重要なはたらきをしている．
- 真皮は表皮の下に存在する線維成分・基質・細胞成分からなる【09 】で，表皮の下面に向かって真皮の乳頭が突き出し，ここに毛細血管や【10 】が入り込んでいる（図1）．
- 皮膚には**毛・爪・脂腺・汗腺**などの特殊な機能をもつ器官が存在し，これらを【11 】という．
- **毛**は，口唇，手掌，足底以外の全身の皮膚に存在し，皮膚の保護や【12 】の役割を果たしている．
- **爪**は，指背の末端部で表皮が分化してできたものであり，後深部から前浅方に向かって押し出されていく．
- 【13 】の多くは毛包に付属する毛包腺で，導管が毛包に開口する．分泌された皮脂は皮膚の表面に膜をつくり，皮膚の乾燥を防ぐ他，殺菌の作用もある．
- **汗腺**には【14 】と【15 】とがあり，【14 】は，皮膚表面から汗（大量の水分）を分泌し，体温調節に関与する．
- 【15 】は，思春期とともに急激に発達し，腋窩・乳房・外陰・会陰・肛門に多く存在する．
- 皮膚の主なはたらきは，①【16 】や微生物などの外からの有害物から，内臓などを保護すること，②外部環境についての情報を【17 】として受け取ること，③発汗や血流調節によって【18 】を調節すること，④水分や一部の物質を【19 】として排出すること，さらに，⑤水分などの生体にとって必要なものを体の外に失わないようにすることである．

2 体温調節（図2）

Text p.237

- 体温調節の中枢は【01 】にあり，【02 】，【03 】，【04 】にはたらきかけ，体熱の産生と放散を指示して，体温を一定に保っている．
- 直腸温が最も高く，次いで口内温で，腋窩温が最も低い．直腸温と腋窩温の差は0.4～0.6℃くらいである．体温は，午前3～6時頃に最低となり，以後上昇し，午後3～6時頃に最高となる．
- 外気温が低下した場合，その情報は皮膚の冷受容器を介して視床下部にある【05 】に伝えられ，**内分泌系**の刺激により，【06 】や**副腎髄質カテコールアミン**（カテコラミン）の分泌が亢進し，内臓の代謝が亢進して産熱が高まる．自律神経系では【07 】の活動が亢進して，皮膚血管が【08 】し，皮膚の血流量が【09 】し，体表からの放熱が防がれる．さらに，体温調節中枢からの

---

1 08 ランゲルハンス細胞　09 線維性結合組織　10 神経終末　11 皮膚付属器　12 保温　13 脂腺　14 エクリン汗腺　15 アポクリン汗腺　16 紫外線　17 感覚　18 体温　19 汗

2 01 視床下部　02 内分泌系　03 自律神経系　04 体性神経系（02～04は順不同）　05 体温調節中枢　06 甲状腺ホルモン　07 交感神経　08 収縮　09 減少

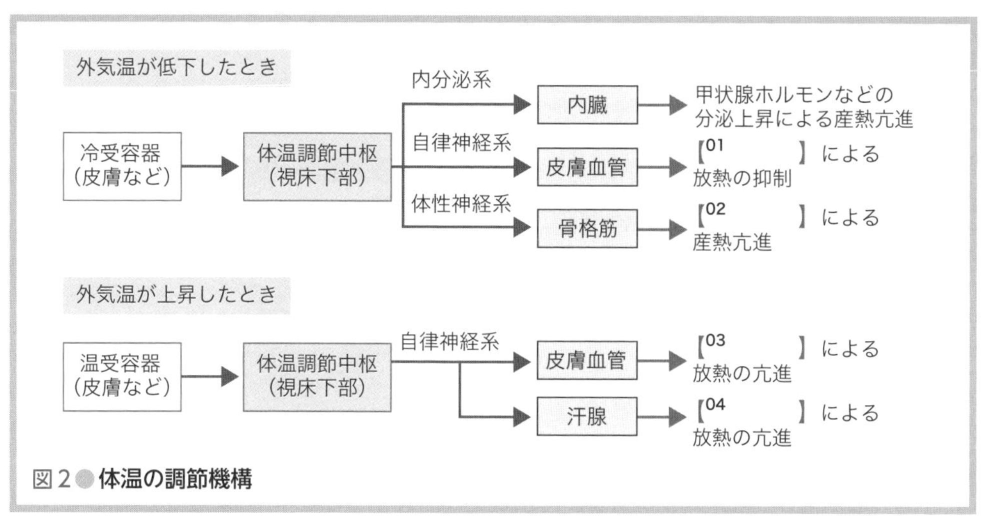

図2 **体温の調節機構**

刺激が体性運動神経のはたらきに影響を与えるため，不随意的に骨格筋の【10　　　　】が起こり，産熱が高まる．

- 外気温が上昇すると，皮膚血管の【11　　　　】や，発汗などによって体表からの放熱が高まり，体温の上昇が防がれる．
- 体温が高くなった状態を**発熱**といい，発熱を起こす物質を【12　　　　】という．細菌，ウイルスなどの外因性発熱物質と，インターロイキン-1（IL-1），腫瘍壊死因子（TNF）などの内因性発熱物質とがある．このような発熱物質は外気温と無関係に視床下部の【13　　　　】に作用し，産熱機構を高め【14　　　　】を抑制する．

---

2 **図2** 01 収縮　02 ふるえ　03 拡張　04 発汗
本文 10 ふるえ　11 拡張　12 発熱物質　13 体温調節中枢　14 放熱機構

演習問題

該当するものを選択してください

STEP 1　基礎問題

Q1　皮膚の構造と機能に関する記述である．誤っているのはどれか．1つ選べ．

(1)　表皮細胞はメラニンを産生する．
(2)　ヒトの毛には毛周期がある．
(3)　爪や毛は皮膚付属器に属する．
(4)　表皮のランゲルハンス細胞は免疫担当細胞である．
(5)　皮膚の面積あたりの色素細胞の数には人種差はない．

重要 **Q2**　体温調節に関する記述である．正しいものの組み合わせはどれか．1つ選べ．

a．体温調節の中枢は，視床下部に存在する．
b．外気温が低下すると皮膚の血流量は減少する．
c．外気温が上昇すると呼吸数は減少する．
d．アポクリン汗腺が体温調節に関与している．

(1)　aとb　(2)　aとc　(3)　bとc　(4)　bとd　(5)　cとd

STEP 2　応用問題

Q3　皮膚の構造と機能に関する記述である．正しいものの組み合わせはどれか．1つ選べ．

a．表皮細胞はケラチンを産生する．
b．ランゲルハンス細胞は皮膚の感覚に関与する．
c．真皮の主な構成成分はコラーゲン線維である．
d．外気温が低下すると，表皮の血管は拡張する．

(1)　aとb　(2)　aとc　(3)　bとc　(4)　bとd　(5)　cとd

重要 **Q4**　体温調節に関する記述である．正しいのはどれか．1つ選べ．

(1)　発熱物質は外気温とは無関係に体温調節中枢に作用する．
(2)　温熱性発汗の中枢は，延髄にある．
(3)　外気温が低下すると，副甲状腺ホルモンなどの分泌が亢進する．
(4)　体温は，明け方が最も高い．
(5)　直腸温は，腋窩温より低い．

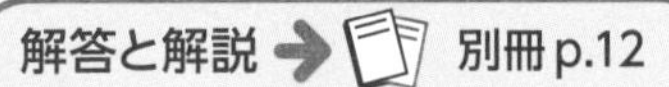
解答と解説 → 別冊 p.12

索引

欧文

A, B

α-アミラーゼ 38
ABO式 69
ACTH 165
ADH 165, 168
ANP 166
ATP 147
β細胞 175
BBB 78
BMC 145
BMD 145
B細胞 65, 217

C, D

CCK 45, 49
CD4 218
CD8 218
CRH 165
δ細胞 175
DHEA 171
DNA 16

F～H

FSH 165
GFR 115
GH 166
GHRH 165
GLUT 22
GLUT4 156
GnRH 165, 177
G細胞 43
γグロブリン 217
HbA 62
HHbCO2 104
HLA 219

I～M

IgA 217
IgD 217
IgE 217
IGF-Ⅰ 166
IgG 217
IgM 217
iPS細胞 14
Ⅰ細胞 45
LH 165, 177
MHC 219

P～S

PAI-1 69
PRL 165, 167
PTH 133, 170
P波 77
QRS波 77
Rh因子 70
SIADH 168
SNPs 32

T

TCR 216
TNF-α 143, 157
TRH 165
TSH 165
T管 151
T細胞 65, 218
T波 77

和文

あ

アキレス腱 150
アクアポリン 22
アクチン 151
アクチンフィラメント 20, 28
アジソン病 174
アシドーシス 116
アセチルコリン 151, 198
圧受容器 86
アディポサイトカイン 157
アディポネクチン 157
アデノシン三リン酸 147
アドレナリン 84, 171, 174
アドレナリン作動性ニューロン 199
アブミ骨 209
アポクリン汗腺 224
アポトーシス 157, 219
アミラーゼ 47
アミン類 164
アルカローシス 116
アルドステロン 115, 171
アルブミン 48, 116
アレルギー 215
鞍関節 141
アンギオテンシノーゲン 116
暗順応 208
アンモニウム 114

い

胃液 43
異化 15
閾値 205
胃相 43
一塩基多型 32
一次性能動輸送 23
遺伝子 32
インクレチン 49
陰茎 123, 124
インスリン 133, 156, 175
インターロイキン 143
咽頭期 39
陰嚢 124

う

ウィリスの動脈輪 79
ウォルフ管 124, 126
右心室 75
右心房 75
右総頸動脈 79
右房室弁 75
ウロビリノーゲン 63
運動神経 183, 198
運動神経細胞体 151

え

永久歯 36
液性免疫 217
エキソサイトーシス 19
エクリン汗腺 224
エストラジオール 178
エストロゲン 127, 178
エストロン 178
エナメル質 37
エラスチン 27, 141
エリスロポエチン 59, 118
遠位尿細管 115
嚥下 39, 109
塩酸 43
炎症性サイトカイン 143
延髄 185
エンテロキナーゼ 47
エンドクリン 163

お

横隔膜 99, 150
横行小管 151
黄体 178
黄体ホルモン 178
黄体形成ホルモン 165, 177
黄斑 207
横紋筋 28, 149
オートクリン 163
オキシトシン 130, 165
オキシヘモグロビン 63, 104
オステオカルシン 144
オステオポンチン 144
オプシン 208
オプソニン効果 216
オリゴペプチダーゼ 49

か

カーボローディング 155
外因性凝固経路 68
外陰部 123
外頸動脈 79
壊血病 69
外肛門括約筋 42
外呼吸 93
介在部 38
外耳 209
外耳道 209
外側膝状体 208
外側翼突筋 150
外転神経 192
外転神経核 185
灰白質 184
外鼻孔 93
外分泌部 47
カイロミクロン 51
下顎骨 136
化学受容器 86
化学的消化 36
化学的バリアー 215
下気道 93
蝸牛 209
核 15
角化 223
顎下腺 38
拡散 22
核小体 16
角層 223
獲得免疫 216
核膜 16
角膜 207
核膜孔 16
下肢骨 134, 140
下垂体 164, 165
下垂体後葉ホルモン 165, 167
下垂体前葉ホルモン 165, 166
ガス交換 101
ガストリン 43, 49, 166
下腿三頭筋 150
下大静脈 81
下腸間膜動脈 79
滑液 141
滑車神経 192
活性化相 143
活性型ビタミンD 118
活動電位 195
滑膜 141
滑面小胞体 19
カテコールアミン 171, 174
可動性結合 141
下鼻甲介 93, 136
カベオラ 28
ガラス体 207
顆粒層 223
顆粒白血球 59
カルシウム代謝調整ホルモン 170
カルシトニン 133, 171
カルバミノヘモグロビン 104
眼窩 136
感覚器系 205
感覚神経 183, 197
含気骨 135
眼球 207
管腔 29
管腔内消化 36
肝グリコーゲン 154
寛骨 140
寛骨臼 140
幹細胞 14
冠状動脈 75
冠状縫合 136
肝静脈 48
関節 141
汗腺 224
肝臓 48
桿体 208
冠動脈 75
肝動脈 48
間脳 186
甘味 205
顔面骨 135
顔面神経 192
顔面頭蓋 134, 136
間葉系幹細胞 14

き

記憶細胞 217
機械的消化 36
疑核 185
器官 14, 29
気管 96
気管支 96
気管軟骨 141
奇静脈 79
基節骨 139
基底層 223
気道 93
キヌタ骨 209
キネシン 20
基本味 205
キモトリプシン 47
逆転相 143
ギャップ結合 24
嗅覚 205, 206
球関節 141
吸気 101
嗅球 207
嗅細胞 206
吸収 29, 36, 43
吸収相 143
橋 185
胸郭 99, 134, 137
胸腔 96

胸骨……134, 137
頬骨……136
強縮……154
胸腺……218
胸大動脈……79
胸椎……137
橋底部……185
橋被蓋……185
胸壁……99
強膜……207
胸膜……99
共輸送……23
巨人症……167
近位尿細管……114
筋グリコーゲン……154
筋原線維……28, 151
筋細胞……28
筋小胞体……151
筋線維……151, 156
筋組織……28
筋肉……149
筋ポンプ（筋肉ポンプ）……79

く

くしゃみ……108
口呼吸……93
クッシング症候群……174
くも膜……188
グラーフ卵胞……126, 129
グリア細胞……29
グリコーゲン……48, 154
グリコーゲンローディング……155
グリコサアミノグリカン……27
グリシン……48
クリステ……18
グルカゴン……133, 176
グルココルチコイド……171
くる病……132
クレアチニン……114
クレアチン……114
クレアチンリン酸……155
グレリン……49
グロビン……61, 63
クロマチン……16

け

毛……224
脛骨……140
形質細胞……217
形成相……144
頸椎……137
頸動脈小体……79, 86
血圧……83
血液……56
血液ガス……93, 101
血液型……69
血液凝固……67
血液脳関門……78
血液量……56
血管……78
血管収縮……67
血球……59
月経……127
結合組織……25
血漿……66, 116
血小板……61, 65
血餅……68
解毒……48
ケラチン……223
腱……150
肩甲骨……139
腱索……75
犬歯……36
原始卵胞……127
原尿……114
原発性アルドステロン症……173
肩峰……139

こ

高エネルギーリン酸結合……147
好塩基球……59, 64
口蓋……36
口蓋骨……136
効果器……184
交感神経系……199, 200
咬筋……150
口腔……36
後脛骨動脈……79
抗原……215
膠原線維……27
硬口蓋……36
後根……184
虹彩……207
好酸球……59, 64
抗重力筋……156
恒常性……221
甲状腺……169
甲状腺刺激ホルモン……165
甲状腺刺激ホルモン放出ホルモン……165
甲状腺傍濾胞細胞……171
甲状腺ホルモン……169
甲状軟骨……169
抗体……217
後大脳動脈……192, 193
好中球……59, 64
喉頭……95
後頭骨……136
喉頭隆起……95
後腹膜……47
硬膜……188
抗利尿ホルモン……165, 168
股関節……141
呼気……101
呼吸……93
呼吸ポンプ……79
呼吸リズム……107
黒質……185
鼓室……209
骨塩量……145
骨格筋……28, 149
骨芽細胞……27, 143
骨幹……135
骨基質……27
骨吸収……27, 143
骨形成……27, 143
骨細胞……27
骨髄……58
骨髄芽球……59
骨髄系幹細胞……59
骨組織……27, 134
骨粗鬆症……132
骨端……135
骨軟化症……132
骨盤……134, 140
骨膜……141
骨密度……145
骨梁……145
骨量……144, 145
古典経路……218
ゴナドトロピン……165
コネクソン……24
小人症……166
鼓膜……209
コラーゲン……27, 143
コリン作動性ニューロン……199
ゴルジ体……20
コルチ器官……209
コルチゾール……171, 173
コレシストキニン……45, 49, 166
コレステロール……22
コンプライアンス……107

さ

細気管支……97
再吸収……115
臍帯……84
臍動脈……84
細胞……12, 14, 15
細胞外液……116
細胞呼吸……93
細胞骨格……20
細胞質……15
細胞質基質（細胞質ゾル）……15
細胞傷害性T細胞……65
細胞性免疫……215, 218
細胞体……29
細胞内液……116
細胞小器官（細胞内小器官）……16
細胞膜……15
細網線維……27
鎖骨……139
座骨……140
左鎖骨下動脈……78
左心室……75
左心房……75
左総頸動脈……78
刷子縁……49
左房室弁……75
サルコペニア……157
サルコメア……28
三叉神経……192
酸素解離曲線……62, 103
散瞳……207

し

シアノコバラミン……43
ジェンナー……214
耳介……209
視覚……205, 207
耳下腺……38
色素細胞……223
子宮……113, 126
糸球体……114
子宮腟部……127
子宮内膜……127
死腔……101
軸索……29, 194
ジクマロール……69
刺激伝導系……75
止血……67
視交叉……208
指骨……139
篩骨……136
自己複製能……14
自己免疫……215
自己免疫疾患……219
視細胞……208
支持組織……25
視床下部……164, 224
視床下部ホルモン……165
耳小骨……209
糸状乳頭……37
茸状乳頭……37
矢状縫合……136
視神経乳頭……207
脂腺……224
自然免疫……216
舌……37
膝蓋骨……135
膝窩動脈……79
膝関節……141
シナプス……196
自発的無呼吸……108
脂肪酸……45
脂肪分解酵素……47
尺側皮静脈……81
車軸関節……141
射精……123, 125
尺骨……139
自由下肢……140
集合管……114
収縮同期性……28
自由神経終末……211
縦走筋……36
終脳……186
終末分化……14
絨毛……49
縮瞳……207
手根骨……135, 139
主細胞……43
種子骨……135
樹状突起……29, 194
受精……123, 129
出血……67
受容器……184
主要組織適合遺伝子複合体……219
受容体……162
順応……205
消化管……36
消化管運動……40
消化管ホルモン……49
上顎骨……136
上気道……93
上丘……208
小臼歯……36
上行大動脈……78
常在細菌叢……29
娘細胞……16
上肢骨……134, 139
硝子軟骨……27, 141
脂溶性ホルモン……164
常染色体……32, 123
小泉門……136
上大静脈……81
小唾液腺……38
上腸間膜動脈……79
小転子……140
焦点調節……209
小脳……185
小脳半球……185
上鼻甲介……93
上皮組織……25
小伏在静脈……81
小胞体……19
漿膜……36
静脈……75
静脈弁……79
静脈瘤……81
上腕骨……139
触圧覚……211
食道異物……40
鋤骨……136
女性生殖器……126
自律神経系……199
歯列弓……36
腎盂……113
心筋……28, 75, 149
心筋幹細胞……14
神経管……183
神経幹細胞……14
神経筋接合部……198
神経膠細胞……194
神経細胞……20, 29
神経終末……224

神経伝達物質 197
神経突起 29
心室中隔 75
腎小体 114
新生児呼吸窮迫症候群 98
心尖 75
心臓 75
腎臓 113
靭帯 141
深大脳静脈 194
陣痛 130
心底 75
心電図 77
浸透 22
浸透圧 116
腎動脈 79
心房性ナトリウム利尿ペプチド 87, 166
心房中隔 75
心膜 75
腎門 113

す

随意筋 28, 149
膵液 45, 47
髄鞘 194
水晶体 207
膵臓 47
錐体 185, 208
錐体路系 151
膵島 175
髄膜 188
水溶性ホルモン 164
ステロイドホルモン 163
スパイログラム 106
スパイロメーター 106

せ

精管 123
制御性T細胞 65
精細管 125
精子 123, 125
精子形成 125, 177
静止相 143
静止電位 195
性周期 127
精上皮 125
生殖腺 124
性腺 177
性腺刺激ホルモン 165
性腺刺激ホルモン放出ホルモン 165, 177
性染色体 32, 123
精巣 123, 177
声帯 96
生体防御 58
生体膜 21, 22
成長ホルモン 165, 166
成長ホルモン放出ホルモン 165
性ホルモン 171
声門 96
咳 108
赤核 185
脊髄 137, 183
脊髄神経 183, 190
脊髄反射 184
脊柱 137
セクレチン 45, 49, 166
舌咽神経 192
石灰化 144
舌下腺 38
赤筋 156
赤血球 12, 59
接合子 129
舌骨 136
切歯 36
摂食 211
接着結合 24
接着斑 24
舌乳頭 37
セルトリ細胞 177
全圧 101
線維性結合組織 224
線維軟骨 27, 141
全か無かの法則 154
前眼房 207
前脛骨動脈 79
仙骨 137, 140
前根 184
線条部 38
染色質 16
染色体 16, 32
浅大脳静脈 194
前大脳動脈 193
前庭器官 209
前庭神経核群 185
蠕動運動 40, 41
前頭蓋窩 136
前頭骨 136
腺房 38
線溶系 69
前腕骨 139

そ

総頸動脈 79
象牙質 37
造血幹細胞 59, 215
造血器 56
増高単極肢誘導 77
増殖 14, 16
総腸骨動脈 79
即時型アレルギー 217
側頭筋 150
側頭骨 136
側脳室 188
組織 14
組織液 25, 116
咀嚼筋 150
速筋線維 156
足根骨 135
ソマトスタチン 165, 175
ソマトメジンC 166
粗面小胞体 19

た

体液 116
体液性免疫 215, 217
体温調節 224
体幹骨 134
大臼歯 36
第三脳室 188
胎児循環 84
代謝水 116
体循環 78
体性感覚 205
大泉門 136
大腿骨 140
大腿四頭筋 150
大腿動脈 79
大唾液腺 38
大転子 140
大導管 38
大動脈弓 78
大動脈小体 86
タイト結合 24
第二経路 218
ダイニン 20
大脳基底核 186
大脳脚 185
大脳新皮質 187
大脳動脈輪 79
大脳皮質運動野 151
胎盤 84, 129
大伏在静脈 81
第四脳室 188
タウリン 48
唾液腺 38
楕円関節 141
多能性造血幹細胞 59
単芽球 59
単球 65
短骨 135
胆汁 45, 48
胆汁酸 45, 48
胆汁色素 47
単収縮 154
単純拡散 22
男性生殖器 124
弾性線維 27
弾性軟骨 27, 141
淡蒼球 187
担体たんぱく質 22
たんぱく質 19
たんぱく分解酵素 47

ち

チアノーゼ 104
遅筋線維 156
恥骨 140
恥骨結合 141
腟 123, 127
着床 123, 129
チャネル 22
中間径フィラメント 20
中腔性器官 36
中耳 209
中手骨 139
中心管 183, 188
中心小体 20
中心体 16, 20
中枢化学受容器 109
中枢神経系 183
肘正中皮静脈 81
中節骨 139
中大脳動脈 193
中頭蓋窩 136
中脳 185
中脳蓋 185
中脳水道 188
中脳被蓋 185
中鼻甲介 93
虫部 185
聴覚 205, 209
長管骨 135
腸肝循環 47
蝶形骨 136
腸骨 140
腸相 45
蝶番関節 141
跳躍伝導 195
直腸 113
チロキシン 169

つ

椎間円板 141
椎孔 137
椎骨 134, 137
椎骨動脈 79
椎体 137
痛覚 211
ツチ骨 209
爪 224

て

抵抗血管 78
デオキシヘモグロビン 104
デオキシリボ核酸 16
適当刺激 205
テストステロン 125, 177
デスモソーム 24
デヒドロエピアンドロステロン 171
伝達 195
伝導 195

と

同化 15
頭蓋冠 136
頭蓋腔 136
頭蓋骨 134, 136
頭蓋泉門 136
頭蓋底 136
動眼神経 192
橈骨 139
糖質分解酵素 47
投射 205
橈側皮静脈 81
頭頂骨 136
糖尿病 156
洞房結節 75, 86
動脈 75
透明層 223
ドーパミン 165, 171, 174
特異的防御機構 215
特殊感覚 205
トランスサイレチン 169
トランスポーター 22
トリプシン 47
トリヨードチロニン 169
トルコ鞍 165
トロポニン 28, 151

な

内因子 43
内因性凝固経路 68
内頸動脈 79
内肛門括約筋 42
内呼吸 93
内耳 209
内臓感覚 205
内臓脂肪型肥満 157
内側翼突筋 150
内頭蓋底 136
内分泌系 159
内分泌負荷試験 164
内輪外縦 36
ナチュラルキラー細胞 65
軟口蓋 36
軟骨 141
軟骨組織 27
軟膜 188

に

二次性高血圧 173
二次性能動輸送 23
二次免疫反応 216
二重標識水法 105
二糖類分解酵素 49
乳歯 36
乳汁分泌 130
乳汁分泌刺激ホルモン 165
乳頭 206
乳頭筋 75
ニューロン 20, 29, 194
尿 112, 114
尿管 113
尿細管 114

尿酸……66, 114
尿失禁……201
尿素……114
尿道……114
尿崩症……168
妊娠……129, 178
妊娠期間……123

ぬ，ね

ヌクレオソーム……16
ネフロン……114
粘膜……36
粘膜筋板……40
粘膜上皮……25
粘膜免疫系……215

の

脳幹……185
脳室……188
脳神経……183, 191
脳脊髄液……183, 188
脳相……43
脳底動脈……192
脳頭蓋……134, 136
能動輸送……22
ノルアドレナリン……84, 171, 174

は

歯……37
パーキンソン病……187
肺……93, 96
肺活量……106
肺機能検査……106
肺呼吸……93
肺コンプライアンス……107
肺サーファクタント……98
肺循環……78
肺静脈……75
排泄……112
肺尖……96
背側視床……186
肺底……96
肺動脈……75
ハイドロキシアパタイト……27, 144
肺内気管支……97
排尿……201
胚盤胞……129
排便……201
排便反射……42
肺胞……97
肺門……96
排卵……123, 129
白質……184
破骨細胞……27, 143
橋本病……170
パスツール……214
バセドウ病……170
バソプレシン……87, 112, 115, 165
パチニ小体……211
白筋……156
白血球……59, 64
白血病……65
発熱……225
パラクリン……163
パルスオキシメーター……107
反射弓……184
反射中枢……184
半透膜……22

ひ

被殻……187
鼻腔……93
鼻孔……136
鼻呼吸……93
腓骨……141
尾骨……137, 140
鼻骨……136
微絨毛……49
尾状核……187
微小管……20
皮静脈……79
ヒス束……75
ヒストン……16
鼻前庭……93
ビタミン……162
ビタミンA……65
ビタミンB_{12}……25, 43
ビタミンD……171, 222
尾椎……137
非特異的防御機構……215
ヒトゲノム……32
ヒト白血球抗原……219
皮膚……211, 221, 223
腓腹筋……150
鼻毛……93
標準肢誘導……77
表情筋……150
表皮細胞……223
ヒラメ筋……150
ビリルビン……47

ふ

フィードバックシステム……164
フィブリノーゲン……48, 128
不完全強縮……154
不規則骨……135
腹腔動脈……79
副交感神経系……199, 200
副甲状腺……170
副甲状腺ホルモン……118, 133, 170
副腎……171
副腎髄質……174
副腎皮質機能低下症……174
副腎皮質刺激ホルモン……165
副腎皮質刺激ホルモン
　放出ホルモン……165
腹大動脈……79
副鼻腔……136
浮腫……116
不随意筋……28, 149
付属器官……36
プチアリン……38
物質代謝……15
物理的バリアー……215
不動性結合……141
プラスミン……69
振子運動……41
プルキンエ線維……75
プレアルブミン……169
プロゲステロン……128
プロテオグリカン……27
プロトロンビン……48
プロラクチン……130, 165, 167
分圧……101
分化……14
分化万能性……14
分節運動……41
糞づまり……42
分泌型IgA……217
分泌期……129
分娩……130
糞便形成……42
分裂……16

へ

平滑筋……28, 149
平衡覚……205, 209
平面関節……141
ペースメーカー……86
ヘーリング―ブロイエル反射……108
壁細胞……43
ヘパリン……69
ペプシノーゲン……43
ペプシン……43
ペプチドホルモン……163
ヘマトクリット……61
ヘム……61, 63
ヘモグロビン……47, 103
　—の構造……61
ペルオキシソーム……20
ヘルパーT細胞……65
便意……42
辺縁系……187
便失禁……201
便秘……42
扁平骨……135
ヘンレ係蹄……114

ほ

膀胱……113
房室結節……75
紡錘糸……16
ボーマン嚢……114
補体……218
母体……130
勃起……125
骨……135
ホメオスタシス……221
ポリン……22
ホルモン……162
ポンプ……22

ま

マイスネル小体……211
膜消化……36, 49
マクロファージ……65
末梢化学受容器……109
末梢血管抵抗……83
末梢神経系……183, 190
末節骨……139
末端肥大症……167
マトリックス……18
慢性腎臓病……118
満腹中枢……211

み

ミオシン……151
ミオシンフィラメント……28
味覚……192, 205
水……116
ミセル……45
密着結合……24
ミトコンドリア……17, 18
ミネラルコルチコイド……171
脈圧……83
脈絡叢……188
脈絡膜……207
ミュラー管……124, 126
味蕾……37, 206

む，め

無髄線維……194
ムチン……38
明順応……208
迷走神経……192
メデューサの頭……81
メラノサイト……223
メルケル触板……211
免疫……215
免疫グロブリン……217

も

毛細リンパ管……57
盲点……207
盲斑……207
網膜……207
毛様体……207
モチリン……49
モデリング……143
モノグリセリド……45
門脈……48, 79
モンロー・ケリーの原理……88

ゆ

有郭乳頭……37
有棘層……223
有髄線維……194
有窓型毛細血管……78
輪走筋……36
輸送たんぱく質……22

よ

溶解……69
葉状乳頭……37
ヨウ素……169
腰椎……137

ら

ライディッヒ細胞……125, 177
ラムダ縫合……136
卵割……129
卵管……126
ランゲルハンス島……47, 175
卵子……20, 123, 129
卵巣……126, 177
ランビエ絞輪……195
卵胞……126, 127
卵胞刺激ホルモン……165
卵胞ホルモン……178
卵母細胞……126

り

梨状葉……207
リソソーム……20
リゾチーム……215
リパーゼ……45, 47
リポたんぱく質粒子……51
リモデリング……143
リン脂質……21
鱗状縫合……136
リンパ球……58, 61, 65

る〜ろ

涙骨……136
ルフィーニ小体……211
冷覚……211
レチナール……208
レニン……116, 118
レニン-アンギオテンシン-
　アルドステロン系……173
レプチン……166, 211
老化……157
肋間筋……150
肋骨……134, 137
ロドプシン……208
濾胞……169

わ

ワクチン……214
腕頭動脈……78

編者プロフィール

志村二三夫（しむら　ふみお）**十文字学園女子大学学長・同大学院人間生活学研究科長　保健学博士**

1948年生．'72年東京大学医学部保健学科卒．'77年同大学院医学系研究科博士課程（保健学専攻）修了．東京大学医学部保健学科助手（'77年）などを経て，2004年十文字学園女子大学人間生活学部食物栄養学科教授，'07年同人間生活学部長，'10年同副学長，'17年同学長．この間，コーネル大学生理学部門リサーチアソシエート（1980～'82年），厚生労働省管理栄養士国家試験委員（2003～'13年），日本栄養改善学会編集委員長（'07～'09年）など．内閣府消費者委員会臨時委員・同新開発食品評価第一調査会座長，厚生労働省薬事・食品衛生審議会専門委員，東京都食品安全情報評価委員会委員長などを歴任．

編著，共著に『機能性食品素材便覧』（薬事日報社），『生化学』（光生館），『消化・吸収―基礎と臨床』（第一出版），『脳機能と栄養』（幸書房），『カレント 人体の構造と機能および疾病の成り立ち1・2』（建帛社）など．

岡　純（おか　じゅん）**東京家政大学 名誉教授　医学博士**

1948年生．'73年京都大学医学部卒．同附属病院研修医を経て同大学院で医化学専攻．'82年国立栄養研究所（現・国立研究開発法人医薬基盤・健康・栄養研究所）入所．米国デューク大学派遣留学，室長，研究部長を経て2004年東京家政大学教授．同家政学部栄養学科長，同家政学部長を歴任．'19～'22年同健康科学部リハビリテーション学科特任教授．'13～'17年厚生労働省管理栄養士国家試験委員．日本栄養改善学会名誉会員．

監修・編著に『肥満とメタボリックシンドローム・生活習慣病』（大修館書店），『Visual栄養学テキスト 生化学』（中山書店），『マスター応用栄養学』（建帛社）など．

山田和彦（やまだ　かずひこ）**女子栄養大学 名誉教授　保健学博士**

1952年生．東京大学医学部保健学科卒．東京大学大学院医学系研究科博士課程保健学専攻．'80年米国アリゾナ大学医学部小児科栄養部門リサーチアソシエート．'82年東京大学医学部保健学科保健栄養学教室助手．明治製菓株式会社生物化学研究所主任研究員，独立行政法人国立健康・栄養研究所（現・国立研究開発法人医薬基盤・健康・栄養研究所）室長，研究部長，食品保健機能プログラムリーダーを経て2009年女子栄養大学教授．生化学などを担当．

編著，共著に『基礎栄養学』（東京化学同人），『基礎から学ぶ生化学 改訂第3版』（南江堂），『健康・栄養食品アドバイザリースタッフ・テキストブック』（第一出版）など．

※ 本書発行後の更新・追加情報，正誤表を，弊社ホームページにてご覧いただけます．
羊土社ホームページ　www.yodosha.co.jp/

栄養科学イラストレイテッド［演習版］
解剖生理学ノート　人体の構造と機能　第3版

2010年 4月10日　第1版 第1刷発行
2014年 2月 5日　第1版 第5刷発行
2014年11月15日　第2版 第1刷発行
2018年 2月20日　第2版 第4刷発行
2020年 3月 1日　第3版 第1刷発行
2023年 9月15日　第3版 第3刷発行

編　集　志村二三夫，岡　純，山田和彦
発行人　一戸裕子
発行所　株式会社　羊　土　社
〒101-0052
東京都千代田区神田小川町2-5-1
TEL　03（5282）1211
FAX　03（5282）1212
E-mail　eigyo@yodosha.co.jp
URL　www.yodosha.co.jp/
装　幀　堀　直子（ホリディ デザイン事務所）
印刷所　株式会社 加藤文明社印刷所

ISBN978-4-7581-1363-2

栄養科学イラストレイテッド シリーズ

シリーズの特徴

B5判

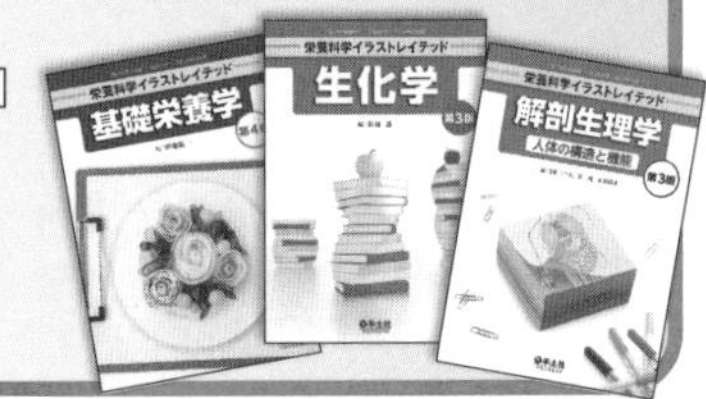

- 国試ガイドラインに準拠！基礎からよくわかるオールカラーの教科書
- 章の冒頭にポイントと概略図を明示．最初に概要が理解できる！
- 章末コラムでは，学んだ内容を実践でどう活かすかがイメージできる！

基礎化学

土居純子／著

定価 2,640円（本体 2,400円＋税10％） 176頁
ISBN978-4-7581-1353-3

有機化学

山田恭正／編

定価 3,080円（本体 2,800円＋税10％） 240頁
ISBN978-4-7581-1357-1

生化学

第3版

薗田 勝／編

定価 3,080円（本体 2,800円＋税10％） 256頁
ISBN978-4-7581-1354-0

生化学ノート

第3版

書き込み式ノート

薗田 勝／編

定価 2,860円（本体 2,600円＋税10％） 232頁 2色刷
ISBN978-4-7581-1355-7

生化学実験

鈴木敏和，杉浦千佳子，高野 栞／著

定価 2,970円（本体2,700円＋税10％） 192頁
ISBN978-4-7581-1368-7

解剖生理学

人体の構造と機能 第3版

志村二三夫，岡 純，山田和彦／編

定価 3,190円（本体 2,900円＋税10％） 256頁
ISBN978-4-7581-1362-5

解剖生理学ノート

人体の構造と機能 第3版

書き込み式ノート

志村二三夫，岡 純，山田和彦／編

定価 2,860円（本体 2,600円＋税10％） 231頁 2色刷
ISBN978-4-7581-1363-2

臨床医学

疾病の成り立ち 第3版

田中 明，藤岡由夫／編

定価 3,190円（本体 2,900円＋税10％） 320頁
ISBN 978-4-7581-1367-0

基礎栄養学

第4版

田地陽一／編

定価 3,080円（本体 2,800円＋税10％） 208頁
ISBN978-4-7581-1360-1

基礎栄養学ノート

第4版

書き込み式ノート

田地陽一／編

定価 2,860円（本体 2,600円＋税10％） 200頁 2色刷
ISBN978-4-7581-1361-8

応用栄養学

改訂第2版

栢下 淳，上西一弘／編

定価 3,080円（本体 2,800円＋税10％） 255頁
ISBN978-4-7581-1364-9

臨床栄養学

基礎編 第3版

本田佳子，曽根博仁／編

定価 2,970円（本体 2,700円＋税10％） 192頁
ISBN978-4-7581-1369-4

臨床栄養学

疾患別編 第3版

本田佳子，曽根博仁／編

定価 3,080円（本体 2,800円＋税10％） 328頁
ISBN978-4-7581-1370-0

臨床栄養学実習

実践に役立つ技術と工夫

中村丁次／監，栢下 淳，栢下淳子，北岡陸男／編

定価 3,190円（本体 2,900円＋税10％） 231頁
ISBN978-4-7581-1371-7

食品学Ⅰ 改訂第2版

食べ物と健康―食品の成分と機能を学ぶ

水品善之，菊﨑泰枝，小西洋太郎／編

定価 2,860円（本体 2,600円＋税10％） 216頁
ISBN 978-4-7581-1365-6

食品学Ⅱ 改訂第2版

食べ物と健康―食品の分類と特性、加工を学ぶ

栢野新市，水品善之，小西洋太郎／編

定価 2,970円（本体 2,700円＋税10％） 232頁
ISBN 978-4-7581-1366-3

食品衛生学

改訂第2版

田﨑達明／編

定価 3,080円（本体 2,800円＋税10％） 272頁
ISBN978-4-7581-1359-5

分子栄養学

遺伝子の基礎からわかる

加藤久典，藤原葉子／編

定価 2,970円（本体 2,700円＋税10％） 231頁 2色刷
ISBN978-4-7581-0875-1

運動生理学

麻見直美，川中健太郎／編

定価 3,080円（本体 2,800円＋税10％） 224頁
ISBN978-4-7581-1356-4

微生物学

大橋典男／編

定価 3,080円（本体 2,800円＋税10％） 215頁
ISBN978-4-7581-1358-8

栄養科学イラストレイテッド 演習版

解剖生理学ノート

人体の構造と機能

第3版

別冊 演習問題

【解答＆解説】

※この別冊は本体から取り外して使用できます

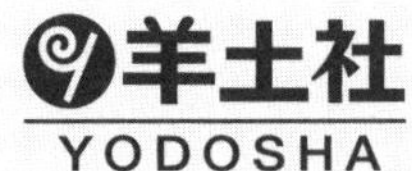

栄養科学イラストレイテッド［演習版］

解剖生理学ノート 人体の構造と機能 第3版

別冊 演習問題　解答＆解説

- 本文中の各章末にある演習問題の解答と解説です．
- 解説の前の「○」「×」は設問文の正誤を表しています．解説文では正しい記述を示しています．
- 各解答＆解説の後ろに本文中での参照ページを掲載していますので，そちらもご覧ください．
- なお本書の姉妹版であるテキスト「**栄養科学イラストレイテッド／解剖生理学　人体の構造と機能　第3版**」における参照ページも合わせて掲載しています．

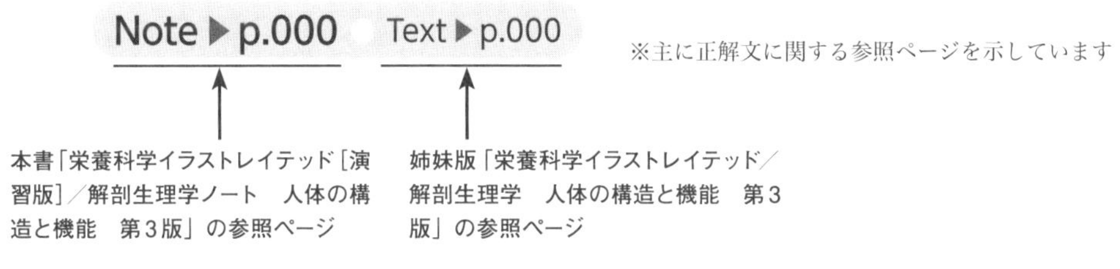

第1章　細胞と組織
(本文 p.12)

A1. 正解：4

× (1) 膀胱は排尿前と排尿後では容量が変化する．移行上皮細胞で覆われている．

× (2) 皮膚，口，食道は摩擦に強い重層扁平上皮細胞で覆われている．

× (3) 卵管は，線毛上皮細胞で覆われている．排卵後の卵管内に入った卵子は，線毛上皮細胞のはたらきで卵管から子宮内腔へと移動される．

○ **(4) 記述の通り．**

× (5) 血管やリンパ管の内壁は，内皮とよばれる単層扁平上皮細胞で，毛細血管は一般に内皮一層からなる．単層立方上皮は腺の導管や尿細管を構成している．

Note ▶ p.26　Text ▶ p.41

A2. 正解：3

× (1) 細胞膜は二重層で，リン脂質は最も多い構成成分である．

× (2) 減数分裂が起きるのは生殖細胞である．受精して1つの受精卵になる卵子と精子は，23本の染色体のみをもっている．体細胞は分裂しても23対46本の染色体をもつ．

○ **(3) 記述の通り．核膜を通り，細胞質にリボソームのサブユニットがでてくる．**

× (4) ゴルジ体は合成されたたんぱく質を修飾したり輸送する．細胞分裂時に紡錘糸を出すのは中心体である．

× (5) 中心体は細胞分裂時に紡錘糸を出す．

Note ▶ p.17～21　Text ▶ p.35～38

A3. 正解：3

× (1) M期は細胞が分裂する時期である．先立って，G_1期で細胞質のたんぱく質量が倍になり，S期でDNAが複製される．G_2期で，必要なたんぱく質を合成する．

× (2) 染色体が赤道部に並ぶのは，M期の中期である．

○ **(3) 記述の通り．**

× (4) G_0期の期間は，細胞の種類により異なっている．

× (5) G_2期は，M期の前の時期をいう．

Note ▶ p.17　Text ▶ p.35

A4. 正解：3

× (1) アクチンは収縮たんぱく質である．輸送たんぱく質のなかで膜輸送にあずかるものは，グルコーストランスポーター，Na^+, K^+-ATPaseなどがある．血中の物質輸送にあずかるものは，トランスフェリン，血清アルブミンなどである．

× (2) キネシンは運動たんぱく質である．構造たんぱく質は，コラーゲン，エラスチン，ケラチンなどである．

○ **(3) 記述の通り．酵素たんぱく質は，クレアチンキナーゼのほかにアミラーゼ，リパーゼ，コラーゲナーゼなどきわめて多数がある．**

× (4) コラーゲンは構造たんぱく質である．収縮たんぱく質は，アクチン，ミオシンなどがある．

× (5) プロテオグリカンは構造たんぱく質である．調節たんぱく質は，トロポニンなどがある．

Note ▶ p.22, 25～28　Text ▶ p.40～44

A5. 正解：4

× (1) 心筋細胞は再生能力に乏しいといわれている．

× (2) 卵細胞には細胞質が多い．

× (3) 骨格筋の細胞は多核で，偏在している．他の筋肉細胞の核と位置についても確認しておこう．

○ **(4) 記述の通り．**

× (5) 毛の根元，毛母で栄養補給され成長，伸長する．止まると脱落する．

Note ▶ p.20, 25～28　Text ▶ p.41～44

第2章　消化器系
(本文 p.34)

A1. 正解：5

× a. 味蕾の数は新生児に最多であり，その後減少する．

× b. 味蕾は有郭乳頭や葉状乳頭の表面に多く存在している．

○ **c. 記述の通り．**

○ **d. 記述の通り．**

Note ▶ p.36～39　Text ▶ p.51, 52

A2. 正解：3

× (1) 胃壁の構造を管腔側からみると，粘膜下層は，固有筋層の内側にある．

× (2) 胃酸（塩酸）は，壁細胞から分泌される．

○ **(3) 記述の通り．**

× (4) セクレチンは，膵臓からのHCO_3^-の分泌を促進する．

× (5) 幽門部は，胃底部よりも十二指腸側にある．

Note ▶ p.43, 44　Text ▶ p.55, 58, 68

A3. 正解：1

○ **(1) 記述の通り．**

× (2) 胆汁酸の多くは，回腸で再吸収され，再利用される（腸肝循環）．

× (3) 非抱合型ビリルビンは，肝臓でグルクロン酸抱合を受け，抱合型ビリルビンになる．

× (4) 胆嚢の収縮は，コレシストキニン（CCK）により促進される．

× (5) 膵臓の外分泌腺は，アルカリ性の膵液を分泌する．

Note ▶ p.45～49　Text ▶ p.59～63, 68

A4. 正解：1

○ a. **記述の通り．胃から分泌される内因子が欠乏するため，ビタミンB_{12}の吸収が阻害され，巨赤芽球性貧血になる．**

○ b. **記述の通り．**

× c. ビタミンB_{12}を注射で補う．

× d. 術後５年以上経過しても治癒しない．

Note ▶ p.43　Text ▶ p.59

A5. 正解：5

× (1) VLDLがトリグリセリドを失いコレステロールの比率が増えLDLに変質していく．

× (2) 消化管で吸収されたトリグリセリドは，カイロミクロンとなって各組織に運ばれる．

× (3) リポたんぱく質リパーゼはトリグリセリドをリポたんぱく質から分離して分解する．

× (4) ホルモン感受性リパーゼの活性化により，脂肪が分解され血中遊離脂肪酸濃度は上昇する．

○ **(5) 記述の通り．**

Note ▶ p.45～51　Text ▶ p.59～67

第３章　血液・リンパ・凝固系
(本文 p.54)

A1. 正解：4

× a. 血液の全量は，体重の約８％である．

○ b. **記述の通り．血清は，血液が凝固し血餅をつくった残りの液体である．血餅にはフィブリンが含まれる．凝固を阻止して得られる血漿にはフィブリノーゲンが含まれる．**

○ c. **記述の通り．**

× d. 血漿膠質浸透圧は，アルブミンの濃度に依存する．

Note ▶ p.56, 63, 66　Text ▶ p.74, 75, 83

A2. 正解：2

○ a，c. **記述の通り．**

× b. 血液型がＡ型の人は，Ａ抗原と抗Ｂ抗体をもつ．

× d. 赤血球の寿命は約120日である．

Note ▶ p.59, 67, 69　Text ▶ p.78, 79, 83, 84

A3. 正解：4

× (1) 体液量は成人男子では体重の約60％である．

× (2) 皮膚や肺から無意識のうちに排出される水分を不感蒸泄という．

× (3) 体液量は幼小児では体重の約70％である．

○ **(4) 記述の通り．**

× (5) 代謝水は１日約300 mLである．

Note ▶ p.116, 117　Text ▶ p.131～133

A4. 正解：4

× (1) アルブミンはグロブリンより分子量が小さい．

× (2) 血液を赤色にしているのは，ヘモグロビンである．

× (3) リンパ球の産生は，一部は骨髄における細胞分化によるが，大多数はリンパ節，胸腺，脾臓でつくられる．

○ **(4) 記述の通り．**

× (5) リンパ液のたんぱく質量は血漿より低い．

Note ▶ p.59, 60, 66　Text ▶ p.76, 83

A5. 正解：5

× a. トロンビンが，フィブリノーゲンをフィブリンに転換する.

× b. プロトロンビンの生合成に，ビタミンKによるグルタミン酸残基のカルボキシ化が不可欠である.

○ **c，d. 記述の通り.**

Note ▶ p.68, 69 Text ▶ p.85, 86

第4章 循環器系
(本文 p.73)

A1. 正解：4

× (1) 右心房に入る血管は，上大静脈と下大静脈である．肺静脈は左心房に入る.

× (2) 僧帽弁（左房室弁，二尖弁）は，左心房と左心室の間にある.

× (3) 右心室壁の厚さは左心室壁よりも薄い.

○ **(4) 記述の通り.**

× (5) 心筋を栄養する血管は冠状動脈である.

Note ▶ p.75, 76 Text ▶ p.92

A2. 正解：3

× (1) 心臓の重量は，約200～300 gで正中よりやや左に位置する.

× (2) 心臓の筋層は，心筋からなる.

○ **(3) 記述の通り．血液と接する部分は，内皮細胞で覆われている.**

× (4) 心臓は，臓側心膜と壁側心膜の2層の心膜で包まれている.

× (5) 心臓の先端の尖っているところは，心尖，上部の血管が出入りしているところが心底である.

Note ▶ p.75, 76, 78 Text ▶ p.91, 96

A3. 正解：3

× (1) 心臓のペースメーカーは，洞房結節である.

× (2) 心臓の活動は，副交感（迷走）神経刺激で抑制される.

○ **(3) 記述の通り.**

× (4) 心臓血管中枢は，延髄にある.

× (5) 心臓に還流する血液量が増えると心拍出量は増える（フランク・スターリングの心臓の法則）.

Note ▶ p.84, 86 Text ▶ p.93, 95

A4. 正解：5

× (1) 冠動脈は，上行大動脈の基部から2本出る.

× (2) 左冠動脈には，主に心臓の前壁を灌流する前下行枝と心臓の裏側を灌流する回旋枝がある．左冠動脈回旋枝は，心臓の左側壁，左後壁を灌流している．左冠動脈前下行枝は，心室中隔，心臓の前壁，心尖部を灌流している．右冠動脈は洞房結節，房室結節，右心室，心臓の後壁および下壁を灌流している.

× (3) 冠動脈は，心臓の収縮期には心筋に圧迫されて血流量は減少する.

× (4) 収縮期は，左冠動脈の血流量の方が右冠動脈の血流量より少ない.

○ **(5) 記述の通り.**

Note ▶ p.75, 76 Text ▶ p.92, 93

A5. 正解：5

× (1) 安静時，成人の1回拍出量は約60～70 mLである.

× (2) 心電図のT波は，心室の再分極（興奮からの回復）を表す.

× (3) 洞房結節は上大静脈下端部の特殊心筋群で，房室結節は右心房下面にあり，冠静脈洞の開口部付近の特殊心筋群を指す.

× (4) 心室筋収縮時には，心室内の容積は変わらないで心室内圧が上昇する（等容性収縮）.

○ **(5) 記述の通り.**

Note ▶ p.75～77 Text ▶ p.92～95

A6. 正解：3

× (1) 動脈の最内側は，内皮細胞（内膜）があり，血管腔を裏打ちしている．

× (2) 毛細血管は，一層の内皮細胞と基底膜および周皮細胞からできている．

○ **(3) 記述の通り．上腕動脈や大腿動脈は，筋型動脈とよばれ，中膜（平滑筋）がよく発達している．**

× (4) 末梢血管に行くほど血圧は低下するが，毛細血管でも血圧があり，動脈側で約35 mmHg，静脈側でも約15 mmHgの血圧がある．組織での物質交換の駆動力となっている．

× (5) 静脈弁は血液の逆流を防ぎ，末梢組織から心臓へ血液を還流する際に筋ポンプと呼吸ポンプを使って血液を静水圧（重力）に逆らって戻していく．

Note ▶ p.78〜82　Text ▶ p.96〜101

A7. 正解：2

○ (1)，(3)〜(5)　記述の通り．

× **(2) 心房性ナトリウム利尿ペプチド（ANP）は，腎尿細管からのNa^+排泄を促進し，また，アルドステロンの作用も抑制するので尿量が増える．したがって，組織液量は減少するので血圧は低下する．また，ANPは血管を拡張させるので血圧が低下する．**

Note ▶ p.84〜87　Text ▶ p.102〜104

A8. 正解：5

× (1)〜(4)

アデノシン，一酸化窒素，アセチルコリン，ヒスタミンはすべて血管を拡張させる．

○ **(5) 記述の通り．**

Note ▶ p.84〜87　Text ▶ p.102〜104

A9. 正解：4

× (1) 血管運動中枢は，延髄に存在する．

× (2) 心拍数は，頸動脈洞マッサージにより低下する．

× (3) 末梢血管抵抗は，血液粘性の増加により増加する．

○ **(4) 記述の通り．**

× (5) セロトニンは，血管収縮作用がある．

Note ▶ p.84　Text ▶ p.100, 102, 103

A10. 正解：4

○ (1)〜(3)，(5)　記述の通り．

× **(4) 臍帯は，太い1本の臍静脈と2本の臍動脈からなる．**

Note ▶ p.84, 85　Text ▶ p.104, 105

A11. 正解：4

× (1) 心電図のP波は，心室の興奮を表す．

× (2) 僧帽弁（左房室弁）は，心室の収縮開始により閉じる．

× (3) 心拍出量は，成人の場合，1回拍出量を70 mL，心拍数を60〜70回/分とすると，安静時に約4〜5 L/分となる．

○ **(4) 記述の通り．心室の収縮期には心筋に圧迫されて血流が低下し，拡張期に増加する．**

× (5) アセチルコリンは，心拍数を低下させる．

Note ▶ p.75, 77　Text ▶ p.93〜95

第5章　呼吸器系
(本文 p.91)

A1. 正解：4

× (1) 声門は，喉頭にある．

× (2) 右肺の葉気管支は，3本である．

× (3) 正常な呼吸方式は，鼻呼吸である．

○ **(4) 記述の通り．**

× (5) 呼吸器系は，外呼吸を行う器官系である．

Note ▶ p.93, 94, 97　Text ▶ p.113, 114

A2. 正解：5

× (1) 嚥下の際は，喉頭蓋が喉頭上部を閉鎖する．

× (2) 咽頭は，気道であるとともに，食物を通す消化器系でもある．

× (3) 気管は，C字型の硝子軟骨が積み重なって構成されている．

× (4) ガス交換にあずかる肺胞内面の上皮は，扁平上皮である．

○ **(5) 記述の通り．**

Note ▶ p.95〜98　Text ▶ p.113〜115

A3. 正解：3

○ (1)，(2)，(4)，(5)　記述の通り．

× **(3) 呼吸筋は，骨格筋（横紋筋）であるが，主として不随意的に調節される．**

Note ▶ p.98, 106〜108　Text ▶ p.115, 121, 123

A4. 正解：4

× (1) 1秒率の基準値は，70％である．

× (2) 延髄には，中枢呼吸リズム産生機構がある．

× (3) 肺活量は，1回換気量と予備吸気量と予備呼気量の和である．

○ **(4) 記述の通り．**

× (5) テオフィリン（気管支拡張薬）は，交感神経の作用を増強する（交感神経の作用が増強されると，気管支は拡張する）．

Note ▶ p.106, 107　Text ▶ p.119, 120

A5. 正解：2

× (1) 頸動脈小体の活動は，血中のPO_2が低くなると促進される．

○ **(2) 記述の通り．**

× (3) チアノーゼは，血中のデオキシヘモグロビンが増加（ヘモグロビン量の3分の1以上ほど）すると出現する．

× (4) 呼吸による二酸化炭素の排出が亢進すると，呼吸性アルカローシスとなる（血中のCO_2が減少する結果，$H^+ + HCO_3^-$への解離によって産生されるH^+が減少するため）．

× (5) 酸素解離曲線が右方へシフト（移行）すると，組織が酸素を取り込みやすい．

Note ▶ p.103, 105, 109　Text ▶ p.118, 122, 124

第6章　腎・尿路系
（本文 p.111）

A1. 正解：1

○ **a，b.　記述の通り．**

× c.　尿道は男性の方が長い．

× d.　原尿は尿細管の中を，近位尿細管，ヘンレ係蹄，遠位尿細管，集合管の順に流れていく．

Note ▶ p.114, 115　Text ▶ p.127〜129

A2. 正解：3

○ **a，d.　記述の通り．**

× b.　尿はやや酸性である．

× c.　クレアチンは，主として骨格筋に含まれており，クレアチニンに代謝されて排泄される．

Note ▶ p.114　Text ▶ p.128, 129

A3. 正解：4

○ (1)〜(3)，(5)　記述の通り．

× **(4) 3分の1が細胞外液で，3分の2が細胞内液である．**

Note ▶ p.114〜116　Text ▶ p.131〜133

A4. 正解：2

○ (1)，(3)〜(5)　記述の通り．

× **(2) 1％程度である．**

Note ▶ p.113, 114　Text ▶ p.128〜130

A5. 正解：3

○ (1)，(2)，(4)，(5)　記述の通り．

× **(3) 汗は体液より薄い塩分しか含まれていない**

ので，大量の発汗は，体液が濃くなる高張性の脱水を引き起こす．

Note ▶ p.116〜118　Text ▶ p.133〜136

A6. 正解：5

○ (1)〜(4)　記述の通り．

× **(5) 甲状腺の後方にある副甲状腺から分泌される副甲状腺ホルモンが，尿細管でのカルシウム再吸収を増加させる．**

Note ▶ p.116, 117　Text ▶ p.133〜136

A7. 正解：4

○ (1) 記述の通り．尿中へのカリウム排泄の低下による．高カリウム血症は，筋力低下および，重度であれば心室細動または心静止をもたらしうるので，カリウム摂取を制限する食事指導を行う．

○ (2) 記述の通り．腎臓でのエリスロポエチン産生の低下によって貧血になる．エリスロポエチンは骨髄に働き赤血球の分化増殖を促す作用を有する．

○ (3) 記述の通り．腎臓での活性型ビタミンD産生の低下によって起こる．活性型ビタミンDは腸管でのカルシウム吸収を増加する作用を有する．

× **(4) 通常の代謝状態ではアルカリより酸が多く産生されている．しかし腎臓の働きで尿中に酸が排泄されるので，血液はpH 7.40で一定に保たれている．慢性腎不全ではこの酸排泄機能が低下し血液のpHは7.40より低下する，すなわちアシドーシスになる．アルカローシスは血液のpHが7.40より上昇した病態である．**

○ (5) 記述の通り．尿中へのリン排泄の低下によってリン濃度が上昇する．

Note ▶ p.118　Text ▶ p.137

第7章　生殖器系
（本文 p.121）

A1. 正解：3

× (1) 卵巣は，卵胞ホルモン（エストロゲン）と黄体ホルモン（プロゲステロン）を分泌する．卵胞刺激ホルモンは，下垂体前葉から分泌される．

× (2) 子宮は，子宮頸で腟と連続している．

○ **(3) 記述の通り．**

× (4) 前立腺は，外分泌腺である．

× (5) 精子は，精巣でつくられる．

Note ▶ p.124〜127　Text ▶ p.140〜144

A2. 正解：1

○ **(1) 記述の通り．卵巣には，一次から二次卵胞およびグラーフ卵胞がみられる．**

× (2) 通常，卵子は卵管内で受精する．

× (3) 排卵後の卵胞は黄体となり，受精しなければ白体となる．

× (4) 子宮壁の筋層は，平滑筋からなる．

× (5) 月経血にはフィブリノーゲンが溶解しているため凝固しない．

Note ▶ p.126〜128　Text ▶ p.142, 143

A3. 正解：3

× (1) 精巣の精子からでなく，ライディッヒ(Leydig) 細胞から男性ホルモンは分泌される．

× (2) 精子は，精巣の精細管内で精上皮細胞から産生される．

○ **(3) 記述の通り．前立腺は射精管を通して尿道に開口する．**

× (4) 精液1 mLには，約1億個の精子を含む．

× (5) 精管は，骨盤胎内に一度入り，射精管に合流する．

Note ▶ p.124, 125　Text ▶ p.140, 141

A4. 正解：2

× (1) 排卵後の卵胞は黄体となり，受精しなければ白体へ退縮する．

○ **(2) 記述の通り．この大量分泌は，LHサージともよばれる．**

× (3) 卵胞期は月経直後であり，エストロゲンの分泌により子宮内膜の増殖が盛んである．

× (4) 卵胞期は，卵胞からエストロゲンの分泌が増加し，プロゲステロン分泌は黄体期に増加する．

× (5) 卵胞刺激ホルモン（FSH）は，下垂体前葉から分泌される．

Note ▶ p.127～129　Text ▶ p.143, 144

A5. 正解：5

× (1) 平均的な妊娠期間は最終月経の開始日から約280日間である．

× (2) 受精卵は，有糸分裂をしながら排卵後約1週間かかり桑実胚，胚盤胞を経て子宮内膜に着床する．

× (3) 母体の血液量は妊娠中期で急激に増加し，分娩間近では約50％も増加している．

× (4) 子宮収縮による陣痛は，平滑筋にはたらくオキシトシン分泌の作用による．

○ **(5) 記述の通り．妊娠負荷に対する適応不全を起こした状態であると考えられている．**

Note ▶ p.129, 130　Text ▶ p.144, 145

第8章　骨格系
(本文 p.132)

A1. 正解：4

× (1) 椎骨は短骨に分類される．

× (2) 成長板は軟骨でできている（別名：骨端軟骨）．

× (3) フォルクマン管ではなく，ハバース管．

○ **(4) 記述の通り．**

× (5) 胸椎は12個で12対の肋骨に連結している．

Note ▶ p.135～138 (図1～3)　Text ▶ p.149～152 (図1,2)

A2. 正解：4

× a. 椎弓ではなく，椎孔．

○ **b，e. 記述の通り．**

× c. 頭蓋骨は膜性骨化により形成されるため，間葉系細胞から骨芽細胞へと分化し，類骨形成から石灰化が生じる過程を経る．

× d. 下部3個（尾椎）の融合は尾骨で，仙骨は仙椎5個の融合．

Note ▶ p.136, 137 (図2)　Text ▶ p.150~152 (図2)

A3. 正解：3

× (1) 骨の関節面は軟骨で覆われている．

× (2) 肘と膝の関節は蝶番関節でできている．

○ **(3) 記述の通り．**

× (4) 関節液の主成分はヒアルロン酸で，ハイドロキシアパタイトは骨基質の成分である．

× (5) 椎間円板は線維軟骨である．

Note ▶ p.142 (図9)　Text ▶ p.155 (図12)

A4. 正解：3

× a. エストロゲンは骨吸収を抑制する．

○ **b，d. 記述の通り．**

× c. カルシトニンは骨吸収を抑制する．

× e. 骨塩量も骨基質も減少する（両者の比率は変化しない）．

Note ▶ p.143, 144　Text ▶ p.156, 157

A5. 正解：5

× a. 小児ではビタミンD欠乏によりくる病が起こる．

× b. 変形性関節症は中・高年女性に好発する．

× c. 閉経後女性の骨粗鬆症は高回転型である．

○ **d，e. 記述の通り．**

Note ▶ p.132, 144　Text ▶ p.158

第９章　筋肉系と運動機能
（本文 p.147）

A1. 正解：4

× (1) 胃壁の筋肉は平滑筋である．

× (2) 横隔膜は骨格筋の１つで横紋筋である．

× (3) 内肛門括約筋は平滑筋であり，自分の意思でコントロールすることのできない不随意筋である．外肛門括約筋は横紋筋であり，自分の意思で収縮させることのできる随意筋である．

○ **(4) 記述の通り．**

× (5) 心筋は横紋筋である．

Note ▶ p.149　Text ▶ p.161

A2. 正解：6

× a. 白筋は瞬発力を必要とする運動に適している．

× b. 遅筋線維には，鉄を含む色素たんぱく質であるミオグロビンが多く含まれているため赤色を呈する．

○ **c，d. 記述の通り．**

Note ▶ p.156　Text ▶ p.169

A3. 正解：4

× (1) 運動ニューロンの神経線維は分枝して，複数の筋線維に接合する．

× (2) 運動ニューロンの神経線維末端から放出された神経伝達物質であるアセチルコリンにより，筋線維は興奮する．ノルアドレナリンは交感神経末端から放出される神経伝達物質である．

× (3) 重症筋無力症は，神経筋接合部におけるアセチルコリン受容体のはたらきが弱まったために起こる筋肉の麻痺である．

○ **(4) 記述の通り．筋線維は１個の細胞であり，筋細胞ともよばれる．**

× (5) 筋小胞体から放出されたカルシウムイオンは，再び筋小胞体に取り込まれる．これによって筋は弛緩する．

Note ▶ p.151～153　Text ▶ p.162～165

A4. 正解：3

○ **a. 記述の通り．**

× b. 骨格筋におけるATP貯蔵量は少ないので，筋収縮に必要なATPは糖質や脂質を分解することによって，常に再合成される．

× c. 激しい運動の際の骨格筋における主要なエネルギー源は筋グリコーゲンであり，このとき乳酸が生成される．生成された乳酸は血液中に放出されるので，激しい運動時には血中乳酸濃度が上昇する．

○ **d. 記述の通り．そのための処方をグリコーゲンローディング（カーボローディング）という．**

Note ▶ p.151～154　Text ▶ p.162～167

A5. 正解：5

× a. 筋肉は体熱の産生に役立っている．骨格筋の収縮にはエネルギーが消費されるが，この際に副産物として熱が発生する．

○ **b，d. 記述の通り．**

× c. インスリンは骨格筋に作用すると血糖の取り込みを亢進させる．筋グリコーゲンの分解を引き起こすのはアドレナリンである．

Note ▶ p.154～157　Text ▶ p.165～169

第10章　内分泌系
（本文 p.159）

A1. 正解：4

○ (1)～(3)，(5) 記述の通り．

× **(4) ステロイドホルモンは細胞膜を通過して細胞内の受容体と結合する．**

Note ▶ p.160, 162, 171　Text ▶ p.173, 183

A2. 正解：4

○ (1)〜(3), (5) 記述の通り.

× **(4) アルドステロンを分泌するのは副腎皮質の球状層である.**

Note ▶ p.171〜173 Text ▶ p.178〜183

A3. 正解：5

○ (1)〜(4) 記述の通り.

× **(5) グルカゴンは血糖上昇作用をもつ.**

Note ▶ p.173〜176 Text ▶ p.183〜186

A4. 正解：5

○ (1), (2) 記述の通り. ドーパミンは視床下部, 副腎髄質の両方で分泌される.

○ (3), (4) 記述の通り. ソマトスタチンは視床下部と膵臓のランゲルハンス島δ細胞のどちらからも分泌される.

× **(5) カルシトニンは甲状腺の傍濾胞細胞から分泌される. 副甲状腺からはPTHが分泌される.**

Note ▶ p.164〜166, 175 Text ▶ p.175

A5. 正解：4

○ (1), (2) 記述の通り. あらゆるストレスの際には, CRH, ACTHが上昇し, その刺激によりコルチゾールも上昇する.

○ (3) 記述の通り. 甲状腺ホルモンが低下するとフィードバックでTRHが上昇するため, TSHとともにプロラクチンの分泌も刺激される.

× **(4) ADHは視床下部で産生され, 下垂体後葉に運ばれたあとに分泌される.**

○ (5) 記述の通り.

Note ▶ p.164〜168 Text ▶ p.178〜181

第11章 神経系
(本文 p.181)

A1. 正解：4

○ (1)〜(3), (5) 記述の通り.

× **(4) 唾液分泌中枢は延髄にある.**

Note ▶ p.184, 185 Text ▶ p.194〜197

A2. 正解：1

○ **(1) 記述の通り.**

× (2) 咀嚼筋を支配しているのは三叉神経である.

× (3) 表情筋を支配しているのは顔面神経である.

× (4) 眼球の運動を支配しているは動眼神経, 滑車神経および外転神経である.

× (5) 咽頭の感覚は舌咽神経により伝えられる.

Note ▶ p.191 Text ▶ p.202, 203

A3. 正解：3

○ (1), (2), (4), (5) 記述の通り.

× **(3) 気管支筋は副交感神経により収縮する.**

Note ▶ p.199 Text ▶ p.210〜212

A4. 正解：3

○ (1), (2), (4), (5) 記述の通り.

× **(3) 右側の背側視床が障害されると, 左半身の触覚が障害される.**

Note ▶ p.186〜188 Text ▶ p.198〜200

A5. 正解：3

○ (1), (2), (4), (5) 記述の通り.

× **(3) 前脳の主要な動脈は, 後大脳動脈, 中大脳動脈および前大脳動脈である.**

Note ▶ p192〜194 Text ▶ p.203

第12章　感覚器系
（本文 p.203）

A1. 正解：3

× (1) 舌前3分の2を支配している脳神経は顔面神経，舌後3分の1を支配しているのは舌咽神経である．

× (2) 4種類の乳頭のうち，有郭乳頭，茸状乳頭，葉状乳頭の表面には味蕾が存在するが，糸状乳頭には味蕾は存在しない．

○ **(3) 記述の通り．**

× (4) エネルギーのシグナルは甘味である．うま味はたんぱく質のシグナルである．

× (5) 味蕾は舌のほか，咽頭や口蓋にも存在している．

Note ▶ p.205〜207　Text ▶ p.217〜219

A2. 正解：4

× (1) レンズとしてはたらくのは水晶体である．

× (2) 光の受容体は，網膜に存在する．

× (3) 近くのものを見るときに毛様体筋は収縮する．

○ **(4) 記述の通り．桿体の視物質ロドプシンはビタミンAのアルデヒド（レチナール）とオプシンからできている．**

× (5) 網膜の視神経が入り込む視神経乳頭には視細胞がない．中心窩には錐体が多数存在し，最も視力がでる．

Note ▶ p.207　Text ▶ p.219, 220

A3. 正解：1

○ **(1) 記述の通り．耳小骨は鼓膜からの音波を増幅して内耳の前庭窓に伝える．**

× (2) 平衡器は半規管と卵形嚢，球形嚢，聴覚器は蝸牛管に属する．

× (3) 耳管は鼓室と咽頭を連絡し，鼓室内の圧を一定に保つ作用がある．

× (4) 基底膜は高音のときは底部が，低音のときは頂部が最も振動する．

× (5) 前庭階と鼓室階には外リンパが満ちており，蝸牛管の頂部でつながっている．

Note ▶ p.209, 210　Text ▶ p.221, 222

A4. 正解：2

× (1) 角膜には豊富な神経終末が全面に分布している．

○ **(2) 記述の通り．**

× (3) 虹彩には交感神経支配の瞳孔散大筋と副交感神経支配の瞳孔括約筋が存在する．

× (4) 水晶体，角膜は房水から栄養をとり，老廃物を戻している．

× (5) 平衡砂は炭酸カルシウムの結晶でできている．

Note ▶ p.207〜211　Text ▶ p.219〜222

A5. 正解：5

× (1) 舌下神経は舌の運動を司る神経である．

× (2) ヒトの嗅覚の受容体は約350種類，マウスでは約1,000種類である．

× (3) 舌の触覚は三叉神経支配である．

× (4) 1つの嗅細胞には1種類の受容体が存在する．

○ **(5) 記述の通り．**

Note ▶ p.205〜207　Text ▶ p.217〜219

第13章　免疫系
（本文 p.213）

A1. 正解：3

○ (1)，(2)，(4)，(5)　記述の通り．

× **(3) 免疫グロブリン分子をもつのはB細胞であり，T細胞はT細胞受容体をもつ．**

Note ▶ p.218　Text ▶ p.230

A2. 正解：5

○ (1)〜(4) 記述の通り.

× **(5) 免疫グロブリンはB細胞から分化した形質細胞により産生される.**

Note ▶ p.217 Text ▶ p.228, 229

A3. 正解：4

× (1)〜(3), (5)

樹状細胞, マクロファージ, B細胞, 皮膚ランゲルハンス細胞は抗原提示能を有する.

○ **(4) T細胞は抗原提示細胞から抗原提示を受ける細胞である.**

Note ▶ p.216 Text ▶ p.227, 228

A4. 正解：2

× (1) 免疫学的記憶をもつのは獲得免疫である.

○ **(2) 記述の通り.**

× (3) T細胞も遺伝子を再構成し多様性を示す.

× (4) 二次免疫反応では抗体産生が増強する.

× (5) 自己免疫疾患では自己抗原に対する反応が亢進する.

Note ▶ p.215, 217 Text ▶ p.226, 228

A5. 正解：4

× (1) 白血球抗原である.

× (2) ヒトの第6染色体に遺伝子座がある.

× (3) HLAクラスⅡ抗原は抗原提示能をもった細胞に発現している（クラスⅠ抗原はほぼすべての細胞に発現している）.

○ **(4) 記述の通り.**

× (5) HLAと強く反応するT細胞は, ネクローシスでなく胸腺内でアポトーシスを起こす.

Note ▶ p.219 Text ▶ p.230

第14章 皮膚組織，体温調節

(本文 p.221)

A1. 正解：1

× **(1) 表皮細胞はメラニンを産生しない. メラニンを産生するのは色素細胞（メラノサイト）である.**

○ (2)〜(5) 記述の通り.

Note ▶ p.223, 224 Text ▶ p.235〜237

A2. 正解：1

○ **a, b. 記述の通り.**

× c. 外気温が上昇すると呼吸数は増加する.

× d. アポクリン汗腺は体温調節に関与していない. エクリン汗腺が体温調節にかかわる.

Note ▶ p.224 Text ▶ p.237, 238

A3. 正解：2

○ **a, c. 記述の通り.**

× b. ランゲルハンス細胞は生体防御, 免疫機構にかかわる.

× d. 外気温が低下すると, 表皮の血管は収縮する. 血流量が減少し, 放熱が防がれる.

Note ▶ p.223, 224 Text ▶ p.235〜237

A4. 正解：1

○ **(1) 記述の通り.**

× (2) 温熱性発汗の中枢は, 視床下部にある.

× (3) 外気温が低下すると, 甲状腺ホルモンなどの分泌が亢進する.

× (4) 体温は, 明け方が最も低い. 最も高いのは午後3〜6時.

× (5) 直腸温は, 腋窩温より高い.

Note ▶ p.224 Text ▶ p.237, 238

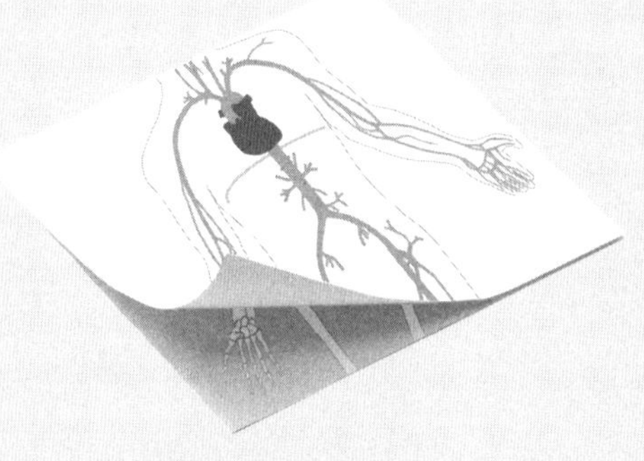